ここが知りたい＆今さら聞けないに答える

眼科疾患診断・治療マニュアル

編集

相原　一

南江堂

編集者

| 相原　　一 | 東京大学医学部眼科　教授 |

編集協力者 （五十音順）

臼井　智彦	国際医療福祉大学医学部眼科　主任教授
小畑　　亮	東京大学医学部眼科　講師
加藤　　聡	東京大学医学部眼科　准教授
蕪城　俊克	東京大学医学部眼科　准教授
澤村　裕正	東京大学医学部眼科　講師
本庄　　恵	東京大学医学部眼科　講師
宮井　尊史	東京大学医学部眼科　講師

執筆者 （執筆順）

山上　明子	井上眼科病院
後藤　惠一	練馬光が丘病院眼科　部長
白川　理香	東京大学医学部眼科
白山真理子	しらやま眼科クリニック　院長
宮井　尊史	東京大学医学部眼科　講師
吉田　絢子	東京大学医学部眼科　助教
白矢　智靖	東京大学医学部眼科　特任講師
吉田麻衣子	東京大学医学部眼科
藤代　貴志	東京大学医学部眼科　助教
清水　公子	東京大学医学部眼科
俣木　直美	たじみ岩瀬眼科
坂田　　礼	東京大学医学部眼科　助教
齋藤　　瞳	関東中央病院眼科　医長
杉本宏一郎	東京大学医学部眼科　助教
間山　千尋	JCHO 東京新宿メディカルセンター眼科　主任部長
杉崎　顕史	国際医療福祉大学三田病院眼科　医長
朝岡　　亮	東京大学医学部眼科　特任講師
松尾　　寛	まつお眼科クリニック　院長
向坂　俊裕	総合病院 国保旭中央病院眼科　医長
秋山　玲奈	JR 東京総合病院眼科　医長
鈴木　茂伸	国立がん研究センター中央病院眼腫瘍科　科長
豊野　哲也	東京大学医学部眼科　助教
寺田裕紀子	東京都健康長寿医療センター眼科
吉田　　淳	がん研有明病院眼科　医長
田中　理恵	東京大学医学部眼科　助教
蕪城　俊克	東京大学医学部眼科　准教授
松田　　彩	虎の門病院眼科
善本三和子	東京逓信病院眼科　主任医長

東　　惠子	東京大学医学部眼科　助教
大友　一義	JCHO 東京新宿メディカルセンター眼科　医長
安藤恵里子	東京大学医学部眼科/スマイル眼科クリニック
山田　秀之	東京都立神経病院眼科　医長
宇井　牧子	CS クリニック/ 東京大学医学部眼科
三嶋　弘一	関東中央病院眼科　部長
平澤　裕代	東京文京病院眼科　部長
本庄　　恵	東京大学医学部眼科　講師
南　　貴紘	東京大学医学部眼科
臼井　智彦	国際医療福祉大学医学部眼科　主任教授
森　　洋斉	宮田眼科病院　診療部長
高本　光子	さいたま赤十字病院眼科　部長
冲永貴美子	さいたま赤十字病院眼科
出田　隆一	出田眼科病院　院長
寺尾　　亮	東京大学医学部眼科
小畑　　亮	東京大学医学部眼科　講師
井上　達也	東京大学医学部眼科　助教
高尾　宗之	東京大学医学部眼科　特任講師
野村　陽子	JR 東京総合病院眼科
小川　麻湖	東京大学医学部眼科
福嶋はるみ	国立国際医療研究センター病院眼科
荒木　章之	東京大学医学部眼科　助教
北　　直史	かちがわ北病院眼科
辻　　英貴	がん研有明病院眼科　部長
川野　淳子	東京大学医学部眼科
澤村　裕正	東京大学医学部眼科　講師
加藤　　聡	東京大学医学部眼科　准教授
小林めぐみ	台東区立台東病院眼科　部長
福岡　詩麻	大宮はまだ眼科西口分院　院長
神谷　和孝	北里大学医療衛生学部視覚生理学　教授
外山　　琢	東京大学医学部眼科　助教
武　　斯斌	東京大学医学部眼科

巻頭言

　眼科疾患の診断と治療は，医療機器の歩みとともに日進月歩である．眼科領域の疾患は局所だけでなく全身疾患とも関連が深いものまで，非常に幅広い分野に跨っており，専門性が求められる一方で広い知識に基づいた診療が求められる．たかだか20年前と比べても，診断に関しては，多くの診断機器が開発され，特にOCTの普及は目覚ましく，かなりの病態がデータ化，画像化されるようになった．治療についても，多くの前眼部疾患や緑内障に対する点眼薬，抗体医薬，分子標的治療薬の開発，低侵襲手術の導入により，患者に多くの福音をもたらすことができるようになってきている．したがって，診断機器と治療法が多岐にわたることにより，疾患と患者の状態に応じた適切な診断と治療の選択が求められるようになった．ところが，日常の一般診療では，様々な患者の訴えから適切な鑑別診断を念頭に置き，素早い診断と治療方針の確立が求められ，時間も限られるなか，「ここが知りたい」「今さら聞けない」ことが，どうしても溜まってしまう．

　そこで，最新情報までアップデートされた眼疾患診断・治療マニュアルを作成することにした．診断編は，しばしば聞く主訴からの鑑別診断と，重要疾患の診断と対応のポイントの2部構成である．フローチャートを多用し，診断法と鑑別疾患を容易に整理できるようにし，疾患の治療編と関連させるようにした．そして，治療編では，主要疾患毎に日常多く遭遇する疾患の最新情報と疑問点について解説し，疑問点の結論を要点として一目で把握できるようにした．執筆陣はすべて東京大学医学部眼科学教室の同窓生で，教室内外で実診療にあたり，大学では専門外来で活躍している医師と視能訓練士である．長年当教室は，多岐に及ぶ眼科疾患に対応する必要性から，各分野の専門家を揃えることができ，極めて恵まれた環境にあった．累々と人材を育成して来られた当教室の歴代の教授と先輩方に感謝申しあげたい．もちろん当教室だけではなく日本と世界の眼科医の功績で，珠玉の知識が受け継がれ，また新たに生まれてきたわけである．われわれはそれを整理させていただき，本マニュアルの上梓をもって患者に還元できる機会を得たことに，ただ謙虚に感謝したい．手元に置いてマニュアル代わりに，また手にとって知識の整理に役立てて頂ければ，この上ない喜びである．

2018年9月

東京大学医学部眼科 教授

相原　一

目　次

第1章　診断編

Ⅰ．主訴からの鑑別診断

- A．眼が痛い ……………………………………………… 山上明子 ……2
- B．まぶしくて困る ……………………………………… 山上明子 ……4
- C．眼が疲れる …………………………………………… 後藤惠一 ……6
- D．ものが二重に見える ………………………………… 後藤惠一 ……8
- E．瞼が下がってきた …………………………………… 白川理香 ……10
- F．眼が乾いて困る ……………………………………… 白山真理子 ……12
- G．乱視が強いと言われた ……………………………… 宮井尊史 ……14
- H．目やにがひどい ……………………………………… 吉田絢子 ……16
- I．急に飛蚊症が増えた ………………………………… 白矢智靖 ……18
- J．ものが歪んで見える ………………………………… 吉田麻衣子 ……20
- K．視野の一部が欠けて見える ………………………… 藤代貴志 ……22

Ⅱ．重要疾患の診断＆対応のポイント

- A．緑内障 ……………………………………………………………26
  1. 「眼圧が高いと言われた」どう対応するか？ ………………… 清水公子 ……26
  2. 「検診で乳頭陥凹と言われた」どう対応するか？ ……… 俣木直美，坂田　礼 ……28
  3. OCT は異常であるが視野は正常なときはどうするか？ ………… 齋藤　瞳 ……32
  4. 乳頭低形成と緑内障の見分け方は？ ……………………… 杉本宏一郎 ……35
  5. 近視眼の緑内障診断は何に注意すればよい？ …………… 間山千尋 ……37
  6. 「緑内障と診断されました．失明するのでしょうか」どう対応するか？ … 杉崎顕史 ……40
  7. 「視野が進行していると言われた」どう対応するか？ ………… 朝岡　亮 ……42
  8. 隅角の診かた …………………………………………………… 松尾　寛 ……47
- B．白内障 ……………………………………………………………52
  1. 「白内障の手術後はよく見えていたのに…」どう対応するか？ ……… 向坂俊裕 ……52
  2. 「白内障術後感染と診断された」どう対応するか？ ………… 宮井尊史 ……55
- C．前眼部の疾患 ……………………………………………………58
  1. 眼脂のない充血を見たら？ ……………………………………… 吉田絢子 ……58
  2. 瞼，眼の縁がかゆい・赤い場合にどうするか？ ……………… 白川理香 ……61
  3. 前眼部 OCT の普及 ……………………………………………… 秋山玲奈 ……64
  4. 眼表面周囲の腫瘍性病変を見たら？ …………………………… 鈴木茂伸 ……66
- D．角膜の疾患 ………………………………………………………69
  1. 角膜混濁を見たら？ …………………………………………… 豊野哲也 ……69
  2. 角膜ジストロフィー IC3D 分類とは？ ………………………… 吉田絢子 ……73

E．ぶどう膜の疾患 ··· 76
1. 前房内細胞や角膜後面沈着物を見たら？ ··························寺田裕紀子 ···· 76
2. 硝子体混濁を見たら？ ···吉田　淳 ···· 80
3. 網膜の滲出斑や血管炎を見たら？ ·································田中理恵 ···· 83
4. 感染性ぶどう膜炎を疑う所見は？ ·································蕪城俊克 ···· 89

F．網膜の疾患 ·· 94
1.「動脈硬化性病変と言われた」どう対応するか？ ················松田　彩 ···· 94
2. 蛍光眼底検査で何がわかる？ ···善本三和子 ···· 97
3. OCT アンギオグラフィーで何がわかる？ ·······················東　惠子 ···· 100

G．涙器の疾患 ··· 103
1.「涙が止まらない」どう対応するか？ ·····························大友一義 ···· 103
2. 鼻涙管閉塞症はどんな病気？ ···大友一義 ···· 107
3. 涙嚢炎はどんな病気？ ···大友一義 ···· 109

H．眼腫瘍 ·· 112
1. 眼内隆起性病変を見たら？ ··鈴木茂伸 ···· 112

I．斜視 ··· 117
1.「眼の位置がおかしいと言われた」どう対応するか？ ··········安藤恵里子 ···· 117

J．神経眼科疾患 ··· 120
1. 眼底に異常所見のない視力低下を見たら？ ······················山田秀之 ···· 120
2.「瞼が痙攣する」どう対応するか？ ·································山田秀之 ···· 122

K．小児眼科 ··· 124
1. 子どもの診察のコツ ··宇井牧子 ···· 124

L．その他 ··· 127
1.「正しい点眼方法がわからない」どう対応するか？ ·············坂田　礼 ···· 127

第2章　治療編

A．緑内障 ·· 132
1. OAG は目標眼圧を設定して治療するって実際どうするの？ ··········間山千尋 ···· 132
2. 狭隅角眼の管理はどのようにしたらよいか？ ···················三嶋弘一 ···· 136
3. 極早期・早期緑内障ではいつ治療を開始すればよいか？ ········平澤裕代 ···· 141
4. 点眼処方の順番，選択基準は？ ·····································本庄　恵 ···· 146
5. 緑内障点眼薬の副作用はどこに注意するべきか？ ···············坂田　礼 ···· 151
6. 緑内障点眼薬で角膜障害などが起きたときの対処法は？ ········坂田　礼 ···· 156
7. 濾過胞の合併症への対処はどうするか？ ·························藤代貴志 ···· 159

B．前眼部の疾患 ··· 166
1. ドライアイの新しい層別治療（TFOT）とは？ ··················白川理香 ···· 166
2. 花粉症・アレルギー性結膜疾患の治療薬の使い方は？ ··········南　貴紘 ···· 170
3. 春季カタルはどう治療するか？ ·····································南　貴紘 ···· 172
4. 眼瞼炎はどう治療するか？ ··豊野哲也 ···· 174

vii

目 次

C. 角膜の疾患 …………176
1. 角膜内皮細胞が少ない場合は？ …………豊野哲也 …176
2. 円錐角膜に対する角膜クロスリンキングとは？ …………宮井尊史 …178
3. 選択的層状角膜移植（角膜パーツ移植）とは？ …………臼井智彦 …180
4. 人工角膜とは？ …………森 洋斉 …184

D. ぶどう膜の疾患 …………187
1. 非感染性ぶどう膜炎はどう治療するか？ …………高本光子 …187
2. 感染性ぶどう膜炎はどう治療するか？ …………寺田裕紀子 …191
3. ぶどう膜炎で眼圧が上昇したらどうするか？ …………田中理恵 …196
4. ぶどう膜炎で黄斑浮腫が遷延するときはどうするか？ …………沖永貴美子 …200

E. 網膜硝子体の疾患 …………203
1. 網膜剥離の手術適応は？ …………出田隆一 …203
2. 黄斑疾患の手術治療はどうするか？ …………寺尾 亮, 小畑 亮 …209
3. 眼外傷後の結膜下出血を見たらどうするか？ …………井上達也 …214

F. 硝子体外科 …………216
1. 黄斑上膜の手術適応は？ …………小畑 亮 …216
2. 硝子体手術とはどのような手術か？ …………高尾宗之 …220

G. 網膜の疾患 …………224
1. 網膜静脈閉塞症（RVO）の治療方針は？ …………井上達也 …224
2. 加齢黄斑変性はどう治療するか？ …………野村陽子, 小川麻湖 …228

H. 糖尿病網膜症 …………234
1. 糖尿病網膜症のレーザー治療はどうするか？ …………福嶋はるみ …234
2. 糖尿病黄斑浮腫の治療方針は？ …………荒木章之 …238
3. 糖尿病網膜症に対する硝子体手術の適応は？ …………白矢智靖 …242

I. 涙器の疾患 …………245
1. どうやる涙道ブジー（涙管プロービング） …………大友一義 …245
2. どうやる涙道内視鏡検査 …………北 直史 …249
3. どうやる涙管チューブ挿入術 …………向坂俊裕 …252
4. どうやる涙嚢鼻腔吻合術（鼻外法） …………大友一義 …255

J. 眼腫瘍 …………辻 英貴 …261

K. 神経眼科疾患 …………267
1. 単神経障害による眼球運動障害とは？ …………川野淳子 …267
2. 眼瞼下垂はどう治療するか？ …………後藤恵一 …272
3. ステロイドパルス療法および後療法はどうするか？ …………澤村裕正 …274

L. 感染症 …………276
1. 角膜潰瘍はどう治療するか？ …………森 洋斉 …276
2. 術後眼内炎を見たらどうするか？ …………高尾宗之 …281

M. 小児眼科 …………宇井牧子 …284

N. ロービジョンケア …………290
1. 診断書はどう書く？ …………加藤 聡 …290
2. 補助具について …………小林めぐみ …298

O. コンタクトレンズ ……………………………………………………………304
　1．遠近両用コンタクトレンズの処方 ………………………………福岡詩麻 …304
P. 屈折矯正手術 …………………………………………………………………307
　1．PRK，LASIK，SMILE，ICL など屈折矯正手術の特徴と適応 …………神谷和孝 …307
Q. 白内障 …………………………………………………………………………312
　1．屈折乱視を軽減するトーリック眼内レンズの適応と実際……外山　琢，武　斯斌 …312
R. 斜視・弱視 ……………………………………………………………………316
　1．斜視・両眼性複視治療の実際 ……………………………………澤村裕正 …316
　2．弱視治療の実際 ……………………………………………………安藤恵里子 …319

索　引 ……………………………………………………………………………321

第1章　診断編

I．主訴からの鑑別診断

第1章. 診断編／Ⅰ. 主訴からの鑑別診断

A. 眼が痛い

診断フローチャート

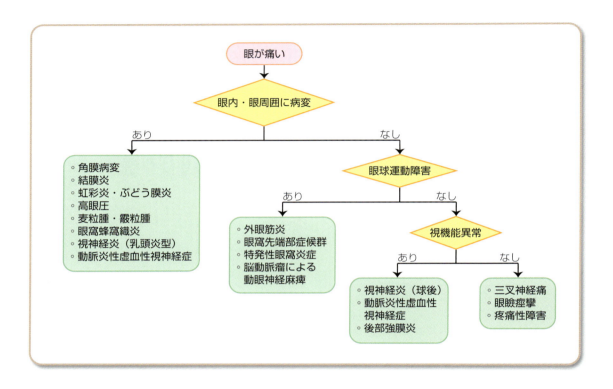

A．眼が痛い

鑑別診断

疾患名	検査／問診	所見
角・結膜病変	Schirmer 試験，涙液層破壊試験	涙液異常（ドライアイ，結膜弛緩症）や角膜上皮障害（角膜びらん，角膜潰瘍など）および流行性角結膜炎などの重症結膜炎では眼の痛みを伴う．充血や眼脂なども合併する．
虹彩炎・ぶどう膜炎	眼圧測定，血液検査，蛍光眼底造影検査など	前房内および硝子体内の眼内炎症の存在．視力低下や毛様充血とともに毛様痛を訴える．
高眼圧	眼圧測定，隅角検査	緑内障発作や続発緑内障など高眼圧では眼の痛みを伴う．痛みのほか，毛様充血や角膜浮腫，散瞳なども合併する．
霰粒腫・麦粒腫	眼瞼の圧痛，発赤，眼脂	眼瞼局所の発赤・腫脹．
眼窩蜂窩織炎	眼窩 MRI，HESS 検査，視力	眼窩付属器の炎症．眼瞼の発赤腫脹に伴う圧痛や球結膜の充血，眼脂などが見られる．眼球運動障害を伴うこともある．
視神経炎	視力，フリッカー値（CFF），視野検査，眼窩 MRI，血液検査	約 6 割で眼痛，眼球運動痛を自覚．視神経乳頭所見や視野所見だけでは視神経炎とは判定できない．眼窩 MRI で視神経が高信号．採血で抗 AQP4 抗体の有無を精査する．
動脈炎性虚血性視神経症	視力，CFF，視野検査，眼窩 MRI，血液検査，蛍光眼底造影検査	眼痛，頭痛の合併が多い．視神経乳頭所見や視野所見だけでは視神経炎との鑑別は困難．高齢者の視神経疾患では血液検査で赤沈や CRP 上昇がないか精査する．蛍光眼底造影検査で循環不全が確認できる場合もある．眼窩 MRI は視神経が高信号を呈する場合もある．
後部強膜炎	視力，眼底検査，眼窩 MRI，エコー	眼痛・眼球運動痛の合併が多い．前部の強膜炎や眼内炎症や視神経乳頭の発赤腫脹や網膜皺襞が合併する．
特発性眼窩炎症	眼窩 MRI，HESS 検査，視力，血液検査	眼窩内の原因不明の炎症．眼窩内，涙腺，外眼筋炎，眼窩先端部病変など病変部位は多彩．眼窩 MRI で炎症の局在を判定．甲状腺眼症や IgG4 関連疾患除外のために血液検査が必要．甲状腺眼症や IgG4 関連症候群では眼痛を伴うことは少ない．
眼窩先端部症候群海綿静脈洞症候群	視力，CFF，視野検査，HESS 検査，眼窩 MRI（造影）	炎症の部位によってII～VI神経の複合神経麻痺を呈する．炎症は造影 MRI を施行しなければ診断できないことも多い．
脳動脈瘤による動眼神経麻痺	HESS 検査，瞳孔検査，MRA，脳血管造影	痛み，散瞳を伴う動眼神経麻痺では動脈瘤の有無を早急に検査する必要がある．
眼瞼痙攣	瞬目テスト，Schirmer 試験，涙液層破壊試験	自覚症状はドライアイと同じだが，角膜所見の割に自覚症状が強い場合は眼瞼痙攣を疑う．時に強い眼痛を伴う場合もある
三叉神経痛疼痛性障害	眼痛をきたす器質的疾患を除外	三叉神経痛では trigger zone 刺激により痛みが誘発されることがある．眼痛をきたす器質的疾患が除外されれば三叉神経痛や疼痛性障害を疑う．

第1章. 診断編／Ⅰ. 主訴からの鑑別診断

B. まぶしくて困る

診断フローチャート

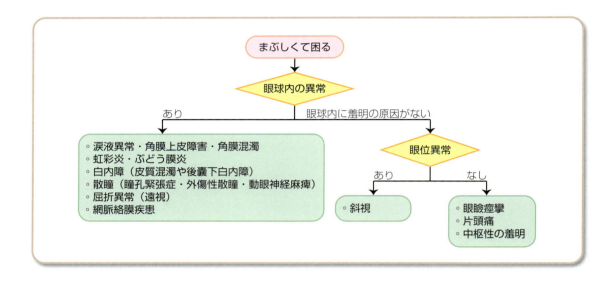

B．まぶしくて困る

鑑別診断

疾患名	検査／問診	所見
涙液異常 角膜上皮障害 角膜混濁	細隙灯顕微鏡検査，Schirmer試験，涙液層破壊試験	涙液異常（ドライアイ，結膜弛緩症）や角膜上皮障害，角膜ジストロフィーなどの角膜混濁により羞明を自覚する．しかし，視力低下，眼痛などの主訴が多く，羞明は随伴症状である．
虹彩炎・ぶどう膜炎	細隙灯顕微鏡検査	前房内および硝子体内にある眼内炎症により羞明を自覚する．しかし，毛様充血や眼痛（毛様痛），視力低下などを主訴に受診することが多く，羞明は随伴症状である．
白内障	細隙灯顕微鏡検査	瞳孔領にかかる皮質混濁や後嚢下白内障ではグレア障害を生じやすく，羞明を自覚することがある．
瞳孔緊張症	対光反射，近見反応の有無，点眼試験	片眼性が多く，羞明と近見障害を自覚する．対光反射は欠如．低濃度（0.05〜0.1%）ピロカルピンで縮瞳する．
外傷性散瞳	細隙灯顕微鏡検査，外傷の既往	散瞳眼にボールがぶつかるなど外傷の既往がある場合に疑う．隅角離断などを合併している場合もある．
動眼神経麻痺	HESS検査，眼位検査	散瞳だけでなく，眼瞼下垂や眼球運動障害の合併が必発であり，羞明で受診することは少ない．散瞳を合併する動眼神経麻痺では脳動脈瘤を疑いMRAを精査するか，脳外科にコンサルトする．
網脈絡膜疾患	眼底検査，網膜電図（ERG）	網膜ジストロフィーなど錐体が障害されると羞明を自覚する．また，杆体が障害される網膜色素変性症でも二次的に錐体が障害されるので羞明を自覚することがある．
屈折異常	調節麻痺点眼試験	子供でまぶしがる場合は屈折異常（特に遠視）を精査する．年齢に応じサイプレジン点眼やアトロピン点眼で正確な屈折を評価する．
斜視	眼位検査，交代プリズム遮蔽試験（APCT），シノプト	子供でまぶしがる場合は斜視の場合（間欠性外斜視など）の有無を精査する．
眼瞼痙攣	瞬目テスト，Schirmer試験，涙液層破壊試験	羞明を主訴に受診することが多い．角膜所見に一致しない強い自覚症状を訴える場合は眼瞼痙攣の可能性が高く，瞬目テストで判定する．薬剤性（向精神薬や睡眠薬）のことも多いので薬剤使用状況を確認する．
片頭痛	特徴的な頭痛の既往	片頭痛の前駆症状として閃輝暗点や羞明を自覚する．頭痛と羞明の関連を問診する．
中枢性羞明	他科の疾患の既往，使用薬剤	交通外傷後，脳炎後，脳脊髄液減少症などでは羞明を自覚する．また，向精神薬の副作用の初期に自覚する場合もある．中枢性羞明では日常生活に支障をきたすほどの強い羞明を自覚することがある．

C. 眼が疲れる

診断フローチャート

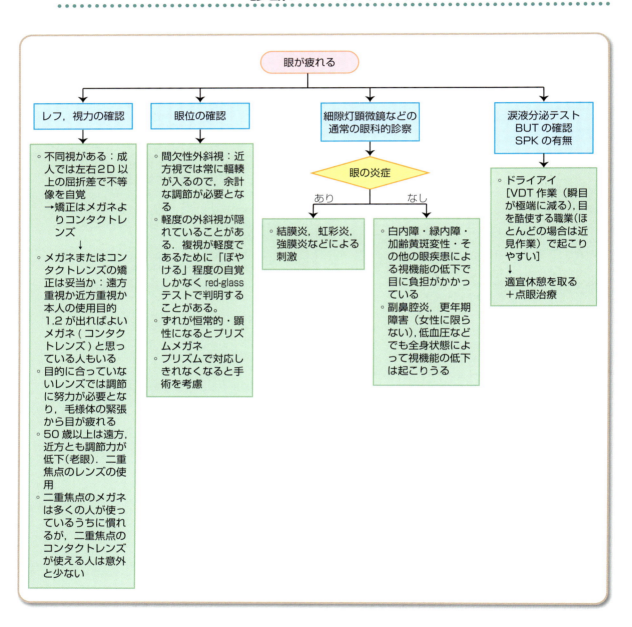

はじめてのメガネでは弱めの度数にする．検眼をしていると，度を上げるごとにはっきり見える気がしてきて，できあがってみるととても使用に耐えないメガネであったりする．

遠視系の目は手元がまず見えにくくなるので自覚しやすい．老視が進行すると遠くも（めがねなしでは）見えなくなる．

近視系の目は遠方が見えにくくなるので自覚しにくい（もともと遠くをはっきりと見ようとしない）が，老視の進行でメガネ・コンタクトを装用すると手元が見えなくなり，気づく．

やや病的な調節の問題

調節麻痺（不全）：近点が遠ざかり，近くのものが見えにくくなる．神経経路の障害（器質的疾患，交感神経緊張が強く散瞳してしまう，など），中毒，散瞳薬の使用，外傷性など．

調節痙攣：遠点が近くなり，遠くのものが見えにくくなる．ヒステリー，中毒，縮瞳薬の使用など．

調節衰弱：近点距離を反復測定すると，近点距離がだんだん遠くなる．

「見たいものが見えにくい，これまで見えていたはずものが見えない」という状態なので，調節が強く働き，かなり目は疲れる．いずれも原病の治療が可能ならそれが一番であるが，調節痙攣にはミドリンM，調節衰弱にはサンコバが対症的に用いられる．

red-glass テスト

視力検査用レンズセットにある赤レンズを被験者に持たせ，自分の右眼に当ててもらう．験者は1mくらい離れた場所から被験者の両眼にペンライトを当て，白と赤の位置関係を言ってもらう．「赤が左」に見えるなら外斜視である．

D. ものが二重に見える

診断フローチャート

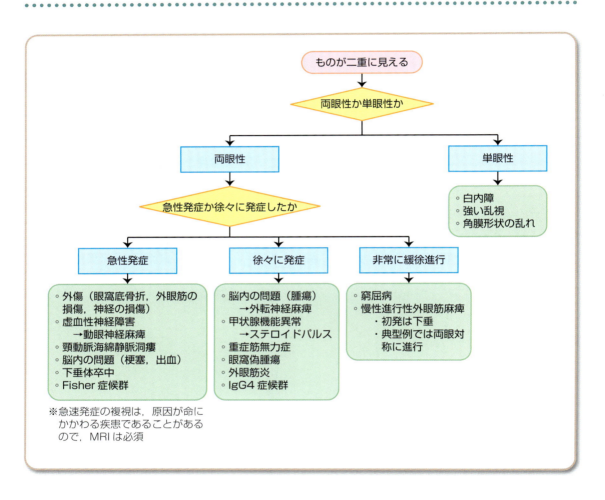

単眼性複視は，白内障，強い乱視，角膜形状の乱れが原因である．角膜形状解析で，山頂が複数見える．急性発症の原因は，外傷，血管性，神経原性である．眼窩底骨折は，X線像では判断しづらい．前額断のCTがよい．外傷性の神経障害は圧迫によるものも多く，自然寛解がある．

多くは片眼性の結膜充血・浮腫，拍動性の眼球突出，血管雑音による．診断はMRI・血管造影を用いて行う．

出血・梗塞による外眼筋麻痺は比較的急性発症である．麻痺筋はきちんと記録しておく．

頭痛，嘔吐，視力・視野障害，外眼筋麻痺をきたす．先行する下垂体腫瘍内の出血，梗塞，全外眼筋麻痺，運動失調，腱反射消失，感染症候がある．抗GQ1抗体を用いる．

腫瘍はゆっくり大きくなるので外転神経がやられやすい．甲状腺機能異常による複視では外眼筋の腫大が見られる．前額断のMRIが有用である．日差，日内変動が特徴的である．抗アセチルコリン受容体抗体，抗筋特異的受容体型チロシンキナーゼ（MuSK）抗体が特異的であるが，眼筋型では陽性率が低い．

外眼筋炎は有痛性，眼窩偽腫瘍は最終診断は生検による．MRI前額断が有効である．

窮屈病は，中等度異常の近視眼に起きやすい．眼窩容積に比して相対的に眼球が大きく，眼窩内での運動が制限される．前額断MRIがわかりやすい．慢性進行性外眼筋麻痺は代表的なミトコンドリア病である．初発症状は眼瞼下垂，やがてすべての外眼筋が動かなくなる．

月のように無限遠点にあるもの，点光源などは距離感がないため眼位がうまくとれず，2つに見える．

E. 瞼が下がってきた

診断フローチャート

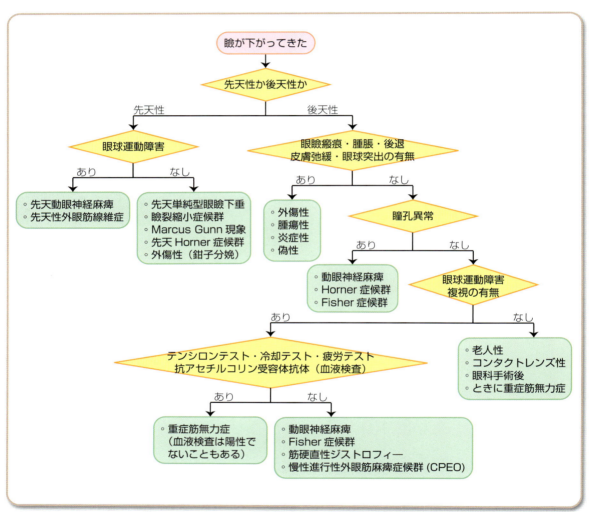

（丸尾敏夫ほか（編）．後天眼瞼下垂．眼科診療ガイド，文光堂，東京，2004: p.82 を参考に作成）

E. 瞼が下がってきた

鑑別診断

	疾患名	検査 / 問診	所見
腱膜性	挙筋腱膜の伸展解離（老人性）	特に既往歴のない高齢者	挙筋機能は比較的保たれている．両眼性が多い
	開瞼器使用後（眼科手術後）	眼科手術や硝子体注射の既往	片側性が多い
	コンタクトレンズ長期装用	コンタクトレンズ装用歴（特にハード）	両眼性が多い
筋原性	重症筋無力症	日内変動，筋力低下，テンシロンテスト，疲労テスト，冷却テスト，抗アセチルコリン受容体抗体（採血検査）	
	筋強直性ジストロフィー	眼球運動障害，筋硬直，筋力低下，家族歴	斧状顔貌，白内障
	慢性進行性外眼筋麻痺症候群 (CPEO)	眼球運動障害，筋力低下，ミトコンドリア異常	
神経原性	動眼神経麻痺	眼球運動障害，複視の有無，散瞳	片側性が多い
	Horner 症候群（交感神経麻痺）	中等度縮瞳，眼瞼下垂（眼裂狭小），眼球陥凹（眼球後退）が三大徴候．眼球運動障害はない	視床下部から眼球へと走行する頸部交感神経の経路の遮断
機械性	腫瘍，囊胞，涙腺腫大	触診，CT，MRI 画像検査	
外傷性	一過性（浮腫，脳震盪）	外傷の既往	
	恒久性（筋 / 神経損傷）	脳外科術後の神経障害も含まれる	
偽性	重度の眼瞼皮膚弛緩	眼瞼皮膚を持ち上げて真の眼瞼縁の高さを評価	
	眼球陥凹 / 対側の眼球突出	甲状腺機能，眼球突出度計	
	対側の眼瞼後退	甲状腺機能	下方視で眼瞼後退眼の上方眼球結膜が露出
	眼瞼痙攣，顔面痙攣	瞬目テスト，問診	

　眼瞼を挙上する筋肉には動眼神経支配の上眼瞼挙筋（横紋筋），と交感神経支配の Muller 筋（平滑筋）があるが，これらの神経や筋肉の機能低下，または眼窩，眼瞼周囲組織の変化によって眼瞼下垂が生じる．日常診療で遭遇するものは加齢による腱膜性の眼瞼下垂が最も多く，次いで眼瞼皮膚弛緩による偽下垂や，コンタクトレンズ性，先天性の軽度の下垂がもともとあり，加齢により耐え切れなくなったものなどが多い．しかし，ほかにも様々な原因により生じるため鑑別診断が必要になる．

第1章. 診断編／I. 主訴からの鑑別診断

F. 眼が乾いて困る

診断フローチャート

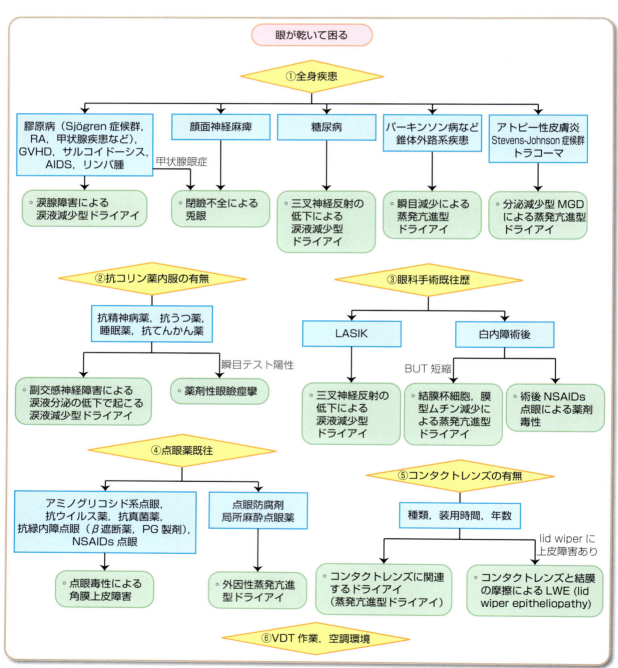

F. 眼が乾いて困る

鑑別診断

疾患名	検査／問診	所見
涙液減少型ドライアイ	細隙灯顕微鏡，生体染色検査，Schirmer 試験，血液検査（抗 SS-A，抗 SS-B 抗体）	涙液メニスカスの低下，角膜上皮障害（角膜下方の点状表層角膜症（SPK），patchy pattern SPK，corneal mucous plaques，角膜糸状物），結膜上皮障害
蒸発亢進型ドライアイ	細隙灯顕微鏡，生体染色検査，マイボーム腺圧迫	涙液層破壊時間（BUT）短縮，マイボーム腺開口部の異常所見，角結膜上皮障害
マイボーム腺機能不全（MGD）	細隙灯顕微鏡，生体染色検査，マイボーム腺圧迫，Schirmer 試験，マイボグラフィー	マイボーム腺開口部周辺異常所見，マイボーム腺開口部閉塞所見 マイボグラフィーにてマイボーム腺の脱落や短縮，BUT 短縮
兎眼，閉瞼不全によるドライアイ	外眼部の視診，閉瞼不全の程度，眼瞼の形態，ベル麻痺の有無，眼球突出度，細隙灯顕微鏡，生体染色検査，血液検査（甲状腺機能）	麻痺性兎眼（顔面神経麻痺）→閉瞼不全，眉毛下垂，上眼瞼後退，下眼瞼外反，涙液メニスカスの増加，甲状腺眼症→眼球突出，眼瞼腫脹，眼球運動障害
上輪部角結膜炎	細隙灯顕微鏡，生体染色検査	上輪部球結膜の充血，その部分に一致したブルーフリーフィルターを用いたフルオレセイン染色陽性，上眼瞼結膜の充血，微細な乳頭増殖，糸状角膜炎
lid wiper epitheliopathy（LME）	細隙灯顕微鏡，生体染色検査，コンタクトレンズ装用の有無	lid wiper（瞼板下溝から粘膜皮膚移行部にかけた領域）のブルーフリーフィルターを用いたフルオレセイン染色陽性，角膜上皮障害
LASIK 術後のドライアイ	細隙灯顕微鏡，生体染色検査	角膜知覚低下による瞬目数の低下，涙液分泌の低下，涙液安定性の低下（BUT 短縮），角膜上皮障害
結膜弛緩症	細隙灯顕微鏡，生体染色検査（強制瞬目させた状態での観察も行う）	結膜弛緩，涙液メニスカスの乱れ，SPK
眼瞼痙攣	顔つき，瞬目など外眼部の視診，瞬目テスト，内服歴	瞬目テスト陽性，角膜，涙液の所見に比較して自覚症状が強い，顔の皺の増加，瞬目増加など
薬剤毒性角膜障害	細隙灯顕微鏡，生体染色検査，点眼治療歴	角膜全体に上皮障害を認め，結膜上皮障害は認めないまたは軽度（ブルーフリーフィルター用いる），重症では epithelial crack line，delayed staining（バスクリン角膜症）

　「眼が乾いて困っています」という訴えは日常診療で度々遭遇する．眼が乾く＝ドライアイと考えがちであるが，ドライアイと診断され加療されるも一向に改善されず，眼科を何件も受診している患者は少なくない．「眼が乾く」というのは実際には多岐にわたる鑑別診断を要する主訴のひとつであり，問診が重要となる（診断フローチャート参照）．

　診察の順序も重要である．すぐに細隙灯顕微鏡検査を行うのではなく，視診にて顔つきや眼瞼の形状を丁寧に観察する．その後，以下の手順で侵襲の少ない検査から始める．まず細隙灯顕微鏡にて角膜の状態，結膜充血，結膜弛緩，翼状片，瞼裂斑，眼瞼縁の異常，メニスカスの高さ，涙液の汚れ，涙点などをなるべく眼瞼に触れず診察することが望ましい．続いてフルオレセイン染色後にメニスカスの高さ，涙液層破壊時間（BUT），角結膜の染色を観察する．続いて眼瞼を触り，球結膜，瞼結膜，結膜囊，眼瞼縁を観察し，結膜弛緩症，翼状片，瞼裂斑，上輪部角結膜炎，眼類天疱瘡，lid wiper epitheliopathy，マイボーム腺機能不全などの有無を確認していく．細隙灯検査終了後，10 分以上経過したあとに Schirmer 試験 I 法を行う．

13

G. 乱視が強いと言われた

診断フローチャート

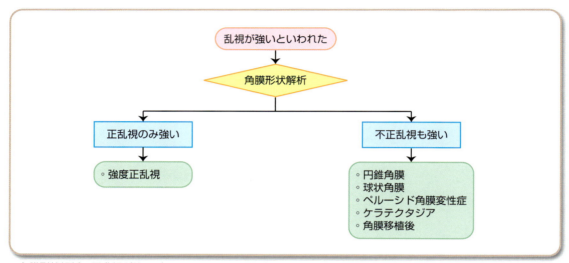

角膜形状解析で正乱視が強いパターンか，不正乱視が強いパターンかを鑑別する．

1. 乱視の検査

　視力検査などを行うときには，レフラクトメーター，ケラトメーターを用いて屈折を測定するが，これらの器械は正乱視しか測定することができず，不正乱視は測定できない．乱視の強い疾患の多くは不正乱視を伴うことがしばしあるため，角膜形状解析検査が必要となる．

2. 乱視の強い疾患の診断

　角膜形状解析検査のパターンによって以下のように診断を行う．
a）**正乱視のみ強いパターン**（図1a）：乱視が強い場合で正乱視のみ強いことがある．この場合は比較的眼鏡矯正で視力を出しやすいが，内面カーブがトーリック面で構成されるバックトーリック HCL が有効でもある．
b）**不正乱視も強いパターン**：乱視が強い場合，不正乱視も強いパターンもよく見られる．不正乱視が強い場合は眼鏡矯正が難しく，ハードコンタクトレンズによる矯正が必要になることが多い．鑑別診断として以下のものが考えられるが，角膜形状解析の形より鑑別を行う．
　①**円錐角膜**（図1b）：非炎症性に角膜中央下方の突出を認める疾患である．両眼性のことが多いが片眼性の症例も存在する．突出部の周囲には角膜上皮深層へのヘモジデリンの沈着である Fleisher ring や角膜裏面に見られる縦の線状 Vogt's striae が特徴的所見として見られる．角膜形状解析のカラーコードマップでは，中央下方に急峻な屈折力の増加を認めるパターンを示す．

G. 乱視が強いと言われた

鑑別診断

疾患名	検査／問診	所見
強度正乱視	乱視は強いが矯正視力は比較的良好．角膜形状解析では対称な蝶ネクタイパターンを示す	
円錐角膜	角膜形状解析で中央外側に突出を認める	細隙灯顕微鏡でVogt's striae, Fleisher ringを認める
球状角膜	角膜形状解析で中央部の突出パターン	進行例では角膜全体の菲薄化，突出を認める
ペルーシド角膜変性症	角膜形状解析でカニの爪パターン	細隙灯顕微鏡で，下方周辺部の菲薄化を認める
ケラテクタジア	屈折矯正術の既往．術後緩徐な矯正視力低下，近視化	
角膜移植後	角膜移植の既往	細隙灯顕微鏡で角膜移植後の所見

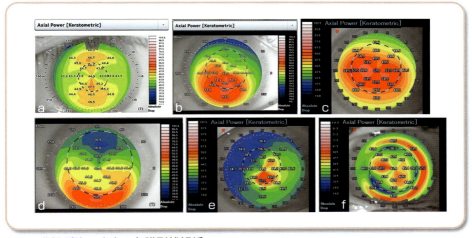

図1 乱視が強い疾患の角膜形状解析
　a：強度正乱視，b：円錐角膜，c：球状角膜，d：ペルーシド角膜変性症，e：LASIK術後ケラテクタジア，f：全層角膜移植術後

②球状角膜（図1c）：角膜が全体的にびまん性に菲薄化し周辺に最菲薄部を認める．球状に非炎症性の突出が見られる疾患である．通常は両眼性で生後まもなく認められることが多い．

③ペルーシド角膜変性症（図1d）：角膜下方周辺部に非炎症性の突出を認める疾患で，角膜輪部との間には血管侵入や浸潤，混濁はなく透明である．角膜形状解析では特徴的な「カニの爪パターン」を呈する．

④ケラテクタジア（図1e）：LASIKなど屈折矯正手術後に角膜後面が前方に突出する疾患であり，進行性に角膜の前方偏位と近視化をきたす疾患である．

⑤角膜移植後（図1f）：全層角膜移植後は正乱視および不正乱視が強くなり，眼鏡による矯正が難しくなる．

15

第1章. 診断編／I. 主訴からの鑑別診断

H. 目やにがひどい

診断フローチャート

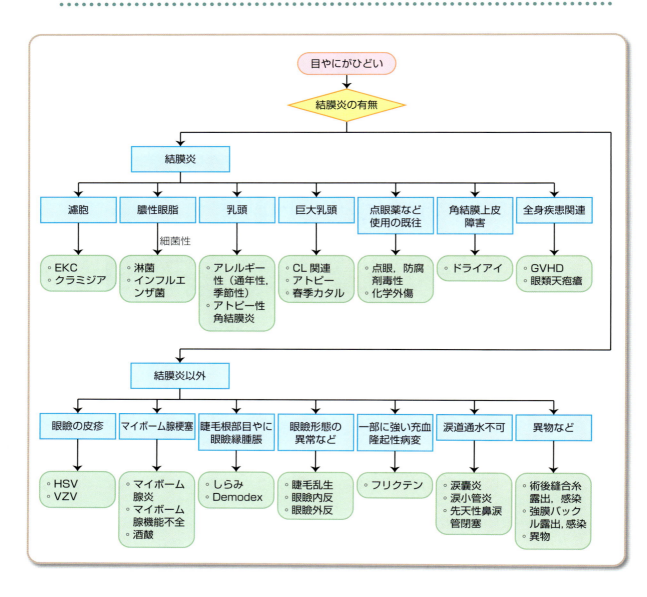

H. 目やにがひどい

鑑別診断

疾患名	検査／問診	所見
ヘルペス性眼瞼炎	視診，細隙灯顕微鏡検査，既往歴	水痘・帯状疱疹ウイルス（VZV）の場合：三叉神経第1，2枝領域の皮疹，水疱．単純ヘルペウウイルス（HSV）の場合：dellen を伴う水疱
マイボーム腺炎	細隙灯顕微鏡検査	眼瞼縁の血管拡張，皮膚結膜移行部
マイボーム腺機能不全	細隙灯顕微鏡検査，マイボグラフィー	マイボーム腺 pouching，マイボームの性状変化
Demodex	ドライアイ症状の有無，睫毛根部鏡検	睫毛根部への Demodex 付着
涙囊炎	涙道通水検査	通水不可，膿性逆流，涙囊部発赤，腫脹，圧痛
先天性鼻涙管閉塞	生下後数日から続く眼脂	通水不可，膿性逆流
眼瞼内反，睫毛乱生など	細隙灯顕微鏡検査	角結膜の睫毛による障害
コンタクトレンズ関連角膜症	コンタクトレンズ使用歴，細隙灯顕微鏡検査	角膜上皮障害，無菌性浸潤，充血，上眼瞼結膜巨大乳頭
アレルギー性結膜炎	アレルギーの既往，細隙灯顕微鏡検査	結膜充血，濾胞，乳頭増殖
春季カタル	アレルギーの既往（特にアトピー），細隙灯顕微鏡検査	輪部トランタス斑，巨大乳頭，シールド潰瘍など
流行性角結膜炎	細隙灯顕微鏡検査，アデノチェック	結膜充血，濾胞，眼瞼腫脹，角膜浸潤など
Stevens-Johnson 症候群，眼類天疱瘡（OCP），化学外傷など	細隙灯顕微鏡検査，薬剤使用歴など	毛様充血，結膜充血，角膜上皮障害，慢性期には Palisades of Vogt の消失，瞼球癒着
点眼，防腐剤毒性	細隙灯顕微鏡検査，点眼剤使用歴	角膜上皮障害，crack line，フルオレセインの late staining

第1章. 診断編／I. 主訴からの鑑別診断

I. 急に飛蚊症が増えた

診断フローチャート

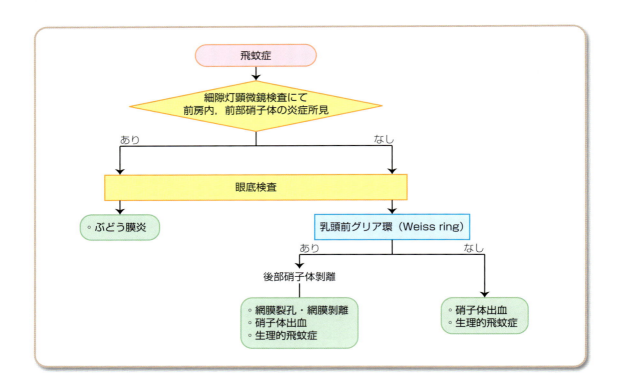

　飛蚊症は硝子体混濁が網膜に投影されることによって生じ，混濁部位や程度によって症状は多様である．眼球運動とともに灰色～黒色の影が移動し，特に白い壁や明るい場所で自覚される．加齢に伴う（近視眼では正視眼に比較して若年で生じる）後部硝子体剥離（posterior vitreous detachment：PVD）によるものが多く，眼底後極に乳頭グリア環（Weiss ring）の所見を有する．通常，眼底検査に用いる20Dレンズでも乳頭グリア環を検出できるが，細隙灯顕微鏡下で前置レンズを併用すると，より詳細に硝子体の性状が把握できる．その他硝子体のわずかな線維性混濁によるものも含め，これらを生理的飛蚊症と称し，いずれも治療の対象とはならない．すなわち飛蚊症を訴える患者を診察する際には，治療を必要としない生理的なものなのか，治療を要する病的・器質的疾患によって自覚されているのかを見極める必要がある．

　病的な飛蚊症としては，網膜裂孔，網膜剥離，硝子体出血，ぶどう膜炎などがあげられる．前部硝子体中のタバコダスト（茶色の微細な色素の浮遊）が認められれば，網膜裂孔を念頭に診察を行う．また，網膜裂孔形成に伴う色素や硝子体出血による飛蚊症と診断できても，裂孔は単一ではなく多発裂孔を生じている場合もあり，すべての裂孔および網膜変性巣を見逃さないように注意が必要である．さらに，飛蚊症と併せて進行する視野欠損の自覚があれば一定範囲

鑑別診断

疾患名	検査／問診	所見
網膜裂孔・網膜剝離	細隙灯検査，（圧迫）眼底検査／発症時期，視野欠損の自覚，外傷歴	前部硝子体中のタバコダスト，網膜裂孔・網膜剝離，硝子体出血
硝子体出血	眼底検査／全身既往歴	虚血性眼底，新生血管，硝子体出血，網膜裂孔・網膜剝離
ぶどう膜炎	細隙灯・隅角・眼底検査，採血，胸部X線／全身既往歴，全身の異常	前房内炎症・フレア，角膜後面沈着物，虹彩癒着，前房蓄膿，硝子体混濁，網膜血管炎，滲出性変化など

の網膜剝離を生じている可能性が高い．硝子体出血のため一部眼底の詳細がつかめない場合には，超音波検査（断層撮影法，Bモードエコー）を行って網膜剝離の有無を確認するとよい．

　その他，ごく少量であっても硝子体出血をきたしている症例では，糖尿病や高血圧などの全身既往歴の確認を含め，眼底を詳細に検査し，増殖性糖尿病網膜症や網膜静脈閉塞症による新生血管からの硝子体出血を考慮に入れる．ただし，PVDが生じる際に正常網膜血管から硝子体出血をきたす例もある．また，前房内炎症，角膜後面沈着物，虹彩癒着，強い硝子体混濁，網膜血管炎などが認められれば，ぶどう膜炎を疑い，治療のみならず眼科的追加検査や全身検索のうえ，原因疾患を精査する必要がある．

J. ものが歪んで見える

診断フローチャート

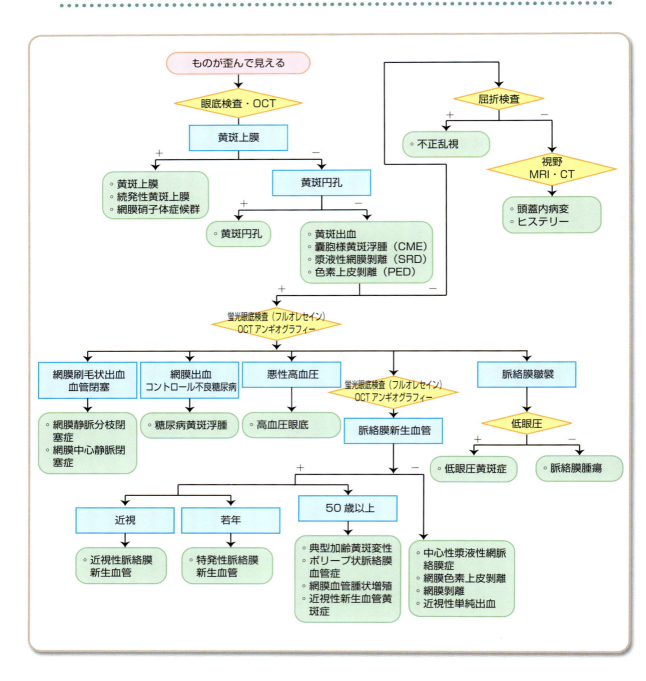

J. ものが歪んで見える

鑑別診断

疾患名	検査／問診／所見
黄斑上膜	後部硝子体剝離（PVD）の際，網膜表面に硝子体皮質が残存し線維性増殖膜を生じる．一般に進行は緩徐．訴えが強い場合には手術を考慮．細隙灯検査で診断可能．偽黄斑円孔を生じることもあり，鑑別には OCT が有用．特発性と硝子体術後や光凝固後，ぶどう膜炎などの炎症後に生じる続発性がある．
黄斑円孔	中～高齢の女性に多い．黄斑部に円孔を認める．診断は Watzke-Allen Test（細いスリット光を黄斑円孔にあてると円孔部分の光が細くなったり消えたりする）が簡便で，細隙灯検査で診断可能だが stage 分類には OCT が必要．
網膜硝子体牽引症候群	不完全な PVD により後部硝子体皮質が中心窩に付着した状態で黄斑が牽引され，中心窩の網膜が隆起し，歪視などを生じる．
網膜静脈分枝閉塞症	新鮮例では閉塞した静脈の還流領域に刷毛状の網膜出血を認める．閉塞した静脈の部位により自覚症状が変わる．陳旧例では蛍光眼底造影検査が鑑別に有用．網膜浮腫，囊胞様黄斑浮腫（CME）の評価には OCT が有用．
網膜中心静脈閉塞症	視神経内で網膜静脈が閉塞し網膜全体の出血，網膜静脈の拡張，CME などを認める．虚血型と非虚血型に分類される．
糖尿病性黄斑浮腫	糖尿病の眼合併症．びまん性と局所性浮腫がある．局所性の浮腫は細動脈瘤や血管からの血漿成分漏出が原因とされる．糖尿病，糖尿病網膜症の評価と治療が必要．
高血圧眼底	高血圧が原因で出血，軟性白斑，漿液性網膜剝離（SRD）や CME を認める．血圧のコントロールで SRD や浮腫は改善する．血管の硬化性変化はあまり改善しない．
近視性新生血管黄斑症	強度近視の約 10％に生じる．20 歳代から起こることがある．網膜下出血を認めることが多く，急激な視力低下や歪みを訴える．単純出血との区別には OCT では区別がつかず，蛍光眼底造影検査が必要．単純出血では旺盛な漏出は認めない．近視性網脈絡膜萎縮が続発する．抗 VEGF 薬硝子体投与を行う．
特発性新生血管黄斑症	50 歳未満の若年者に多い．新生血管の原因が不明なもの．
滲出型加齢黄斑変性	加齢が発症のリスクファクター．脈絡膜新生血管（CNV）を認める．典型加齢黄斑変性，ポリープ状脈絡膜血管症（PCV），網膜血管腫状増殖（RAP）に分類される．SRD，PED，網膜下出血などにより歪視，変視を起こす．蛍光眼底造影検査を行って CNV や異常血管網を検出し，評価する．
中心性漿液性脈絡膜網膜症（CSC）	30 ～ 40 歳代の男性に好発する．ストレスなどが発症の誘因．急性に黄斑部の SRD を生じる．自然治癒することが多い．数ヵ月は経過観察．蛍光眼底検査で漏出点があり可能なら光凝固．ただし再発や遷延化することもある．
網膜色素上皮剝離	新生血管を伴わない網膜色素上皮剝離．
網膜剝離	黄斑部の網膜に剝離が及ぶと歪視の症状が出る．裂孔原性であれば原因裂孔の治療が必要．
ぶどう膜炎	サルコイドーシス，Behçet 病，原田病などで後眼部に炎症をきたし，SRD や CME をきたすことがある．
低眼圧黄斑症	濾過手術や外傷後などに異常な低眼圧が続くと脈絡膜皺襞，うっ血乳頭，網膜静脈の蛇行などを示し，黄斑周囲に皺が及ぶと歪視，視力低下の原因になる．
脈絡膜腫瘍	原発性，または転移性の腫瘍が脈絡膜にでき，黄斑にまで影響が及ぶと視力低下や歪視の原因となる．悪性黒色腫，悪性リンパ腫，転移性腫瘍や血管腫などで起こる．眼底検査で脈絡膜下に隆起を認める．脈絡膜骨腫は CNV による歪視が多い．小児の場合，網膜芽細胞腫にも注意．
頭蓋内病変	脳梗塞，脳腫瘍など．後頭葉の病変で視野障害を，視放線の一部に異常が認められれば歪視の症状が出ることがある．CT，MRI などが必要．

21

K. 視野の一部が欠けて見える

診断フローチャート

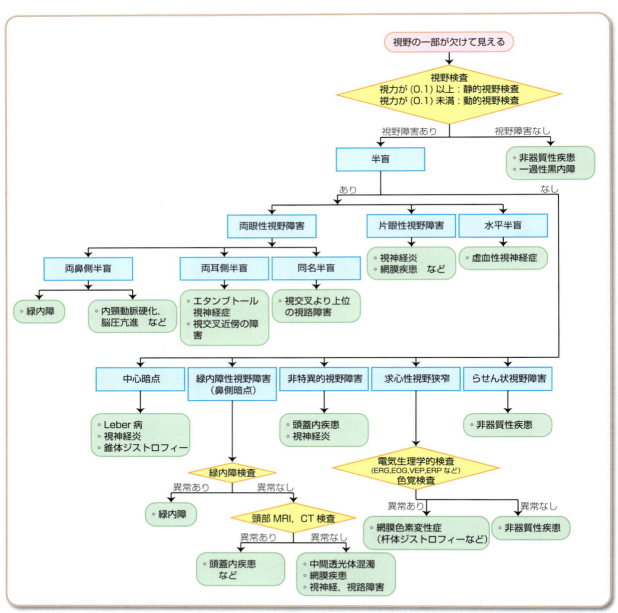

ERG：網膜電図，EOG：眼球電図，VEP：視覚誘発電位，ERP：早期視細胞電位

K．視野の一部が欠けて見える

鑑別診断

鑑別疾患	具体的な疾患	検査	所見
緑内障	急性緑内障発作 閉塞・開放隅角緑内障	眼圧，静的視野，OCT，UBM	高眼圧，視野障害，網膜神経線維層欠損（NFLD）
内頸動脈硬化 脳圧亢進		頭部造影MRI，MRA，CT，頸部エコー，眼底検査	動脈硬化所見，乳頭浮腫，脳室の拡大
視交叉より上位の視路障害	脳梗塞，脳出血，外傷，腫瘍性病変	頭部MRI，CT	該当する中枢神経系の変性
視交叉近傍の障害	下垂体腫瘍，下垂体卒中，頭蓋咽頭腫，エタンブトール視神経症	頭部MRI，CT，内服薬の確認	視交叉の圧迫
中間透光体混濁	ぶどう膜疾患，硝子体出血をきたす疾患	眼底検査，蛍光眼底造影（FAG），Bモードエコー，採血	硝子体出血，混濁
網膜疾患	動脈，静脈閉塞疾患，網膜剝離，加齢黄斑変性症，糖尿病網膜症	眼底検査，FAG，OCT	眼底出血，網膜変性，虚血所見，新生血管
視神経	視神経炎，Leber病，球後視神経炎，虚血性視神経症	眼窩拡大MRI，CT，FAG，フリッカー検査，遺伝子検査	視神経腫脹，フリッカー値の低下，遺伝子異常
錐体ジストロフィー 杆体ジストロフィー	一連の網膜色素変性疾患	眼底検査，FAG，網膜電図（ERG），多局所ERG	ERG異常
非器質性疾患	心因性視野障害	頭部MRI，CT，動的視野検査，両眼視検査	頭部MRIでの器質的異常なし，らせん状視野障害

参考文献
1）丸尾敏夫，本田孔士，臼井正彦（編）．症候からの診断．眼科学，第2版，文光堂，東京，2011: p.816-817

第1章　診断編

Ⅱ．重要疾患の診断＆対応のポイント

第1章. 診断編／Ⅱ. 重要疾患の診断＆対応のポイント

A. 緑内障

1. 「眼圧が高いと言われた」どう対応するか？

結論
- 高眼圧は視神経にダメージを与え，恒久的な視野障害を残す可能性があるため，高眼圧の患者を診たら，続発緑内障，原発閉塞隅角症，開放隅角緑内障あるいは高眼圧症を鑑別する必要がある．特に続発緑内障や原発閉塞隅角症は視野障害の進行が急激なことがあるため，隅角検査を行って鑑別する．
- 続発緑内障や原発閉塞隅角症が除外されれば，視野検査および視神経所見から緑内障の有無を判断し，眼圧下降治療を検討する．

　正常眼圧は日内変動を含めて21mmHg以下と定義され，正常値を超えた眼圧は緑内障の発症および進行のリスクファクターになる．まずは見かけ上の高眼圧と鑑別するために，角膜厚を測定する．眼圧は中心角膜厚の影響を受け，厚いほど眼圧が高く出る．また，非接触式眼圧計による測定は，瞬目で眼圧が高く測定されるので，異常値を見たらGoldmann眼圧計で測定し直す．見かけ上の高眼圧が否定されたら，細隙灯顕微鏡検査，隅角検査，眼底検査，頭蓋内画像検査などを行い，二次的に眼圧上昇をきたす疾患がないか調べる（表1）．問診も重要で，家族歴やステロイド投与歴，糖尿病や全身の炎症性疾患の有無，外傷や内眼手術などの既往歴を聴取する必要がある．このように，ほかの眼疾患，全身疾患または薬物使用により眼圧上昇をきたす疾患を総称して続発緑内障という．多治見スタディによると，全緑内障に占める続発緑内障の割合は10％と頻度は高く，疾患は多岐にわたる[1]（表2）．これらの疾患は，より眼圧が高いことも多く，視野障害の進行が急速なことがあるため，早期に適切な対応が求められる．鑑別に隅角鏡検査は必須であり，原疾患に応じた治療を行い，場合によっては眼圧降下薬を用いる．

　続発緑内障と同様に念頭に置きたいのが，原発閉塞隅角症や原発閉塞隅角緑内障である．これらは失明する可能性があるが，治療により予防可能な疾患である．原発閉塞隅角症は，隅角鏡検査による原発性の隅角閉塞（虹彩線維柱帯接触：iridotrabecular contact）に加え，眼圧上昇

表1　眼圧上昇をきたす疾患の鑑別に重要な所見

結膜・強膜	充血
角膜	角膜後面沈着物，浮腫，混濁
前房	炎症細胞，フレア，出血，色素，浅い深度
虹彩	落屑物質，新生血管，萎縮，偏移
水晶体	白内障の程度，落屑物質，動揺，脱臼・亜脱臼
硝子体	出血，色素，炎症細胞，混濁
隅角	新生血管，色素沈着の程度，左右差，虹彩前癒着，結節，Sampaolesi線，隅角離開
網膜	剝離，血管炎，滲出性変化

A. 緑内障

表2　続発緑内障の鑑別診断

原発開放隅角緑内障
原発閉塞隅角緑内障，原発閉塞隅角症
発達緑内障
続発緑内障
　落屑緑内障
　血管新生緑内障
　ぶどう膜炎続発緑内障
　ステロイド緑内障
　外傷性緑内障
　内眼手術後の緑内障
　色素緑内障
　Schwartz 症候群
　アミロイド緑内障
　眼球突出による緑内障
　内頸動脈海綿静脈洞瘻

表3　高眼圧症から原発開放隅角緑内障移行の危険因子

薄い中心角膜厚
高眼圧（25mmHg を超えるもの）
高齢
大きな陥凹乳頭径比
高い平均 Pattern Standard Deviation 値（dB）

または虹彩前癒着（peripheral anterior synechia：PAS）を認めるもの，原発閉塞隅角緑内障は，原発性の隅角閉塞に加え，緑内障性視神経症を認めるものと定義される．薬物治療は効きにくく，白内障手術またはレーザー虹彩切開術が基本である．

　続発緑内障や隅角閉塞が認められず，緑内障性の視神経乳頭所見や視野障害があれば，原発性開放隅角緑内障と診断し，眼圧下降の治療を開始する．

　眼圧が 21 mmHg を超えているものの，隅角所見，視神経乳頭所見，視野所見が正常な場合を高眼圧症とする．Ocular Hypertension Treatment Study（OHTS）では未治療の高眼圧症を，無治療群と点眼薬により 20％以上眼圧下降した群とに分け 5 年間の観察を行っている．緑内障への移行率は，無治療群で 9.5％，眼圧下降群では 4.4％と，発症率に有意差を認めており，高眼圧症は治療により有意に緑内障への進行が抑制できることがわかった[2]．OHTS では高眼圧症から原発開放隅角緑内障に移行しやすい危険因子も報告しており（表3），これら危険因子の有無を踏まえたうえで治療介入を検討し，無治療の場合も定期的な診察は必要である．また，構造変化（網膜神経線維層欠損や視神経乳頭陥凹の上下差の有無）は視野障害に先行するため，光干渉断層計（OCT）による構造変化の診断も，治療方針を決めるにあたって活用したい．

文献

1）Yamamoto T et al. The Tajimi Study report 2: prevalence of primary angle closure and secondary glaucoma in a Japanese population. Ophthalmology 2005; **112**: 1661-1669

2）Kass MA et al. The Ocular Hypertension Treatment Study: a randomized trial determines that topical ocular hypotensive medication delays or prevents the onset of primary open-angle glaucoma. Arch Ophthalmol 2002; **120**: 701-713; discussion: 829-730

第1章. 診断編／Ⅱ. 重要疾患の診断＆対応のポイント

2.「検診で乳頭陥凹と言われた」どう対応するか？

結論
● 乳頭陥凹は眼の構造上，正常眼にも存在し様々なバリエーションがあるため，視神経乳頭陥凹拡大が必ずしも「緑内障」ではない．視野検査や眼底検査，眼底三次元画像解析などをもとに総合的に診断していく必要がある．
● 緑内障性視神経乳頭は，強度近視の視神経乳頭や先天性の視神経乳頭異常と区別しにくいこともある．
● 診断がはっきりしない場合でも，経時的に観察していく重要性を患者に理解してもらう．

　「視神経乳頭陥凹拡大」は緑内障性視神経乳頭に見られる最大の特徴のひとつである．緑内障の初期の段階では病識に乏しく，症状を訴えて患者自らが眼科を受診することは少ない．緑内障の視神経障害においては，構造的異常が先行し病期の進行に従って機能的異常（視野異常）が伴ってくることが知られているため，眼底三次元画像解析（OCT）などを活用した詳細な検査により，緑内障性構造的異常をなるべく早期に発見し，進行を予防させるための眼圧下降治療を早期に開始することが重要である．一連の検査や診察の意義を丁寧に説明し理解してもらう必要がある．

1. 視神経乳頭陥凹の観察

　「検診で視神経乳頭陥凹（拡大）を指摘された」と患者が受診した場合，通常の細隙灯顕微鏡による前眼部，中間透光体の観察後，まずは無散瞳のままで表1に示す観察ポイントや視神経乳頭の左右差に注意しながら視神経のスクリーニングを行う．観察しづらい場合や所見に疑わしいところがあれば，散瞳させてさらなる立体的な観察を行う．

　乳頭所見を正確に把握するためには直像鏡，またはGoldmann隅角鏡あるいは＋90Dや＋78Dなどの前置レンズと細隙灯顕微鏡を用いて十分な光量のもと立体的な観察を行う（図1）．視神経乳頭の観察すべきポイントを表1に示す．このうち，視神経の陥凹の評価には最大垂直陥凹径（C）と最大垂直視神経乳頭径（D）との比である垂直陥凹乳頭径比（cup-to-disc ratio：C/D比）とリム乳頭径比（rim-to-disc-ratio：R/D比）が用いられ，陥凹が縦に拡大する傾向がある緑内障の判定に有用である（図2，図3）．しかし，正常乳頭の陥凹の大きさは乳頭径に比例し，大乳頭

表1　緑内障性視神経症の乳頭所見

> ＜乳頭内の変化＞
> ①視神経乳頭陥凹の拡大
> 　（垂直C/D比＞0.7または両眼の垂直C/D比差が0.2以上）
> ②乳頭辺縁部（リム）の菲薄化（上方または下方のR/D比＜0.1）
> ③局所的なリムの菲薄化（notch）
> ④乳頭内血管の偏位（乳頭縁で血管が屈曲して見える）
> ＜乳頭周囲の変化＞
> ⑤網膜神経線維層欠損（NFLD）
> ⑥乳頭出血
> ⑦乳頭周囲脈絡膜萎縮（parapapillary atrophy：PPA）

A. 緑内障

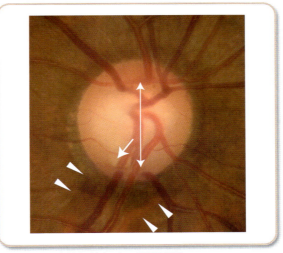

図1 緑内障性視神経症の乳頭所見
　視神経乳頭陥凹拡大（⇔），下方7時方向（矢印）に局所的なリム菲薄化（notch）と血管の偏位，ならびに同部位に一致したNFLDを認める（矢頭）．

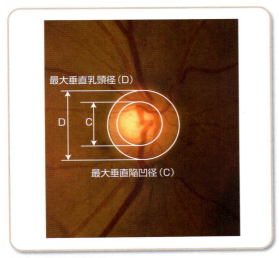

図2 垂直C/D比
　視神経乳頭陥凹の大きさは，最大垂直陥凹径（C）と最大垂直乳頭径（D）の比（垂直C/D比）を用いて判定する．

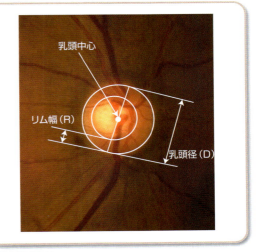

図3 R/D比
　R/D比は乳頭中心を通る乳頭断面の辺縁（R）幅と乳頭（D）径の比であり，小さい値ほど辺縁（リム）が薄いことを示す．正常乳頭ではリム幅が下方（I）で一番広く，上方（S），鼻側（N），耳側（T）の順で薄くなるとされるISN'Tの法則がある．

では乳頭陥凹も大きく見えるため緑内障変化と見誤りやすく（過剰診断），逆に小乳頭では陥凹が観察しにくいため注意が必要である（過小診断）．そのため，乳頭陥凹の評価には乳頭径を念頭に，乳頭黄斑距離/乳頭径比（disc-to-macula distance/disc diameter ratio：DM/DD比）を考慮しながら判定する必要がある（図4）．垂直C/D比およびリム幅の正常範囲は，Fosterらの報告[1]があるが，日本の疫学調査の報告でもほぼ同様の結果であった[2]．しかし一方で，欧米の報

29

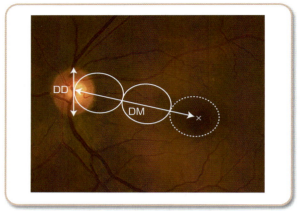

図4　乳頭黄斑距離/乳頭径比（DM/DD比）
　正常では2.4〜3.0であり，3.0以上は小乳頭，2.4以下は大乳頭である．

表2　視神経乳頭の量的判定による緑内障診断基準

	垂直 C/D比	上 or 下極 R/D比	両眼垂直 C/D比の差	網膜神経線維層 欠損（NFLD）
対応する視野異常あり	0.7以上	0.1以上	0.2以上	あり
乳頭所見から判定 （正常視野もしくは明確に緑内障が否定される場合を除く）	0.9以上	0.05以下	0.3以上	
緑内障疑い	0.7〜0.9未満	0.05〜0.1	0.2〜0.3未満	あり

（文献1，4より引用）

告でR/D比の判定に使用されることがあるISN'Tの法則（図3）は，日本人にはあてはまらないことが報告されている[3]．C/D比とR/D比の判定結果をもとにFosterら[1]が提唱する診断基準を参考に作成した緑内障診断基準を表2に示す．最終的な診断は質的，量的所見を組み合わせて総合的に判断すべきとされる[4]．

2．緑内障性視神経乳頭異常を見たら

　視神経乳頭の観察で，緑内障性視神経症の変化を認める，もしくは疑った場合，緑内障の正確な診断のため，視野検査，カラー眼底写真，ステレオ眼底写真，OCT検査を進めていく．眼底写真撮影は，乳頭を中心とし，乳頭部の記録は画角30°程度，網膜神経線維層の記録には画角45°以上の撮影が適している．また，ステレオ眼底写真の定期的かつ長期にわたる撮影は，経時的な視神経乳頭の立体的な観察を可能にし，緑内障の進行評価にも非常に有用である．このように，視野検査や視神経乳頭の写真撮影は，診断とともに経時的な変化を保存，観察していくという意味でも非常に重要である．また，日常診療では，検診の眼底写真や検鏡的な観察で疑われた視神経乳頭陥凹拡大が，視野検査やOCT検査では明らかな緑内障性変化を認めず，視神経乳頭陥凹拡大＝緑内障とは限らない症例に遭遇することもある．特に，強度近視の視神経乳頭や先天性の乳頭異常などは，緑内障性視神経乳頭と判別しにくいこともあり，視野検査や眼底検査，OCT検査などをもとに総合的に診断する必要がある．

A. 緑内障

　まとめると,「視神経乳頭陥凹拡大」を指摘されても,それだけでは緑内障と診断できないこと,様々な検査を行いながら診療を進めて,確定診断に近づけていくことを患者に理解してもらう.そして受診時に緑内障の確定診断がつかなくても経時的に視神経乳頭を観察していくことが重要である.

文献

1) Foster PJ et al. The definition and classification of glaucoma in prevalence surveys. Br J Ophthalmol 2002; **86**: 238-242
2) Tsutsumi T et al. Planimetrically determined vertical cup/disc and rim width/disc diameter ratios and related factors. Invest Ophthalmol Vis Sci 2012; **53**: 1332-1340
3) 岩瀬愛子. 疫学調査と実地医療の視点から. 緑内障 2015; **25**: 7-16
4) 日本緑内障学会緑内障診療ガイドライン作成委員会. 緑内障診療ガイドライン第4版. 日眼会誌 2018; **122**: 5-53

第1章. 診断編／Ⅱ. 重要疾患の診断＆対応のポイント

3. OCTは異常であるが視野は正常なときはどうするか？

> **結論**
> ● OCTが異常であるものの視野（ここではHumphrey視野SITA-standard 24-2もしくは30-2とする）が正常である場合には，①正常眼であるがアーチファクトなどでOCTに異常が出てしまっている症例と，②通常の視野検査ではまだ捉えられないごく初期の緑内障性変化もしくは視野検査の範囲外の異常が生じている症例がある．そこの違いに留意して，OCTの結果を解釈していく必要がある（図1〜図4）．

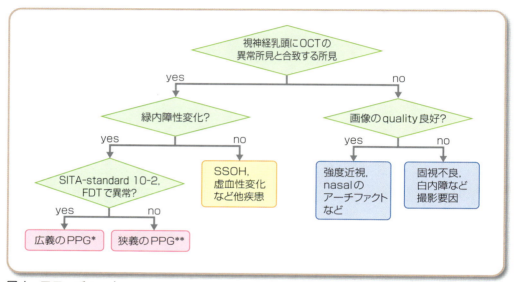

図1　フローチャート
 *：広義のPPG＝HFA 30-2, 24-2でAnderson Patella 1を満たす異常がないが，視神経乳頭・乳頭周囲網膜神経線維層所見から緑内障が疑われる症例
 **：狭義のPPG＝HFA 10-2を含む現在可能な視野検査ではまだ異常が検出されないが，視神経乳頭・乳頭周囲網膜神経線維層所見から緑内障が疑われる症例
　PPG：pre-perimetric glaucoma，SSOH：上部視神経乳頭低形成

A. 緑内障

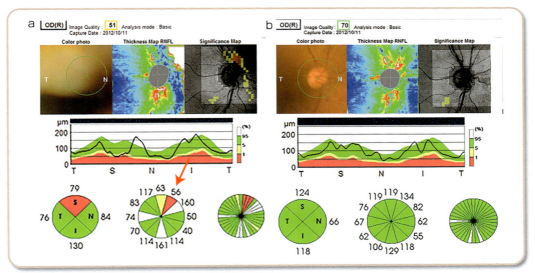

図2 無散瞳で撮影したため画像の質が悪い症例
　a：無散瞳．画像の質を表す数値が低い（quality score が 60 以上で良好）．上鼻側の網膜神経線維層の菲薄化（赤矢印）が検出されている．
　b：同症例を散瞳後に再撮影．quality score は 71 まで改善．神経線維層の菲薄化は検出されなくなった．

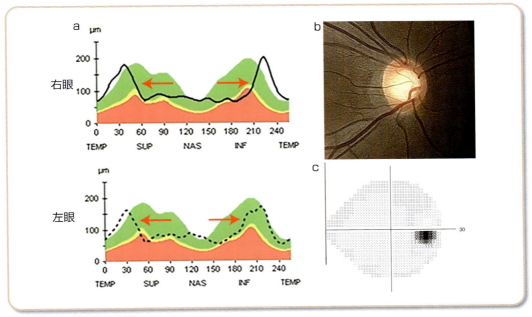

図3 強度近視眼の症例
　a：TSNIT graph でみると，右眼の下耳側と左眼の上耳側が菲薄化していると評価されている．
　b：視神経乳頭は myopic disc であるが，rim は保たれている．
　c：視野は正常．

第1章. 診断編／II. 重要疾患の診断＆対応のポイント

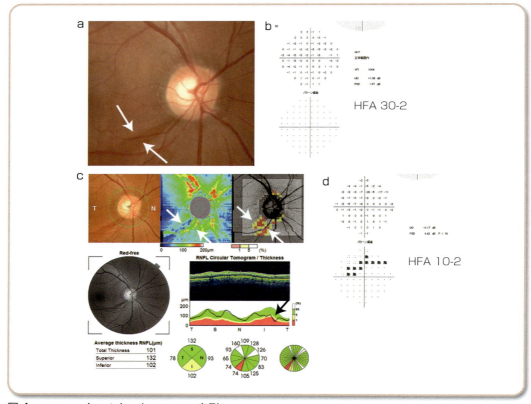

図4　pre-perimetric glaucoma 症例
a：下耳側に細い神経線維層欠損（NFLD）を認める（白矢印）．
b：SITA-standard 30-2 の視野では異常なし．
c：SD-OCT でも下耳側の NFLD 検出されており（白矢印），TNSIT graph で下耳側の RNFL の菲薄化を認める（黒矢印）．
d：SITA-standard 10-2 では乳頭所見と一致した上方視野異常を認める．

4. 乳頭低形成と緑内障の見分け方は？

> **結論**
> ● 視神経乳頭低形成，または視神経乳頭部分低形成は視神経乳頭の先天的な構造異常を示す疾患であり，上部視神経乳頭低形成（superior segmental optic hypoplasia：SSOH）が最も多いとされている．
> ● 視神経乳頭低形成の視野障害は進行しないため緑内障との鑑別が可能である．しかし，SSOHなどで緑内障を合併することが多いと報告されており，経過を診ていくことが重要である．

1. 視神経乳頭低形成について

視神経乳頭低形成は Scheie ら[1]によると，胎生 10〜17 mm の時期に神経節細胞層からの神経線維が眼胞茎（optic stalk）内へ伸びていくのが何らかの原因で阻害されるために，神経線維の欠損が起こるとされている．

そのほかに，視神経乳頭部分低形成として，1981 年に Buchanan らが報告した鼻側視神経乳頭低形成[2]や，1989 年に Kim らが報告した上部視神経乳頭低形成（superior segmental optic hypoplasia：SSOH）[3]などがある．そのなかでは SSOH が最も多いとされ，多治見スタディにおいて有病率は 0.3% と報告されている．

2. SSOH について

SSOH の特徴的視神経乳頭所見として①網膜血管分岐部の上方偏位，②乳頭上方強膜 halo，③乳頭上方の辺縁部蒼白，④乳頭上鼻側の神経線維欠損があげられる（図 1）．SSOH の視野欠損は乳頭上鼻側の神経線維欠損に対応し，マリオット盲点（blind spot of Mariotte）から下方に向かう弧状の視野欠損を呈することが多い．この特徴的な視野変化は Goldmann 視野計のほうが Humphry 視野計よりも捉えやすく，-4 イソプタが著明に障害されるのも特徴のひとつである

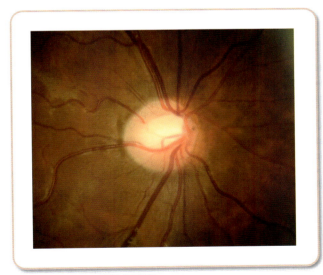

図 1　SSOH の視神経乳頭

第1章. 診断編／Ⅱ. 重要疾患の診断＆対応のポイント

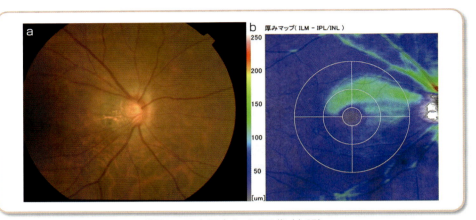

図1　60歳男性，−8Dの近視眼の眼底写真とOCT像（右眼）
　乳頭が傾斜し耳側に広い傍乳頭網脈絡膜萎縮が見られ，耳下側のrimは菲薄化しているようであるが眼底写真（a）では一見強い変化ではないように見え，血管も密にあって評価しにくい．後極部のOCT（b）では耳下側の広範なものに加え乳頭黄斑線維や耳上側にも神経線維層欠損が確認でき，すでにかなりの緑内障性変化が現れていることがわかる．

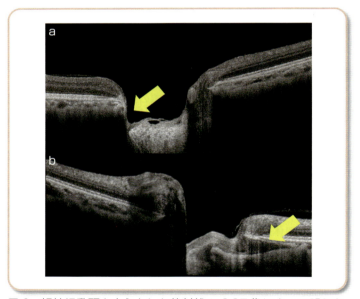

図2　視神経乳頭を中心とした放射状のOCT像によって明らかとなった，視神経乳頭小窩（a）と乳頭周囲脈絡膜分離（b）

果には頼り過ぎずに，層厚の絶対値のマップ表示を見たほうがNFLDを同定しやすい場合も多い．乳頭周囲の神経線維層厚は耳上側と耳下側で最も厚い二峰性のグラフを描くが，近視眼ではグラフのピークの位置が耳側水平線に近づく傾向があり，判定に影響することがある．
　近視眼に特徴的な所見として乳頭周囲脈絡膜分離（peripapillary intrachoroidal cavitation：PICC）や視神経乳頭小窩（pit）を認めることもまれではなく，確定診断には乳頭部で放射状に撮影したOCTが有用である（図2）．これらの病変部位には緑内障に類似したNFLDが見られ視

A. 緑内障

野障害が進行することもあり，多くの場合に緑内障の合併も否定はできず経過観察が必要となる．

　後極部のOCT画像は有用性が高いが，近視眼では不完全な後部硝子体剥離による網膜の部分的な牽引や黄斑前膜などの合併，軽度の後部ぶどう腫様に網膜が上下方向に傾斜している症例があり，そのような症例では網膜厚の正確な評価が難しくなるため，眼底の観察とOCTのBスキャン像の確認によって硝子体や網膜，脈絡膜の変化にも注意しながら慎重に評価し，緑内障以外の変化も念頭に置いて丁寧な診察を行うことが必要である．

　視野検査も重要になるが，近視性変化による視野障害も生じうることに加え，強度近視の眼鏡補正による屈折暗点や，コンタクトレンズの常用による角膜障害で生じるアーチファクトなどで結果が変動しやすいことにも注意する．

第1章. 診断編／Ⅱ. 重要疾患の診断＆対応のポイント

6. 「緑内障と診断されました. 失明するのでしょうか」どう対応するか？

結論
- 正しい疾患理解を得られるように説明することで必要以上の不安を軽減する.
- 日本の緑内障患者の約 80 人に 1 人が重度の視覚障害にいたる.
- 診療初期に視野検査を複数回行い slope を作製することで将来の予測を視覚的に示しやすくなる.

1. わからないことによる漠然とした不安

　日常の診療において健診などで緑内障を疑われて受診する患者に接する機会は少なくないが, その際に緑内障がどのような病気かを知っているかを尋ねると, あまりわからないという患者が多く, 緑内障＝失明と結びつけてしまい強く不安を感じている場合もしばしば見られる.

　事実として緑内障は世界的にも長年にわたり失明原因の上位にあり, 日本人の中途失明の原因の第 1 位となっている.

　医療関係者とは違い, 患者が病気の情報に触れるのはテレビなどのメディアやインターネットのウェブサイト上で見聞きした場合が多いと思われるが, どうしても印象の強い情報が頭に残ってしまうため, 緑内障と失明をつなげて考えてしまうことは不思議ではない.

　このような場合は患者にとっては「あなたは失明の可能性がある」と言われたように感じているので, まずは緑内障がどのような疾患か, どのような治療を考えるのかを順を追って説明し, 疾患の理解を深めてもらう必要がある.

　基本的に緑内障は慢性疾患であり進行は緩徐であることが多い. また, 多くの症例では早期から中心視野が著しく損なわれるということはないため, 視力の低下は主に病気がかなり進行した後期になって現れる. 治療としては視機能の維持のために主に眼圧下降を行うが, 完治することがないため生涯にわたって眼圧管理が必要になる.

　かなり病期が進行するまで自覚症状が出ないことが多く, 患者が油断して点眼アドヒアランスが低下することがあるため, 点眼で眼圧を下げることが失明へのリスクを減らすのだということを最初に理解してもらう.

2. 緑内障はどの程度失明するのか

　緑内障は日本人の視覚障害の原因の 20％以上を占め, さらにその約 6 割が視覚障害 1 級と 2 級である[1]. 平成 23 年の厚生労働省の統計によれば日本の視覚障害者は約 31 万人であり, そこから概算すれば重度の視覚障害者のうち 3 万 7,000 人程度が緑内障患者ということになる.

　一方で日本緑内障学会による多治見スタディによれば 40 歳以上の日本人の緑内障有病率は 5％であり[2], そこから類推される日本人の緑内障患者はおよそ 300 万人となるため, 緑内障による重度視覚障害者は患者の約 80 人に 1 人程度となる.

　この割合が多いか少ないかは人によって考えが異なるであろうが, 少なくとも大半の緑内障患者が失明するわけではない, と説明する材料にはなる.

　これらの患者のなかには視力が低下してから眼科を受診したり, 中心視野が障害されかけている状態で発見されたものも当然含まれている. また, 閉塞隅角緑内障では開放隅角眼に比べ失明リスクが高いため, 緑内障の大部分を占める開放隅角緑内障の失明リスクは上記の数字よ

りもかなり低くなると予想される.

　眼科に通院している後期の緑内障患者の失明，中心視野の消失の頻度に関する報告はあまり多くはないが，そのいくつかによれば5〜10年の経過観察で視野障害の増悪が見られる例が17.9〜37.5％，さらに中心視力の低下，消失が生じる割合は9.4〜16.9％となっている[3,4]．失明という点でいえば早期に発見されれば，よりリスクを減らすことができるのは確かであるが，治療を受けても病期の進行が続くことは少なくない．

3. 現在地の確認

　将来的に失明するのかという問いに対して最初から断言はできず，何度かの検査結果から将来を予測することになる．複数回の視野検査を行うことでMD値やVFIなどでslopeを作製し簡易的な将来の視野予測を示すことができるので，説明のうえでも視覚的に理解しやすい．最近は視野計のプログラムや付属のソフトを用いて容易にモニターに表示することもできるようになっているが，そのような機器がなくてもMD slope位なら表計算ソフトなどに手入力することで自分でも計算は難しくない．ただし，視野検査結果はかなりばらつくものであり2〜3回の結果で予測しようとしても精度が悪いものになってしまうため，診療開始早期の段階で視野検査の回数を多くしておくとよい．視野検査枠のリソースには限界があるため全例で視野検査回数を多くとることは難しいため，初診時から視野障害の強い症例や不安の強い症例などを選択するといった工夫が必要になる．

文献
1) 若生里奈ほか. 日本における視覚障害の原因と現状. 日眼会誌 2014; **118**: 495-501
2) Iwase A et al. The prevalence of primary open-angle glaucoma in Japanese: The Tajimi study. Ophthalmology 2004; **111**: 1641-1648
3) Gilles WE et al. Management and prognosis of end-stage glaucoma. Clin Exp Ophthalmol 2000; **28**: 405-408
4) Much JW et al. Long-term survival of central visual field in ent-stage glaucoma. Ophthalmology 2008; **115**: 1162-1166

第1章. 診断編／Ⅱ. 重要疾患の診断＆対応のポイント

7. 「視野が進行していると言われた」どう対応するか？

結論
- 視野が進行しているように見えている際に，その進行度合いがどの程度信頼性があるのかを検証する際にチェックするべき事項は多岐にわたる．
- これらの事項を注意深く検討し，最終的な判断を下すことが必要であると考えられる．

　視野が進行していると言われた場合には，まず本当に進行しているかを正しく判断し，必要に応じて治療戦略を立てていく必要がある．治療戦略については多項に譲り，本項ではどのように視野進行を正しく判断していくべきかについて考察を行いたい．

1. 視野のばらつき

　Jansonius らはシミュレーション視野を用いて，視野のばらつきが進行判定に与える影響を報告している[1]．図1は−1.0 dB/年の速度で進行しているシミュレーション視野に1.0 dBのばらつきを付与した際に得られる視野の95%信頼区間を示したものであるが，まったく進行のないように見える視野から，急速に進行しているように見える視野まで様々な視野が起こりうることがわかる．したがって，視野のばらつきが大きい場合には，トレンド解析により提示される視野進行評価が必ずしも正しくない可能性が高く，この点に対する注意が必要である．そこで，視野進行をなるべく正しく行うために留意が必要な主な点について下記に列記する．

2. 視野の測定モードは？

　現在の視野測定モードの Gold standard は Humphrey 視野計では SITA-standard である．しかし，往々にしてそれまでに SITA-fast などの異なるモードで視野計測されていると，視野が進行していると判断されている場合がある．図2は SITA-standard を使用した場合と SITA-fast を使用した場合の再現性の比較を示している[2]．この図で示されているように，SITA-fast モードを用いた測定では測定された視野の再現性が明らかに悪いことがわかり，このモードでの経過観察が望ましくないことがわかる．特に手術を検討するような場合では，視野進行の解釈を慎重に行う必要があり，SITA-standard での評価が推奨される．また，SITA-standard モードでの視野感度は SITA-fast モードでの視野感度より約1 dB程度感度が悪くなることが知られており，それまで SITA-fast モードで測定していた症例を，SITA-standard モードでの測定に変更した場合には注意が必要である．

　Octopus 視野計を用いる場合にはさらに注意が必要で，TOP モードでの測定では各測定点1回の測定しか行われておらず，非常に短時間で測定が終わるためスクリーニングには向いているものの，経過観察には向いていない．経過観察には，Dynamic モードなどのモードを用いてを行う必要がある．

3. 視野の測定回数は？

　どんなに視野測定の信頼性がよくても視野測定の回数が少なくては，通常のトレンド解析による進行判定の精度は悪い．筆者らは1回（6ヵ月）先，2回（12ヵ月）先，3回（18ヵ月）先の視野を正しく予測するのに何回の視野測定回数の蓄積が必要なのかを東京大学医学部附属病院眼

A. 緑内障

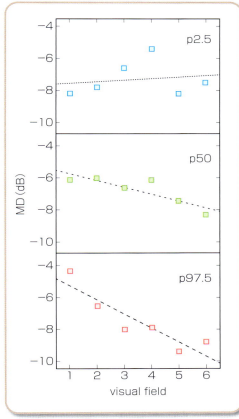

図1 シミュレーション視野
(Jansonius NM. Br J Ophthalmol 2010; 94: 1404-1405 [1] を参考に作成)

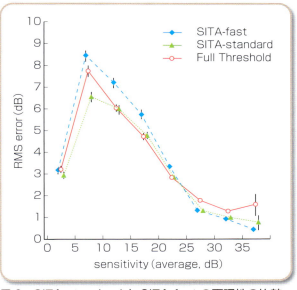

図2 SITA-standard と SITA-fast の再現性の比較
(Artes PH et al. Invest Ophthalmol Vis Sci 2002; 43: 2654-2659 [2] を参考に作成)

科に通院中の157例247眼の開放隅角緑内障例のデータを用いて検証してみた．この結果，いずれの予測にも，各測定点ごとの予測の場合には10回程度，Mean Deviation値を用いた場合には5～8回程度の視野回数の蓄積が必要であることがわかった(図3)[3]．このように，少ない回数の視野で進行判定・予測を行う際には，その精度が必ずしも正しくないことには十分に留意を行うことが必要である．過去の報告で非線形の回帰を用いると予測精度の向上に有利とされているが[4]，本検討では，直線での回帰(黒線)に比し，非線形の回帰(オレンジ，赤，青，黄色線)を用いる有用性はなかった．

4. 視野の信頼性評価

これまで述べてきたように，視野の進行評価の際にはその進行評価が正しく行われているかの検証が重要であり，このために欠かせないのが，視野の信頼性である．Humphrey視野では通常固視不良，偽陽性，偽陰性(SITAではメーカー推奨なし)がこの目的で用いられる．しかし，最近の研究でこれらの指標が視野の信頼性評価に必ずしも有用性が高いと言い切れないことが明らかとなってきた[5,6]．そこで筆者らは，視標提示時の実際の角膜反射位置の記録であるゲイズトラックの有用性に着目した．ゲイズトラックはHumphrey視野の一番下に記録されているもので，上方へのバーは角膜反射位置のずれ，下方へのバーは瞬目や追跡不能を示す(図4).

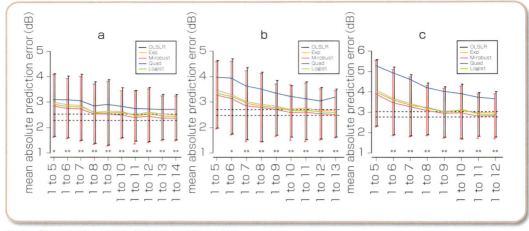

図3 視野予測に必要な視野測定回数の検討
(Taketani Y et al. Invest Ophthalmol Vis Sci 2015; 56: 4076-4082 [3]) を参考に作成）

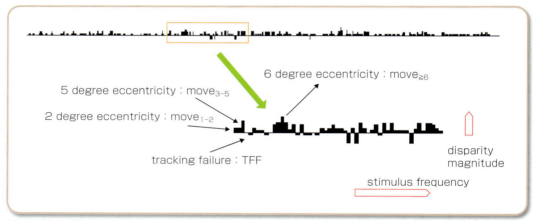

図4 ゲイズトラック
(Ishiyama Y et al. Invest Ophthalmol Vis Sci 2014; 55: 8149-8152 [7]) を参考に作成）

筆者らの検討では，これらの記録は視野の再現性[7]，過大・過小評価[8,9]の類推に有用であった．このことから，視野の信頼性の類推の際にはゲイズトラックに注目することが有用であると考えられる．またこのため，ゲイズトラックを記録しないで視野計測を行うことは推奨されない．

5. 視野進行判定ソフト

Humphreyの Glaucoma Progression Analysis®やビーライン社の BeeFiles®などでは，MDなどの global index を用いたトレンド解析の結果の閲覧が可能である．また，ニデック社より国内導入されている Progressor®では各視野測定点ごとの進行解析が可能である．過去に，このような視野進行評価ソフトを用いない限り，専門医間であっても緑内障進行判定の一致率は極めて低いと警鐘されており[10]，視野進行評価を正しく行うには，プリントアウトされた視野をならべて主観的に見るだけでなく，これらのソフトを積極的に利用する必要があると考えられる．

6. 視野クラスター領域の利用

　一般に視野解析を，視野全体で行うと間違いにくい代わりに感度が悪く，各測定点ごとに行うと感度がよい代わりに精度が悪いことが知られている．この両者の妥協点ともいえるものが視野をクラスターに細分化し，進行評価を行うものである．筆者らは視野を各測定点の進行速度を用いてクラスター分けする場合，23 クラスターに分類するのが最も情報の喪失が少なく，かつこの方法を用いた場合に，各測定点ごとに視野進行を解析・予測するよりも明らかに精度がよいことを報告した[11,12]．また，オクトパス社の Eye Suite® では視野が 10 クラスターに分けられている（図 5）．筆者らはこのクラスターごとの進行評価の有用性を検討したが，結果，Mean Deviation と同等の信頼性を担保しつつも，感度はそれを上回るものであった[13,14]．なお，Hood らの詳細な検討[15,16]の結果，中心部が上下で大きく非対称になることが報告されており（図 6），また筆者らの中心 10° 視野と傍視神経乳頭網膜神経線維層厚の関連を解析した研究でも同様の結果であった[17]．したがって，視野をクラスター分けして解析する際には，視野の中央領域では，クラスターも上下非対称となる点に留意が必要である．

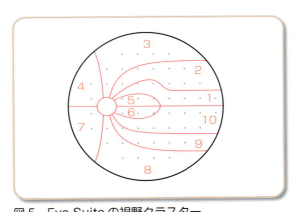

図 5　Eye Suite の視野クラスター
　　　（Aoki S et al. Br J Ophthalmol 2017 [13] を参考に作成）

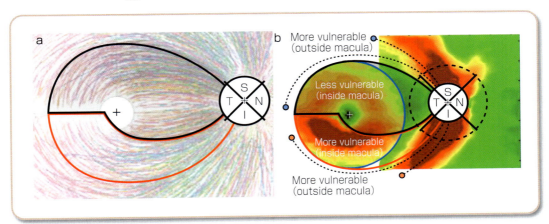

図 6　視野の中央領域の非対称性
（Hood DC, Kardon RH. Prog Retin Eye Res 2007; 26: 688-710 [14] を参考に作成）

文献

1) Jansonius NM. On the accuracy of measuring rates of visual field change in glaucoma. Br J Ophthalmol 2010; **94**: 1404-1405

2) Artes PH et al. Properties of perimetric threshold estimates from Full Threshold, SITA Standard, and SITA Fast strategies. Invest Ophthalmol Vis Sci 2002; **43**: 2654-2659

3) Taketani Y et al. How Many Visual Fields Are Required to Precisely Predict Future Test Results in Glaucoma Patients When Using Different Trend Analyses? Invest Ophthalmol Vis Sci 2015; **56**: 4076-4082

4) Caprioli J et al. A method to measure and predict rates of regional visual field decay in glaucoma. Invest Ophthalmol Vis Sci 2011; **52**: 4765-4773

5) Bengtsson B. Reliability of computerized perimetric threshold tests as assessed by reliability indices and threshold reproducibility in patients with suspect and manifest glaucoma. Acta Ophthalmol Scand 2000; **78**: 519-522

6) Bengtsson B, Heijl A. False-negative responses in glaucoma perimetry: indicators of patient performance or test reliability? Invest Ophthalmol Vis Sci 2000; **41**: 2201-2204

7) Ishiyama Y et al. An objective evaluation of gaze tracking in Humphrey perimetry and the relation with the reproducibility of visual fields: a pilot study in glaucoma. Invest Ophthalmol Vis Sci 2014; **55**: 8149-8152

8) Ishiyama Y et al. Estimating the usefulness of humphrey perimetry gaze tracking for evaluating structure-function relationship in glaucoma. Invest Ophthalmol Vis Sci 2015; **56**: 7801-7805

9) Ishiyama Y et al. The Usefulness of Gaze Tracking as an Index of Visual Field Reliability in Glaucoma Patients. Invest Ophthalmol Vis Sci 2015; **56**: 6233-6236

10) Viswanathan AC et al. Interobserver agreement on visual field progression in glaucoma: a comparison of methods. Br J Ophthalmol 2003; **87**: 726-730

11) Hirasawa K et al. Clustering visual field test points based on rates of progression to improve the prediction of future damage. Invest Ophthalmol Vis Sci 2014; **55**: 7681-7685

12) Hirasawa K et al. Revalidating the Usefulness of a "Sector-Wise Regression" Approach to Predict Glaucomatous Visual Function Progression. Invest Ophthalmol Vis Sci 2015; **56**: 4332-4335

13) Aoki S et al. Investigating the usefulness of a cluster-based trend analysis to detect visual field progression in patients with open-angle glaucoma. Br J Ophthalmol 2017; **101**: 1658-1665

14) Hood DC, Kardon RH. A framework for comparing structural and functional measures of glaucomatous damage. Prog Retin Eye Res 2007; **26**: 688-710

15) Hood DC et al. Glaucomatous damage of the macula. Prog Retin Eye Res 2013; **32**: 1-21

16) Hood DC. Improving our understanding, and detection, of glaucomatous damage: an approach based upon optical coherence tomography (OCT). Prog Retin Eye Res 2017; **57**: 46-75

17) Fujino Y et al. Mapping the Central 10° Visual Field to the Optic Nerve Head Using the Structure-Function Relationship. Invest Ophthalmol Vis Sci 2018; **59**: 2801-2807

A. 緑内障

8. 隅角の診かた

結論

● 緑内障診療において隅角検査は眼圧上昇機序を正しく診断するうえで重要な検査であり，まずは無治療時に綿密な観察を行う必要がある．

● 超音波生体顕微鏡や前眼部 OCT などによる画像診断は生理的な条件下でよりダイナミックに隅角検査できる有用な手段であるが，スリットランプを用いた隅角鏡検査で得られる情報を必ずしも網羅できるわけではない[1]．したがって，隅角鏡による検査は依然日常診療において欠かすことのできない基本的な検査である[2]．

1. 隅角検査法

　隅角鏡を用いて検査を行う場合，Koeppe レンズ，Swan-Jacob レンズを代表とする直接型隅角鏡と Goldmann レンズを代表とする間接型隅角鏡がある．前者は隅角を直視できること，狭隅角の観察がしやすいこと，隅角手術に使用できる利点があり，特に Koeppe レンズは乳幼児の隅角検査や手術になくてはならないものである．Swan-Jacob レンズは主に成人の隅角手術に有用であるが，いずれも患者を仰臥位にさせたうえで角膜にレンズを装着し手持ちのスリットランプで観察するという特殊性がある．したがって，通常の外来においてはまず間接型隅角鏡の使い方と所見の正しい解釈を習熟することが必要である．

2. 間接型隅角検査

a）検査手技

　Goldmann 一面鏡・二面鏡を用いた間接隅角検査について主に解説する．点眼麻酔後，患者には両眼視の状態で上方あるいは下方を見させ，上眼瞼を挙上しメチルセルロースを滴下した隅角鏡の角膜面を下から上へと空気が入らないようにして角膜に接触させる．装着が終わるとゆっくりと正面視させ隅角鏡が角膜中央に位置していることを確認する．スリットランプに固視灯が付属していれば僚眼で固視させると安定する．装着が終わるとスリットランプの光束をミラーに当てて観察する．通常ミラーを 6 時に持ってきて 12 時の隅角から開始し時計回りに隅角鏡を回転し全周観察する．レンズを傾けると見える位置が変わるため，まずは垂直に立てたまま行う．隅角が狭い場合には観察方向にレンズを傾ける（6 時部の観察では 6 時に傾ける），もしくは患者に反対方向を向いてもらう（6 時部の観察なら 12 時を向かせる）と隅角底が観察されやすくなる．隅角鏡で眼球を圧迫すると隅角が変形し開大度判定に影響する．また，フランジ（へり）が付いて外れにくくしたタイプの隅角鏡では眼球に変形をきたしやすいため，隅角鏡を保持する際には眼球に余分な力を加えないようにしなければならない．隅角閉塞の正確な診断には静的隅角鏡検査と動的隅角鏡検査の両方を行うことが必要である．

b）静的隅角鏡検査

　暗室下で細隙灯顕微鏡の光量を極力下げ，瞳孔領に光を入れずに隅角鏡で眼球を圧迫しないようにして，第 1 眼位における自然散瞳状態での隅角開大度を評価する．非器質的隅角閉塞と器質的隅角閉塞は鑑別できない．

c）動的隅角鏡検査

　静的隅角鏡検査に引き続いて施行する．細隙灯顕微鏡の光量を上げて縮瞳させ隅角鏡また眼

球を傾けて軽度の圧迫を加えることにより隅角を開大させ，単なる接触しているだけの機能的閉塞（appositional closure）か器質的癒着（peripheral anterior synechia：PAS）なのかを判別（圧迫隅角検査）する．さらに結節，新生血管の有無などを診断する[2]．

3．隅角の広狭の分類

代表的なものとしてScheie分類（図1），Shaffer分類（図2）がある．Scheie分類は隅角鏡検査で隅角構造のどこまで観察できるかによって隅角の広さを判定するものであるが，隅角鏡と眼球の角度などにより見える範囲が大きく影響されるので注意が必要である．Shaffer分類は隅角閉塞が起こりうるか否かを中心として，隅角線維柱帯と虹彩根部のなす角度により隅角を広い順にGrade 4～1に分類し隅角閉塞の可能性を評価するものである．角度の判定は目分量であり厳密な角度によるものではないが，隅角閉塞の有無や可能性を評価するには隅角の開大度を判定するShaffer分類のほうを用いることが多い．

日常診療においては上下耳鼻側に4分割し各象限ごとにShaffer分類ならびに隅角構造のどこまで見えるかを記載し，必要に応じ圧迫を加えた場合の所見も併記するとよい．

①Schwalbe線（図1のa）：色素沈着が強く線維柱帯との判別が困難な場合があるがスリット光を斜めから入れ角膜上皮と内皮がひとつに重なる部分がSchwalbe線であることから同定可能である．

②線維柱帯（図1のb）：色の濃い部分は色素帯でSchlemm管の位置に相当する．隅角鏡で輪部を圧迫するとSchlemm管へ血流が逆流し同部に充血が見られ同定の手助けとなる場合がある．

③強膜岬（図1のc）：色素帯と毛様体帯との間の白い線として容易に同定できる．

④毛様体帯（図1のd）：日本人では青みがかった灰色をしている．

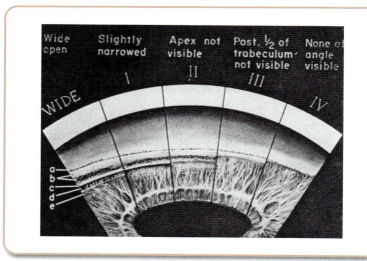

図1　隅角の広さの分類（Scheie分類）
Grade 0：開放隅角で隅角のすべての部位が観察できる
GradeⅠ：毛様体帯の一部が観察できない
GradeⅡ：毛様体帯が観察できない
GradeⅢ：線維柱帯の後方半分が観察できない
GradeⅣ：隅角のすべての部位が観察できない
(Scheie HG. Arch Ophthalmol 1957; 58: 510 [3] より引用)

A. 緑内障

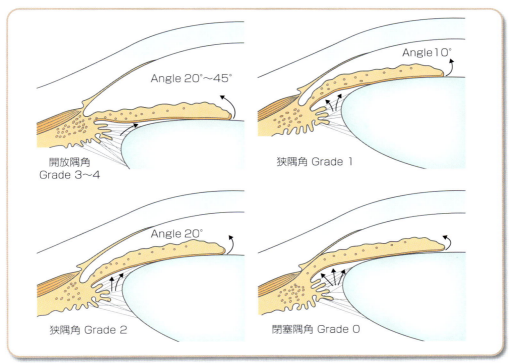

図2 隅角の広さの分類（Shaffer 分類）
Grade 0：隅角閉塞が生じている（隅角の角度：0°）
Grade 1：隅角閉塞がおそらく起こる（隅角の角度：10°）
Grade 2：隅角閉塞は起こる可能性がある（隅角の角度：20°）
Grade 3～4：隅角閉塞は起こり得ない（隅角の角度：20～45°）
(Hoskins HD Jr et al. Becker-Shaffer's Diagnosis and Therapy of the Glaucomas, 6th Ed, CV Mosby, 1989 [4]）を参考に作成）

⑤虹彩根部（図1のe）：虹彩根部の付着部位により隅角底の深さが規定され隅角発達の目安になる．外傷などの原因がなく深く形成されていれば発達良好，前方に付着している場合には観察される毛様体帯の幅が小さくなり発達不良と判断される．

4. 隅角の色素沈着の分類

Scheie は隅角の色素沈着を5段階に分類している（図3）．

a) 特徴的な色素沈着パターン
　①全周への色素沈着を認める場合
　・色素緑内障：角膜後面にも色素沈着（Krukenberg spindle）が見られる．
　・落屑緑内障：下方隅角では Schwalbe 線を越える波状の色素沈着（Sampaolesi 線）が見られる．
　②下方への色素沈着を認める場合
　・虹彩毛様体炎：炎症産物により不規則な色素沈着が下方に見られる．
　③色素が少ない場合
　・Posner-Schlossman 症候群：患眼は健常眼と比較して隅角色素が少ない．

49

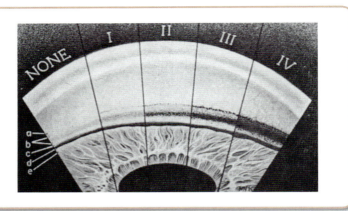

図3 隅角の色素沈着の分類（Scheie分類）
(Scheie HG. Arch Ophthalmol 1957; 58: 510 [3] より引用)

④その他
　緑内障治療薬として第一選択であるPG系点眼薬使用後2ヵ月で線維柱帯上皮細胞にメラニン色素の集積が見られたとの報告[5] があり長期的な観察が必要であると思われる．
　眼内レンズの毛様溝固定を行った場合[6]，最近広まりつつある屈折矯正手術である有水晶体後房レンズ移植[7]，美容目的での色付き人工虹彩挿入[8] により虹彩色素散布を生じ続発緑内障を生じる可能性が指摘されており，このような新しいデバイスに対しても経時的に隅角検査を行っていく必要がある．

5．周辺虹彩前癒着（PAS）

①テント状，台形，幅の広いPAS：原発閉塞隅角緑内障，ぶどう膜炎，線維柱帯へのレーザー照射，内眼手術後などで見られる．
②新生血管を伴うPAS：血管新生緑内障においては虹彩根部からの血管増殖組織によりPASを形成する．
③高いPAS：角膜に及ぶICE症候群，術後や外傷により前房消失した場合などではSchwalbe線を越えて見られることがある．

【PASと虹彩突起の鑑別】
　虹彩突起は虹彩実質が毛様体前面を越えて糸状・樹枝状に伸び網目様構造を呈する一方，PASは充実性の構造をしている．虹彩突起は多い場合でも房水流出の妨げになることはないが発達異常を疑う所見となりうる．鼻側で見られることが多い．

6．隅角結節

　サルコイドーシスで見られる．虹彩炎所見に乏しい初発段階でも小さな白色塊として認められることがある．特に毛様体帯や強膜岬など色素に乏しい白い背景となる部位に出現した場合には発見しづらいのでスリットの光量を抑えコントラストを上げるのも一手である．

7．隅角新生血管

　新生血管は隅角底から発し毛様体帯，強膜岬を伝って線維柱帯で分枝するまでになれば発見

A．緑内障

も容易であるが原疾患の治療時期を逸する可能性があるため初発段階で発見すべく丹念にチェックを行う．細かい網状構造をした新生血管と異なり明らかに太い血管が単一で隅角底に見られることがあるが，これは毛様体動脈輪や前毛様動脈の一部で生理的なものである．

8．毛様体帯が広い場合

鈍的外傷後の隅角後退により生じる場合，左右差や部位差が見られるので僚眼との比較が重要である．

9．隅角が狭い場合

日本緑内障学会のガイドライン（第3版）[2]では以下のように分類している．

①原発閉塞隅角症疑い（primary angle closure suspect：PACS）：原発性の隅角閉塞があるものの眼圧上昇，PAS，緑内障性視神経症を生じていない，すなわち機能的隅角閉塞のみの症例と定義される．

②原発閉塞隅角症（primary angle closure：PAC）：原発性の隅角閉塞があり，眼圧上昇または器質的な周辺虹彩前癒着を生じているが緑内障性視神経症は生じていない症例と定義される．

③原発閉塞隅角緑内障（primary angle closure glaucoma：PACG）：原発性の隅角閉塞があり緑内障性視神経症を生じた症例と定義される．

④プラトー虹彩（plateau iris）：虹彩根部が前方に屈曲し散瞳時に直接隅角を閉塞する虹彩の形態異常である．虹彩形態そのものについてはプラトー虹彩形態（plateau iris configuration），プラトー虹彩形態による隅角閉塞をプラトー虹彩機序（plateau iris mechanism）と呼ぶ．プラトー虹彩機序による眼圧上昇と緑内障性視神経症をプラトー虹彩緑内障（plateau iris glaucoma）と定義される．

⑤水晶体因子：水晶体の前進，膨隆，加齢による増大も原発性の隅角閉塞発症に関与している．また，瞳孔ブロックも水晶体と虹彩の間の房水流出抵抗の増大によるものであり水晶体が深く関与する．たとえば，膨隆白内障，網膜色素変性症などがある．

⑥水晶体より後方に存在する組織の前方移動によるもの：硝子体前方移動，毛様体脈絡膜滲出などが原因となる．たとえば，悪性緑内障，原田病などがある．

文献

1) Barkana Y et al. Agreement between gonioscopy and ultrasound biomicroscopy in detecting iridotrabecular apposition. Arch Ophthalmol 2007; **125**: 1331-1335
2) 緑内障診療ガイドライン作成委員会．緑内障診療ガイドライン（第3版）．日眼会誌 2012; **116**: 3-46
3) Scheie HG. Width and pigmentation of the angle of the anterior chamber. Arch Ophthalmol 1957; **58**: 510
4) Hoskins HD Jr et al. Becker-Shaffer's Diagnosis and Therapy of the Glaucomas, 6th Ed, CV Mosby, 1989
5) Yildirim N et al. Latanoprost-induced changes in the iris and trabeculum: an electron-microscopic morphological study. Int Ophthalmol 2010; **30**: 93-97
6) Hong Y et al. Pigment dispersion glaucoma induced by the chafing effect of intraocular lens haptics in Asian eyes. Curr Eye Res 2013; **38**: 358-362
7) Chung TY et al. Changes in iridocorneal angle structure and trabecular pigmentation with STAAR implantable collamer lens during 2 years. J Refract Surg 2009; **25**: 251-258
8) Mansour AM et al. Iritis,glaucoma and corneal decompensation associated with BrightOcular cosmetic iris implant. Br J Ophthalmol 2016; **100**: 1098-1101

第1章．診断編／Ⅱ．重要疾患の診断＆対応のポイント

B．白内障

1．「白内障の手術後はよく見えていたのに…」どう対応するか？

結論
● まずは十分な問診を基に鑑別疾患を列挙し，診察および検査のプランを立てる．
● 無散瞳状態で診察を行ったあと，散瞳して眼底検査を行い網羅的に診察したうえで，追加の検査や診断・治療方針の決定を行う．

1．問診（表1）

最初に十分な問診を行い視路障害も含めて鑑別疾患を列挙し，診察および検査の重点を症例ごとに変更する必要がある．有水晶体眼とは異なり，白内障術後合併症を鑑別疾患に追加する必要がある．

表1　問診の項目

①左右の確認	片眼性，両眼性
②随伴症状	充血，飛蚊症，歪視など
③発症時期	発症から受診までの期間
④経過	増悪の有無，他医療機関の受診や点眼薬など治療の有無
⑤全身・眼科疾患の既往	経過や治療歴，弱視の有無
⑥白内障手術の内容	術中合併症の有無，術後視力，術後経過など

2．診察および検査（図1）

①必ず無散瞳の状態で瞳孔不同の有無，対光反射，relative afferent pupillary defect（RAPD）の有無や眼位を確認して，前眼部の診察を行う．

②視力検査の前に圧平眼圧計の使用や隅角鏡検査を行うとオートレフラクトメーターによる屈折検査が不正確となるため視力検査後に行う．

③オキュラーサーフェスに視力低下の原因があると考えられる場合も，眼底疾患が併発している可能性があるため眼底検査は必ず行う．

3．鑑別疾患

a）後発白内障

①自覚症状：術後数ヵ月以上経過して起こる緩徐な視力低下，霧視

②他覚所見，検査：後嚢の線維性混濁，Elschnig pearls

③治療：Nd:YAG（neodymium: yttrium-aluminum-garnet laser）後嚢切開

④備考：液状後発白内障では近視化を伴うことがある．

b）前嚢収縮

①自覚症状：術後数ヵ月以上経過して起こる緩徐な視力低下，霧視

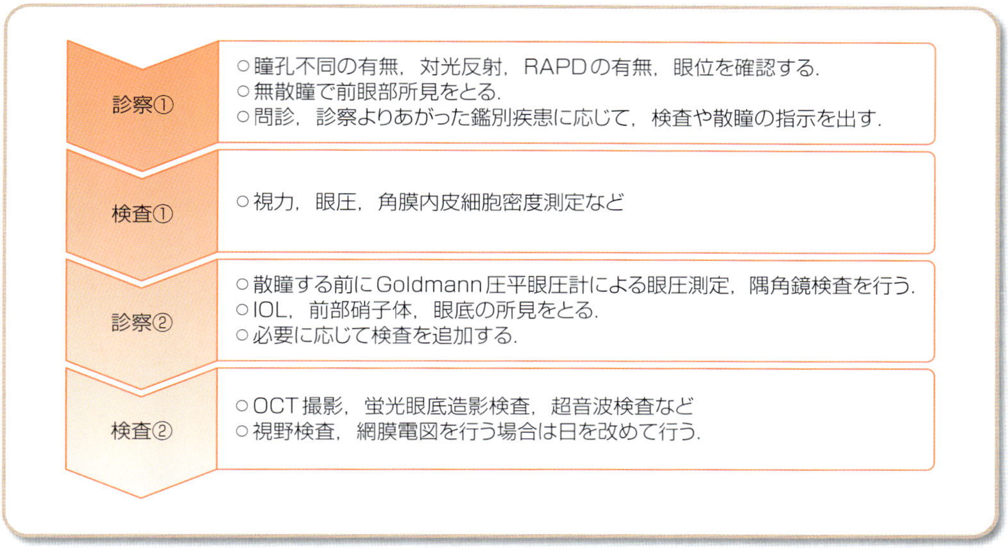

B. 白内障

```
┌─────────────────────────────────────────────────────────────────┐
│  診察①   ○瞳孔不同の有無，対光反射，RAPDの有無，眼位を確認する．    │
│          ○無散瞳で前眼部所見をとる．                               │
│          ○問診，診察よりあがった鑑別疾患に応じて，検査や散瞳の指示を出す． │
│                                                                   │
│  検査①   ○視力，眼圧，角膜内皮細胞密度測定など                      │
│                                                                   │
│  診察②   ○散瞳する前にGoldmann圧平眼圧計による眼圧測定，隅角鏡検査を行う．│
│          ○IOL，前部硝子体，眼底の所見をとる．                      │
│          ○必要に応じて検査を追加する．                             │
│                                                                   │
│  検査②   ○OCT撮影，蛍光眼底造影検査，超音波検査など                 │
│          ○視野検査，網膜電図を行う場合は日を改めて行う．            │
└─────────────────────────────────────────────────────────────────┘
```

図1 診察および検査の手順

IOL：intraocular lens

②他覚所見，検査：前囊の線維性混濁と収縮

③治療：Nd:YAG による前囊の放射状切開

④備考：視力に影響するほど高度に収縮することは少ない．後発白内障に比べ Nd:YAG による切開は高い出力を要する．

c）水疱性角膜症

①自覚症状：緩徐な視力低下，霧視で発症し，長期に経過すると疼痛や充血を伴う．

②他覚所見，検査：Descemet 皺襞，角膜実質の浮腫性混濁および肥厚，角膜上皮の混濁や小水疱，角膜びらん，角膜内皮細胞密度の減少（混濁が高度になると測定できなくなる）

③治療：点眼薬や眼軟膏，治療用コンタクトレンズによる疼痛管理，角膜内皮移植，全層角膜移植

④備考：浮腫性混濁が長期間持続すると瘢痕性混濁を伴うようになり，角膜内皮移植では角膜の透明性を回復できなくなる．

d）遅発性術後眼内炎

①自覚症状：術後1ヵ月以上経過して起こる視力低下，充血，霧視，飛蚊症など

②他覚所見，検査：水晶体囊と intraocular lens（IOL）の間の白色プラーク，豚脂様角膜後面沈着物，線維素析出，前房蓄膿など

③治療：抗菌薬の投与（点眼，硝子体注射，全身投与），前房洗浄，硝子体手術

④備考：炎症所見は軽度で初期はステロイド点眼に反応することが多いが，治療の中断とともに再燃してステロイド抵抗性となることがある．非感染性，ウイルス性のぶどう膜炎との鑑別が重要であるが，困難なことが多い．

e）術後囊胞様黄斑浮腫

①自覚症状：緩徐な視力低下，歪視

②他覚所見，検査：軽微なものは見逃されやすいが，OCT にて診断は容易である

③治療：非ステロイド抗炎症薬点眼，トリアムシノロンテノン囊下注射，硝子体手術

53

④備考：術後 2～3 ヵ月をピークに発症する．

f）IOL の亜脱臼，脱臼
①自覚症状：急激な視力低下
②他覚所見，検査：IOL の偏位，強度の遠視化，矯正視力は保たれる．
③治療：IOL 縫着，IOL 強膜内固定

g）上眼瞼下垂
①自覚症状：緩徐な視力低下，眼瞼の挙上による改善
②他覚所見，検査：眼瞼縁の低下，余剰な眼瞼皮膚，眼瞼挙筋能は維持される．
③治療：上眼瞼挙筋短縮術などの外科的治療
④備考：重症筋無力症との鑑別が必要である．

h）その他
　白内障術後に手術とは直接的な関連のない眼科的疾患も起こりうる．白内障術後合併症は片眼性のことが多く，両眼性の場合は特に注意が必要である．また，白内障術後の患者は高齢者の割合が高く，全身疾患を有することが多い．若年であっても白内障の進行を促進する薬剤の投与や全身疾患，眼科的疾患を有する場合が多く，基礎疾患により好発する疾患が異なるため患者背景の把握は重要である．

B. 白内障

2. 「白内障術後感染と診断された」どう対応するか？

結論
● 初期治療をどこまで行うか，いつ搬送するかについて硝子体術者と事前に相談.
● 感染の波及部位，病状を把握する.
● 初期治療を行う場合：前房洗浄＋点眼・点滴加療，または硝子体注射.

1. 白内障術後眼内炎の頻度

　小切開白内障手術は安全な治療方法として普及しているが，なお失明につながりうる注意すべき合併症として術後感染，眼内炎がある. 白内障術後眼内炎の頻度は，日本での発症頻度は2,000人に1人程度と考えられている[1,2].

2. Endophthalmitis Vitrectomy Study

　20年以上前に米国で行われた白内障術後眼内炎の大規模前向き研究であるEndophthalmitis Vitrectomy Study（EVS）は，現在の白内障術後眼内炎治療に大きな影響を与えている. EVSの推奨する治療方法では，すべての症例に抗菌薬硝子体内注射を行う. 光覚弁の症例では硝子体治療を施行する，抗菌剤の全身投与は必要ないとされている[3]. しかし，当時の研究ではECCEの比率が高く，症例の内訳が現在とは異なること，視力予後不良率・追加処置の必要性などでは硝子体手術を行ったほうがよいこと，医療費削減がEVSのひとつの大きな目的であったことを鑑みても，保険制度の異なる日本の現在の状況でEVSをそのまま受け入れるのではなく，その結果を踏まえたうえで，診断・治療方針を策定するのがよいように考えられる[4].

3. 白内障術後眼内炎の診断・治療方針

　白内障術後眼内炎の初期治療は，施設によりできることが異なるため，実際の診断・治療方針は施設ごとに調整しておくのがよい. いざ患者が来院したときの対応は待ったなしであるので，薬剤のストックやどの時点でどの施設に搬送するかなど事前に準備しておいたほうがよい. 以下に診断・治療方針の一例をあげる.

a）事前対応

　万一の白内障術後眼内炎の患者の来院に備えて，事前に熟練した硝子体術者へのアクセスをどうするか，また初期対応をどの範囲まで行うかを相談しておく. 実際に患者と遭遇した場合も，どこまで検査および初期治療を行ってから搬送するかなどを，連絡を取り確認のうえで検査・治療を進める.

b）白内障術後感染症の検査・診断

　眼内炎疑いの患者が来院したら以下の問診・検査を行う

①問診：霧視や充血がいつ頃から発症したか（急性・亜急性・遅発性の評価）

②検査：視力・眼圧・前眼部細隙灯検査および撮影・眼底検査および撮影・透見困難ならBモードエコー・結膜擦過培養

また，急性期・亜急性では，下記のように眼内炎の進行の程度を分類する.

　Stage 1：前房細胞のみ

　Stage 2：前房蓄膿 and/or フィブリン析出あり，硝子体混濁なし

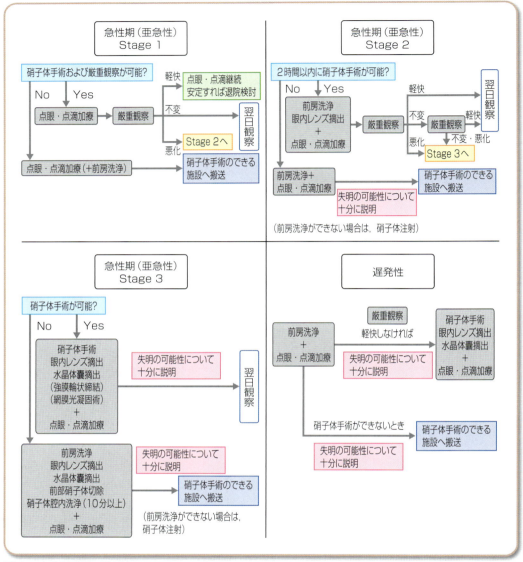

図1 白内障術後感染時フローチャート

白内障術後感染時のフローチャートの一例である．施設により硝子体術者へのアクセス，また初期治療でどこまでできるかが異なるので，施設ごとに調整したほうがよい．なお，事前にどこまでの検査・治療を行うかは硝子体術者と相談しておくほうがよい．
（文献5〜7を参考に作成）

　　　Stage 3：硝子体混濁あり

c）Stage 別治療方針[5〜7]（図1）

　①**厳重観察**：急性期（亜急性）眼内炎では2時間ごと，遅発性では6時間ごとに炎症の推移を確認する．

　②**点眼・点滴加療**：起因菌が不明な場合は，クラビット・ベストロン・トブラシン・0.5%バンコマイシン点眼を1時間ごと点眼＋タリビッド眼軟膏を眠前1回＋チエナム（0.5g）点滴を1日2回で行う．起因菌や感受性が判明した場合は，結果に応じて薬剤変更を行う．

③**前房水採取**：抗生剤入BSSで前房洗浄を行う前に，鏡検・培養・PCRを行う．

④**硝子体注射**：バンコマイシン10mg/mLを0.1mL＋モダシン20mg/mLを0.1mL混合して，合計0.2mLの硝子体注射を行う．

⑤**前房洗浄・硝子体腔内洗浄**：調整したバンコマイシン10mg/mLを1mLとモダシン20mg/mLを1mLとをBSS 500mLに混入させた還流液で10分以上洗浄する．前房から十分洗浄すれば，硝子体腔にも薬液は循環する．

⑥**眼内レンズ除去・水晶体囊除去・前部硝子体切除**：感染源となりうる眼内レンズの除去と前房と後房をone chamber化することで，抗生剤入り灌流液が硝子体腔に届きやすくする．

⑦**硝子体手術**：眼内炎の硝子体手術は難易度が高いため，熟練した術者が行うのが望ましい．起因菌の同定のため，最初は硝子体カッターの吸引部分に三方活栓をはさみ，無灌流下で1.0mL以上の硝子体液を採取した後，抗生剤入の眼内灌流液を眼内に入れるようにする．輪状締結術や網膜光凝固術を併用することもある．

　眼内炎硝子体手術時の網膜は非常に脆くなっており，術中操作で無理に硝子体剝離を起こそうとすると裂孔を形成し，難治性増殖性硝子体網膜症となりうる．また，網膜が白濁し特に周辺部においては，硝子体との鑑別が困難な場合もあり，同様に医原性裂孔形成の原因となるので注意を要する．

文献

1）佐藤正樹ほか．2003年日本眼内レンズ屈折手術学会アンケート．IOL & RS 2004; **18**: 315-338

2）大鹿哲郎．白内障術後眼内炎—発症頻度と危険因子．あたらしい眼科 2005; **22**: 871-873

3）Endophthalmitis Vitrectomy Study Group. Results of the Endophthalmitis Vitrectomy Study. A randomized trial of immediate vitrectomy and of intravenous antibiotics for the treatment of postoperative bacterial endophthalmitis. Arch Ophthalmol 1995; **113**: 1479-1496

4）大橋裕一（編）．治療戦略—．Endophthalmitis Vitrectomy Study（EVS）．さよなら術後眼内炎，金原出版，東京，2006: p.98-105

5）大橋裕一（編）．治療戦略—．初期治療プロトコール．さよなら術後眼内炎，金原出版，東京，2006: p.75-82

6）忍足和浩．眼内炎—薬物治療か硝子体手術か．臨眼 2006; **60**（増）: 15-161

7）薄井紀夫．【眼感染症の謎を解く】戦略的に治療する！薬物治療　硝子体内注射．眼科プラクティス 2009; **28**: 288-290

第1章. 診断編／Ⅱ. 重要疾患の診断＆対応のポイント

3. 前眼部 OCT の普及

結論
● 前眼部光干渉断層計（optical coherence tomography：OCT）は非侵襲的に前眼部の断層像を描出する検査機器である．本機器は，細隙灯顕微鏡など従来の検査では評価が困難な混濁部位においても前眼部組織の観察や定量的な生体計測を可能にした．
● 前眼部疾患の診断，病態の掌握，手術前後の評価，治療効果の判定，隅角評価，虹彩の評価など，様々な臨床の場面に用いられ，近年前眼部 OCT の普及が大幅に進んだ．

1. 測定原理

　OCT の測定原理はタイムドメイン（time domain：TD）方式とフーリエドメイン（fourier domain：FD）方式に大別される（表1）．OCT は光干渉の原理を用いて組織内部から戻ってきた光が後方散乱された位置を求めることで組織の断層構造を可視化する技術である．FD-OCT は TD-OCT と比較して，より高速かつ高解像度の画像が取得可能である．FD-OCT はさらにスペクトラルドメイン（spectral domain：SD）とスウェプトソース（swept source：SS）に大別される．固定波長光源と分光器を用いる SD-OCT に対して，SS-OCT は分光器を用いず波長掃引光源を用いて波長を高速に変化させる方法である．

表1　前眼部撮影可能な主な OCT

機種名（製造）	Visante OCT (Carl Zeiss Meditec)	RTVue-100（Optovue）前眼部アタッチメント	SS-1000 CASIA/CASIA2（トーメーコーポレーション）
測定方式	TD-OCT	FD-OCT	
		SD-OCT	SS-OCT
波長	1,310nm	840nm	1,310nm
解像度	$60\times18\,\mu m$	$30\times10\,\mu m$	$15\times5\,\mu m$
測定範囲（長さ×深さ）	$16\times6mm$	$6\times2.3mm$	$16\times6mm/16\times13mm$

2. 涙液・結膜の観察

　前眼部 OCT を用いて涙液メニスカスの観察が可能であり，涙液の定量的評価，ドライアイの診断および治療評価にも期待されつつある[1]．結膜弛緩症，結膜リンパ嚢胞，結膜腫瘍などの結膜疾患の観察も可能であり病変の経過観察や治療選択においても診療の一助となる[2]．

3. 角膜疾患

　SS-OCT では角膜前面，後面，および角膜厚を考慮した角膜前後面の屈折力マップの表示やエクタジアスクリーニングなどの角膜形状解析プログラムが搭載されている．初期〜高度の円錐角膜の検出，屈折矯正手術や角膜手術の術前・術後評価にも有用である[3]．

　また，OCT を用いることにより混濁部位においても角膜後面や隅角を含め前房内の状態が観察可能である．図1はアカントアメーバによる角膜感染症の症例である．細隙灯顕微鏡では前

C. 前眼部の疾患

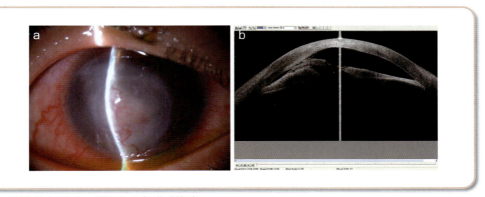

図1　アカントアメーバによる角膜感染症

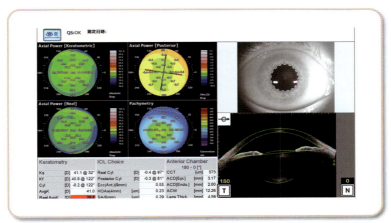

図2　白内障術前アプリケーション

房内の状況が把握しづらいが，OCTで見ると前房が浅く，虹彩前癒着が認められる．前眼部OCTで前房深度，角膜厚，虹彩前癒着の範囲と程度も計測可能であり[4]，前房形成の経過観察や角膜移植手術および白内障手術の術前に得られる情報として非常に重要である．

最新のSS-OCTであるCASIA2では深さ方向のスキャン範囲が広がり，水晶体後面まで観察可能となった．図2は白内障術前アプリケーションの画像である．角膜形状解析，特殊眼内レンズの適応解析，角膜および水晶体の混濁観察，さらには前房深度や水晶体厚も解析可能となっている．

文献

1) Fukuda R et al. Tear meniscus evaluation by anterior segment swept-source optical coherence tomography. Am J Ophtlamol 2013; **155**: 620-624
2) Medina CA et al. Ultra high-resolution anterior segment optical coherence tomography in the diagnosis and management of ocular surface squamous neoplasia. Br J Ophthalmol 2014; **98** (Suppl 2); ii40-ii46
3) Nakagawa T et al. Corneal topographic analysis in patients with keratoconus using 3-dimensional anterior segment optical coherence tomography. J Cataract Refract Surg 2011; **37**: 1871-1878
4) Fukuda S et al. Repeatability and reproducibility of anterior ocular biometric measurements with 2-dimensional and 3-dimensional optical coherence tomography. J Cataract Refract Surg 2010; **36**: 1867-1873

第1章. 診断編／Ⅱ. 重要疾患の診断＆対応のポイント

4. 眼表面周囲の腫瘍性病変を見たら？

結論
- 睫毛脱落を伴う黄白色眼瞼病変を見たら脂腺癌の可能性を考える.
- 潰瘍を伴う眼瞼色素病変は基底細胞癌を考える
- 結膜の色素病変は, 境界明瞭で空胞があれば母斑, 境界不明瞭で厚みがなければメラノーシス, 厚みがあれば悪性黒色腫を考える.
- 腫瘍を疑ったら挫滅しないように切除し病理検査を行い, 本来の必要な治療に備える.

1. 眼表面周囲の腫瘍性病変を見たら

　腫瘍性病変は, 角膜輪部, 球結膜, 結膜円蓋部, 瞼板, 瞼縁, 皮膚など, 部位により生じる疾患が異なる. 色調, 上皮病変か上皮下病変か, 進入血管の状態, など系統立てて観察を行うことが重要である. 腫瘍を疑う場合, 組織診断を必要とする場合が多いが, 部分切除か全摘出か, 切除範囲, 検体の扱いなども重要である. 主な疾患を表1に示すが, 本項では眼瞼腫瘍, 結膜上皮腫瘍, 悪性リンパ腫, 涙腺部腫瘍について診断の要点を述べる.

表1　主な眼表面周囲の腫瘍性病変

	黄白色	赤色	褐色
眼瞼	脂腺癌, 霰粒腫	血管腫	基底細胞癌, 母斑, 脂漏性角化症
眼瞼結膜			
球結膜		乳頭腫, 扁平上皮癌	メラノーシス, 悪性黒色腫
結膜円蓋部	結膜嚢胞	悪性リンパ腫	
角膜輪部	輪部デルモイド	扁平上皮癌	
涙腺部	皮様脂肪腫, 脂肪ヘルニア	涙腺腫瘍	

2. 眼瞼腫瘍（皮膚および皮膚付属器腫瘍）

　臨床的に悪性腫瘍を疑う所見として, 毛根の破壊を反映した睫毛脱落, 腫瘍血管の増生, 増大傾向に注意する.

　黄白色病変の場合, 霰粒腫と脂腺癌はいずれも瞼板から生じるため臨床像が類似する. 脂腺癌を示唆する所見として高齢者, 瞼板の腺管に沿って上下に伸びていること, 病変に向かう血管が目立つこと, マイボーム腺開口部の異常, 睫毛脱落などがある（図1）. 霰粒腫の臨床診断で切開しても, 粥状ではなくぼろぼろとした内容物であれば病理検査を行うことが重要である. また, 浸潤性増殖を示す場合には慢性の眼瞼縁と鑑別困難な場合があり, 脂腺癌の可能性を疑ったら生検を行う.

　色素病変の場合（図2）, 母斑は上皮の深層から真皮に病変があるため表面は健常組織であり光沢がある. 脂漏性角化症は高齢者に多く, 痂皮のような光沢のない隆起病変で, 時に自然脱落するが再び増大を繰り返す. 母斑や脂漏性角化症を疑えば経過観察もしくは突出部のみ削ぎとるように切除する. 基底細胞癌は色素を伴う隆起病変で潰瘍を伴うことが多く, 色調は全体が黒色の場合から赤色潰瘍病変内にわずかに色素を伴う場合まで幅広い. 基底細胞癌を疑った場合には, 小さな病変であれば安全域を含めて切除するが, 大きな病変の場合には潰瘍周囲の

C. 前眼部の疾患

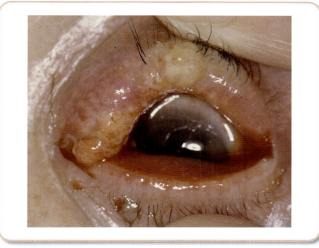

図1　眼瞼脂腺癌
　黄白色隆起で，周囲から血管が進入している．睫毛は脱落し，マイボーム腺開口部ははっきりしない．

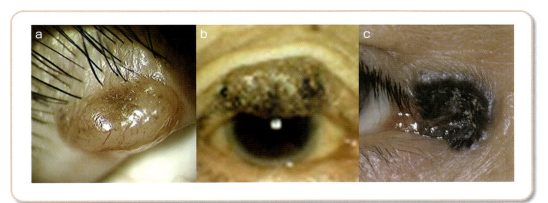

図2　眼瞼色素性腫瘍
　母斑（a）は光沢がある．脂漏性角化症（b）は表面不整で突出が目立つ．基底細胞癌（c）は潰瘍を伴う．

盛り上がった部分を一部採取して病理診断を行う．病理診断が確定したあとは，拡大切除が必要であり専門病院へ紹介するか，形成外科などと協力して手術を検討する．

3. 結膜上皮腫瘍

　白色から赤色の病変は角結膜上皮新生物を，褐色病変はメラノーシスか悪性黒色腫を疑う．
　角結膜上皮新生物は，乳頭腫，上皮内癌，扁平上皮癌がある．いずれも血管中心性に増殖するため，打ち上げ花火様と称される血管が目立つ病変である．基底部が狭くポリープ状に広がっている場合もあり，ガラス棒などで辺縁を持ち上げ観察する．乳頭腫では多発していることが多く，眼表面全体をよく観察する．フルオレセイン染色を行うと，上皮の異型の範囲を同定しやすい．限局した病変であれば，結膜下に局所麻酔薬を注入して病変を浮き上がらせ，1〜2mm

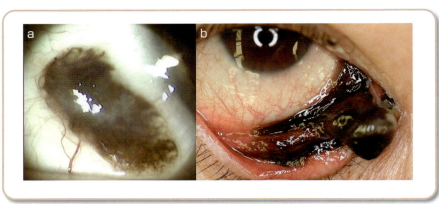

図3 結膜色素性病変
　母斑（a）は境界明瞭で空胞を伴う．bは境界不明瞭なメラノーシスから生じた結膜悪性黒色腫で突出が顕著である．

程度の健常結膜を含めて切除し病理診断を行う．その際腫瘍自体を把持すると挫滅のため診断が不正確になるため，注意する．
　褐色病変の場合，母斑，メラノーシスと悪性黒色腫の鑑別が重要である（図3）．境界が比較的明瞭で，内部に空胞（lacuna）を伴う病変は母斑の可能性が高い．時に炎症を伴い周囲から血管侵入を伴う．2〜3 mmの病変であれば経過観察を行うか，切除して病理診断を行う．
　メラノーシスは厚みのない色素病変で，頻度の高い「しみ」であるが，広範囲に及ぶ場合や部分的に濃くなっている場合には病理診断を検討する．境界は不明瞭で，一見きれいに見える結膜にも色素細胞があるため，全摘出を目指すより怪しい部分を切除し病理診断を行う．組織学的に異型のない場合には経過観察，異型を伴う場合には前癌病変として対応する．
　悪性黒色腫は色素を伴う隆起病変であり，メラノーシス由来が多いが *de novo* 発症もある．悪性黒色腫の生検は禁忌，ということは誤りである．大きな病変であれば一番特徴的な部分を切除して病理診断を行って根治治療を検討する．それほど大きくなければできるだけ腫瘍を切り込まないように腫瘍の核出を行い，病理診断ののちに改めて拡大手術を行う．
　赤色の病変は，炎症性病変，悪性リンパ腫を考える．眼付属器悪性リンパ腫は，8〜9割は低悪性度のMALTリンパ腫であり，サーモンピンク色と呼ばれる円蓋部の肥厚性病変が典型的である．周囲からの血管侵入は目立たない．上下，また両眼性の場合もあり必ず確認する．術後の眼球運動障害や癒着の可能性を考慮し，切除範囲を決定し病理診断を行う．悪性リンパ腫の診断がついたあとは，血液内科医と連携した診療が必要であり，必要に応じ専門病院に紹介する．血管が目立つ突出病変は，炎症性肉芽腫の可能性が高い．小児で霰粒腫切開後などに著明な突出を生じることがあるが，消炎薬点眼にて速やかに消褪する

4. 涙腺部病変

　涙腺の腫瘍性病変，脂肪脱，皮様脂肪腫などが鑑別にあがる．涙腺の病変は血管の増生を伴うためやや赤みを帯び，表面は健常な結膜が覆うため光沢がある．脂肪脱は軽く押すと病変が眼窩内へ戻り，表面の結膜は健常結膜であるが，皮様脂肪腫は眼窩内に戻ることはなく，表層結膜は光沢に乏しく産毛を伴うことから鑑別可能である．

D. 角膜の疾患

D. 角膜の疾患

1. 角膜混濁を見たら？

結論
● 細隙灯顕微鏡検査で角膜の混濁を見た場合，まず病変の存在部位を深さも含めて観察する．
● 次に，混濁の種類を判別する．
● 角膜混濁は原因別に浮腫性，浸潤性，沈着性，瘢痕性に大別され，炎症細胞浸潤や角膜実質浮腫による混濁の場合には活動性の高い疾患であると考えられる．
● さらに角膜中央付近に好発する感染性か，周辺部に好発する非感染性の免疫反応かの判断が初期治療を選択するうえで最も重要である．

1. 混濁の種類

　角膜の透明性は，主に実質を構成するコラーゲン線維の直径の均一性と線維間距離の均一性に依存している[1]．その規則配列に乱れが生じて光の散乱が生じ，角膜の透明性が低下した状態が角膜混濁である．臨床的に，角膜混濁の種類は浮腫性，浸潤性，沈着性，瘢痕性に大別される．

a）浮腫（edema）

　淡い半透明の混濁として観察される．角膜浮腫は上皮浮腫と実質浮腫を区別して考える必要がある．上皮浮腫は，高眼圧や高度の角膜内皮障害（上皮細胞間浮腫），SCL の連続装用（上皮細胞内浮腫）などにより上皮層に水分が貯留した状態である．一方，実質浮腫は角膜内皮のバリア機能，ポンプ機能の障害に伴い，実質が膨潤浮腫を呈した状態であり，Descemet 膜の皺形成が見られる．角膜内皮障害が高度になり，実質浮腫に加えて上皮浮腫を呈した状態を水疱性角膜症（bullous keratopathy）と呼ぶ．高眼圧による上皮浮腫は実質の膨潤を伴わないことで鑑別可能である．実質浮腫が進行するとスペキュラマイクロスコピーによる角膜内皮細胞の撮影は困難であるが，角膜厚の測定が進行の評価に有用である．

b）浸潤（infiltration）

　炎症細胞が角膜実質内に輝度の高い細胞成分として観察される．感染や異物に対する炎症反応として，本来角膜内には存在しない好中球などが角膜輪部血管から遊走し，病巣周囲に集積した状態である．角膜内に浸潤した炎症性細胞はサイトカインを放出し，周囲の角膜上皮細胞を傷害し，角膜実質細胞であるケラトサイトを活性化させてコラーゲンなどの細胞外マトリクスを分解する酵素が分泌されて角膜実質組織の融解（潰瘍）が生じる．このように炎症細胞の浸潤が起こるとケラトサイトや角膜上皮細胞との間で相互作用が起こり，実質浮腫や上皮欠損，潰瘍などの一連の病的な過程が進行していく[2]．

c）沈着（deposits）

　角膜内では本来産生されない物質が異常に分泌されて沈着した状態である．炎症反応後の沈着である変性症（degeneration）と遺伝子異常による沈着であるジストロフィー（dystrophy）を区別して考える．degeneration は混濁に先立つ外傷や感染の既往があり，炎症反応後の生体反

69

応として異常物質が蓄積した状態である．帯状角膜変性によるカルシウム塩や角膜血管侵入に伴う脂肪沈着などがこれにあたり，病変部は連続性である．一方，ジストロフィーは，遺伝性，両眼性，非炎症性にアミロイド，ヒアリン，リン脂質などの異常物質が角膜内に沈着する疾患であり，境界明瞭な孤発性の混濁が多発する．ただし，膠様滴状角膜ジストロフィーや再発性上皮びらんを繰り返しやすい格子状角膜ジストロフィーⅠ型などでは二次的な角膜血管侵入を伴うことがある．その他の実質内沈着病変としてはヘモグロビンによる角膜染血，薬剤性色素沈着（アミオダロン，クロロキンなど），金属沈着（銅，銀，鉄など）などが知られている．

d) 瘢痕（scar）

炎症性疾患の活動性が消失し，浮腫や浸潤性の混濁が消褪したあとにコラーゲン配列の乱れが残った状態である．臨床的には混濁の程度によって角膜片雲（nubecula；眼内の観察が可能），角膜斑（macula；眼内の観察がやや困難），角膜白斑（leucoma；眼内の観察不可能）と表現されることがある[3]．炎症反応の活動性が高い浸潤や浮腫との鑑別が治療選択の面で重要である．結膜充血の消失，ghost vessels（新生血管の痕で線状に混濁が脱落している部分），色素沈着（ヘモグロビン由来の鉄沈着）などの所見が瘢痕性混濁の特徴である（図1，図2）．

実際の臨床では，細隙灯顕微鏡検査で角膜の混濁が見られた場合，まず病変の存在部位を大まかに観察する必要がある．混濁部が角膜中央なのか周辺なのか，深さはどの程度なのかといっ

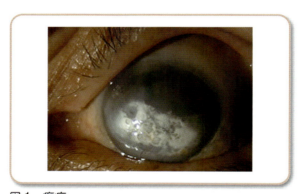

図1　瘢痕
ghost vessels，色素沈着を伴う．

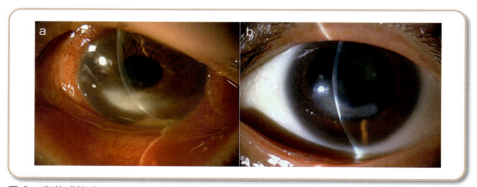

図2　真菌感染症
急性期には浸潤，浮腫，結膜充血が見られる（a），瘢痕治癒（b）．

D. 角膜の疾患

た所見は診断に重要である．次に，上記に述べた混濁の種類について詳細に観察し，病態について考察する．

2. 混濁の位置

a）混濁部位

　混濁の原因を診断するうえで混濁部位は重要なヒントになりうる．まずディフューザーを介した拡散光を用いて全体像を観察する．徹照法やスクレラルスキャッタリング法でも全体を観察することができ，格子状角膜ジストロフィーのような半透明混濁の観察には特に有用である（図3）．角膜周辺部は輪部血管に近く，免疫反応に伴う炎症細胞浸潤性の混濁が生じやすい．カタル性角膜潰瘍，アレルギー性結膜炎に伴うトランタス斑，Mooren潰瘍や膠原病を伴う周辺部角膜潰瘍などが生じる（図4）．一方で角膜感染症は輪部からの炎症細胞が到達しにくく免疫反応の弱い角膜中央部に生じる例が大部分である．また，多くの角膜ジストロフィーは角膜中央部に生じ，周辺部の透明性は維持されるが，斑状角膜ジストロフィーは角膜全体に斑状混濁をきたす．帯状角膜変性では周辺部から中央にかけて進展する連続性を持った沈着が見られる．

b）混濁の深さ

　病態の診断，治療方法の選択，治療効果の判定などの面で混濁部位の深さの診察は非常に重要である．細隙灯顕微鏡検査では，実質病変の深さの判断には主に狭小幅のスリット光を用い

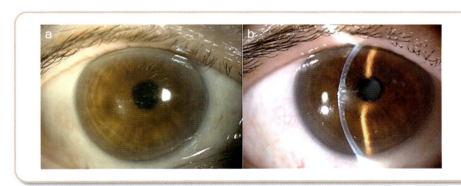

図3　格子状角膜ジストロフィー
　　角膜中央に沈着性病変（a），実質深層までの混濁（b）．

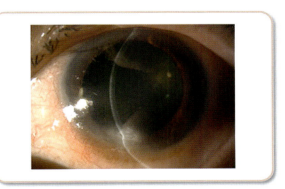

図4　周辺部混濁
　　浸潤，浮腫，潰瘍を伴う．

る．上皮病変の観察には幅広のスリット光が，内皮病変の観察には中間幅のスリット光がそれぞれ適している[3]．また，前眼部OCTを用いることで混濁部位の深さを定量することが可能であり，手術の術式選択などに有用である．

3. 治療

a）保存的治療

角膜中央部に好発する感染性の角膜炎の急性期では，原因に応じて抗菌薬，抗真菌薬，抗ウイルス薬，アカントアメーバに対するクロルヘキシジン点眼などが用いられるが，急性期の治療が奏効し，感染の活動性が消失したと判断した場合には，ステロイド点眼が用いられる．また，アデノウイルスによる急性角結膜炎後にしばしば見られる角膜上皮下混濁に対しても低用量ステロイド点眼が奏効する．角膜周辺部に好発する非感染性で免疫反応主体の浸潤性病変にはステロイド点眼が第一選択である．感染予防，結膜や眼瞼縁の減菌目的に抗菌点眼薬を併用する．また，水疱性角膜症例における移植待機期間にステロイド点眼が用いられることもある．ステロイド点眼薬は角膜内皮細胞のNa, K-ATPaseのポンプ機能を活性化させる作用を持ち[4]，また，浮腫による上皮下瘢痕の予防の観点から使用される．初期の内皮機能不全に伴う角膜厚の増加，視機能低下に対して，高調食塩水（5%NaClなど）点眼も有効であり，しばしば自覚症状の著明な改善を経験する．

b）手術

治療的表層角膜切除術（phototherapeutic keratectomy：PTK）は上皮下から実質浅層に限局した混濁性疾患の治療に適応となり，顆粒状角膜ジストロフィーや帯状角膜変性に対して施行されることが多い．ただし術後の遠視化と再発がしばしば問題となる．帯状角膜変性に対するEDTAや塩酸を用いた治療的角膜切除術も以前からよく施行されており，簡便に角膜の透明性を改善させ，遠視化も最小限と考えられており，優れた治療法である．

実質の中層から深層にかけての混濁が視力障害の原因になっている場合には光学的角膜移植の適応であり，深層前部角膜移植術（deep anterior lamellar keratoplasty：DALK）または，全層角膜移植術（penetrating keratoplasty：PKP）が選択される．

内皮機能不全に伴う角膜浮腫，水疱性角膜症が視力障害の原因であり，上皮や実質に強い混濁を認めない場合には角膜内皮移植術（descemet's stripping automated endothelial keratoplasty：DSAEK，descemet's membrane endothelial keratoplasty：DMEK）の適応となる．

文献

1) Meek KM, Boote C. The use of X-ray scattering techniques to quantify the orientation and distribution of collagen in the corneal stroma. Prog Retin Eye Re. 2009; **28**, 369-392
2) Matsumoto K et al. Role of cytokines and chemokines in pseudomonal keratitis. Cornea 2005; **24**: S43-S49
3) 西田輝夫．角膜テキスト，エルゼビア・ジャパン，東京，2010
4) Hatou S et al. The effects of dexamethasone on the Na,K-ATPase activity and pump function of corneal endothelial cells. Curr Eye Res 2009; **34**: 347-354

D. 角膜の疾患

2. 角膜ジストロフィー IC3D 分類とは？

結論

● 角膜ジストロフィーは，遺伝性，両眼性，進行性の角膜混濁をきたす疾患の総称である．
● IC3D（The International Committee for Classification of Corneal Dystrophies）分類では歴史的に混同されてきた名称や遺伝情報などを見直し，角膜ジストロフィーを再分類しており，既存の知識の整理や疾患理解のために重要である．

1. IC3D 分類とは [1]

　角膜ジストロフィーは遺伝性を示す疾患群の総称で，通常，両眼性，対称性，緩徐進行性で環境や全身疾患に関係しないものを指す

　角膜ジストロフィーは歴史的に混濁の外観によって分類されてきたが，ジストロフィーでなく変性疾患の疑いがあるもの，誤解を招きやすい名称のものがあるなど，様々な問題点があった．近年遺伝子解析の進歩により，単一遺伝子から複数のジストロフィーが存在することや，逆にひとつの疾患の原因遺伝子が複数にわたるものが確認された．たとえば *TGFBI* 遺伝子の点変異によるジストロフィーは，Reis-Buckler，Thiel-Behnke，顆粒状 1 型，顆粒状 2 型，格子状など異なる臨床所見を呈することがわかっている．IC3D ではこれらを見直すことで角膜ジストロフィーの再分類をしている．2015 年に発表された IC3D 分類 Edition 2 では，全 22 疾患を①上皮および上皮下，②TGFBI 関連，③実質，④内皮の項目ごとに分類し，臨床所見，病理所見，遺伝情報などにつき網羅的に疾患解説をしている（表 1）．

2. 角膜ジストロフィーの例

a）格子状角膜ジストロフィー 1 型（lattice corneal dystrophy, type 1：LCD1）
　初期には中心部に点もしくは細かい線状の混濁が見られる．進行すると上皮下に haze を生じ，再発性びらんを生じる（図 1）．
b）顆粒状角膜ジストロフィー 2 型（granular corneal dystrophy, type 2：GCD2）（旧 Avellino ジストロフィー）
　初期には実質表層の小さな白色の沈着物が見られるが，進行するにつれ顆粒状混濁のほか棘状，星芒状の混濁を伴う（図 2）．
c）Schnyder 角膜ジストロフィー（Schnyder corneal dystrophy：SCD）（旧 Schnyder 結晶性角膜ジストロフィー）
　中心部の円盤状の混濁とリポイド角膜環が見られる．旧名にある結晶状混濁はおよそ半数に見られる（図 3）．
d）Fuchs 角膜内皮ジストロフィー（Fuchs endothelial corneal dystrophy：FECD）
　滴状角膜は中心部から始まり色素の散布を伴うこともある．滴状物が見られても進行のないものもあるが，進行すれば内皮機能不全となり手術の適応となる（図 4）．写真では guttae と呼ばれる滴状物が確認できる．

文献

1) Weiss JS et al. IC3D classification of corneal dystrophies--edition 2. Cornea 2015; **34**: 117-159

第1章. 診断編／Ⅱ. 重要疾患の診断＆対応のポイント

2. 硝子体混濁を見たら？

結論
- 中間部・汎ぶどう炎の硝子体混濁の形態は原因疾患診断の手がかりとなる.
- サルコイドーシスでは雪玉状・真珠首飾り状混濁を示し, 仮面症候群 (眼内悪性リンパ腫) では, 大型の炎症細胞やベール状混濁が硝子体に見られることが多い.
- ただし硝子体混濁の特徴は手がかりに過ぎず, ぶどう膜炎の原因を確定診断には全身検査, 眼底所見, 前房水・硝子体液を用いた検査などが必要である.

1. 硝子体混濁を見たとき

　中間部ぶどう膜炎や汎ぶどう膜炎, 時に前部ぶどう膜炎においても炎症が硝子体にまで波及すると硝子体混濁を生じる. 高度の網膜血管炎で網膜新生血管が生じた場合, 血管が破綻して硝子体出血による硝子体混濁を生じることもある. また, 仮面症候群 (眼内悪性リンパ腫) も腫瘍細胞の硝子体浮遊により硝子体混濁が生じる. 硝子体混濁を見たときには, 混濁の構成成分や形態から, 加齢性の飛蚊症 (後部硝子体剝離), 炎症細胞の硝子体浮遊, 硝子体出血, 腫瘍細胞の浸潤かを考える必要がある[1,2].

2. 硝子体混濁の見分け方 (図1)

　硝子体混濁を見たとき, 以下のような視点で原因疾患をある程度類推できる. ただし硝子体混濁の特徴は手がかりに過ぎず, ぶどう膜炎の原因を確定診断には全身検査, 眼底所見, 前房水・硝子体液を用いた検査などが必要である.

*構成成分で

赤血球 ⇒ 硝子体出血, 新生血管を伴うぶどう膜炎
好中球を主体としたびまん性混濁 ⇒ Behçet 病などの非肉芽腫性ぶどう膜炎
大型の白色細胞 ⇒ 眼内悪性リンパ腫 (図2a, b)

*混濁の形状で

雪玉状・真珠首飾り状 (数珠状) ⇒ サルコイドーシス (図2c)
ベール状混濁・大型白色細胞 ⇒ 眼内悪性リンパ腫 (図2a, b), HTLV-Ⅰ関連ぶどう膜炎
フィブリンや塊状・羽毛状の混濁 ⇒ 真菌性などの内因性眼内炎や外因性眼内炎
網膜病巣につながる索状硝子体混濁 ⇒ 眼トキソカラ症など

*両眼性か片眼性で

両眼 ⇒ Behçet 病, サルコイドーシスなど
片眼 ⇒ 感染性ぶどう膜炎全般
(経過中に片眼性から両眼性に移行することがある)

*消炎治療への反応性で

反応する ⇒ 炎症性
一時的に軽快したがのち悪化 ⇒ 感染性
まったく反応しないか, 反応は軽度 ⇒ 腫瘍性
代表的疾患ごとの視点で特徴を列挙すると, 表1のようになる.

E. ぶどう膜の疾患

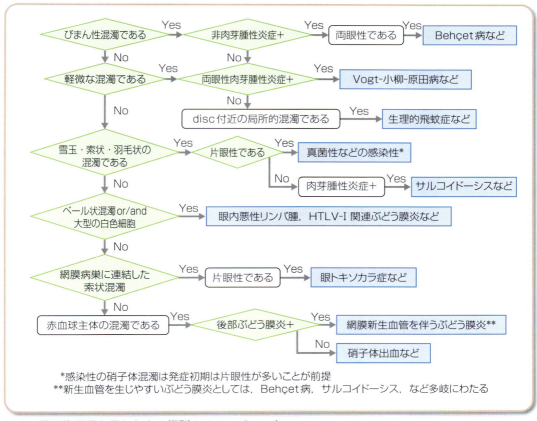

図1 硝子体混濁を見たときの鑑別のフローチャート

3. 眼内悪性リンパ腫について

　眼内悪性リンパ腫では，硝子体混濁が約90%程度の頻度で見られるといわれている[3]．腫瘍性細胞による混濁であり，消炎治療で硝子体混濁はほとんど改善しないか，もしくはあまり有効ではない．確定診断には混濁の形態の他，硝子体手術により硝子体サンプルを回収し，リンパ球の細胞診のほかに，IL-10濃度やIL-10/IL-6濃度比測定，リンパ球のモノクローナリティー判定（遺伝子再構成およびフローサイトメトリー検査）が必要になることがある[4〜7]．

文献
1) Nussenblatt RB et al. Standardization of vitreal inflammatory activity in intermediate and posterior uveitis. Ophthalmology 1985; **92**: 467-471
2) 南場研一．硝子体混濁．所見から考えるぶどう膜炎，園田康平ほか（編），医学書院，東京，2013: p.89-94
3) Kimura K et al. Clinical features and diagnostic significance of the intraocular fluid of 217 patients with intraocular lymphoma. Jpn J Ophthalmol 2012; **56**: 383-389
4) Wang Y et al. Molecular biomarkers for the diagnosis of primary vitreoretinal lymphoma. Int J Mol Sci 2011; **12**: 5684-5697
5) Sugita S et al. Diagnosis of intraocular lymphoma by polymerase chain reaction analysis and cytokine profiling of the vitreous fluid. Jpn J Ophthalmol 2009; **53**: 209-214
6) Cassoux N et al. IL-10 measurement in aqueous humor for screening patients with suspicion of primary intraocular lymphoma. Invest Ophthalmol Vis Sci 2007; **48**: 3253-3259
7) 吉田　淳，蕪城俊克．硝子体サンプルの解析結果の読み方．眼科グラフィック 2017; **6** (4): 89-94

第1章. 診断編／Ⅱ. 重要疾患の診断＆対応のポイント

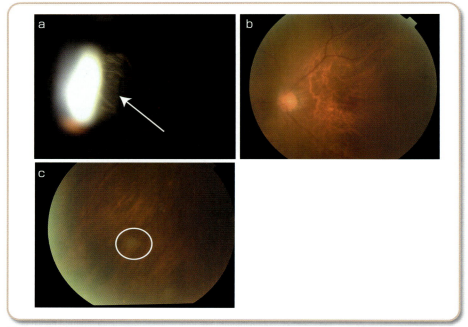

図2 硝子体混濁の見分け方

　a：眼内悪性リンパ腫における細隙灯写真．前部硝子体にオーロラ状の混濁が見られる（矢印）．
　b：眼内悪性リンパ腫における眼底写真．硝子体混濁のため眼底が不鮮明となっている．
　c：サルコイドーシスぶどう膜炎における眼底写真．下方に雪玉状硝子体混濁が見られる（○枠内）．

表1 主な疾患の硝子体混濁の特徴と問診所見・診断方法・治療

疾患名	硝子体混濁の特徴	問診所見	診断方法	硝子体混濁に対する治療
Behçet病	びまん性混濁	4主症状（口腔内アフタ，陰部潰瘍，皮膚症状，眼症）の有無	HLA検査，針反応	ステロイド，免疫抑制薬，自然寛解もあり
サルコイドーシス	雪玉状混濁，真珠の首飾り状混濁	呼吸器症状，皮疹など	肺門リンパ節腫脹，ツベルクリン反応陰転，採血検査（ACE，sIL-2R高値）	ステロイド，免疫抑制薬
Vogt-小柳-原田病	比較的軽微（特に乳頭炎型では）	感冒症状，耳鳴り，歪視	髄液検査，HLA検査，蛍光眼底造影・OCTでSRD（*）	ステロイド，免疫抑制薬
真菌性眼内炎	羽毛状混濁	高熱歴，中心静脈栄養（IVH）	血液・カテーテル先の真菌培養，血中β-D-グルカン高値	抗真菌薬
眼トキソカラ症	索状混濁	生肉食歴	イヌ回虫抗体陽性	ステロイド，抗寄生虫薬
眼内悪性リンパ腫	ベール状混濁，大型の白色細胞	ステロイド治療にあまり反応しない	（**）	化学療法，放射線療法，メトトレキサート硝子体注射

＊：SRD：漿液性網膜剥離
＊＊：本文『3. 眼内悪性リンパ腫について』に詳述

E. ぶどう膜の疾患

3. 網膜の滲出斑や血管炎を見たら？

結論
● 網膜の滲出斑や血管炎を伴うぶどう膜炎を見た場合，疾患頻度，患者背景，両眼/片眼，肉芽腫性ぶどう膜炎/非肉芽腫性ぶどう膜炎，白斑の性状などから原因疾患を予測し，ぶどう膜全検結果，蛍光眼底造影検査，その他検査結果などから診断をつける．
● 十分な検査を行う設備がなければ，大学病院や総合病院への紹介を検討する．

1. 白斑や血管炎を認めるぶどう膜炎で頻度が高い原因は？

　2009年に日本で行われたぶどう膜炎新規患者の統計（表1）[1]によれば，サルコイドーシス，Behçet病，細菌性眼内炎，仮面症候群などが多い．原田病は白斑や血管炎を認めないのが特徴である．

表1　ぶどう膜炎の疾患頻度

疾患名	ぶどう膜炎全体に占める割合
サルコイドーシス*	10.6%
Vogt-小柳-原田病	7.0%
急性前部ぶどう膜炎	6.5%
強膜炎	6.1%
ヘルペス性虹彩炎	4.2%
Behçet病*	3.9%
細菌性眼内炎*	2.5%
仮面症候群*	2.5%
Posner-Schlossman症候群	1.8%
網膜血管炎*	1.6%
糖尿病性虹彩炎	1.4%
結核性ぶどう膜炎*	1.4%
急性網膜壊死*	1.4%
眼トキソプラズマ症*	1.3%
MEWDS*	1.0%
真菌性眼内炎*	1.0%
サイトメガロウイルス網膜炎*	1.0%

*は眼底に滲出斑や血管炎をきたしうるもの
(Ohguro N et al. Jpn J Ophthalmol 2012; 56: 432-435 [1] より引用)

2. 患者の背景は？

　免疫抑制状態の患者が罹患しやすい疾患には，真菌性眼内炎やサイトメガロウイルス網膜炎などがあげられる．眼内悪性リンパ腫は高齢者に多い．Behçet病は高齢者には少ない．

3. 両眼性？ or 片眼性？

　ぶどう膜炎には，両眼性が多いものもあれば，片眼性が多いものがあり，鑑別診断の一助となる（表2）．

83

表2　各ぶどう膜炎の罹患眼

両眼性（%）
原田病（100%）
Behçet（86%）
サルコイドーシス（75%）
眼内悪性リンパ腫（68%）
真菌性眼内炎（67%）
サイトメガロウイルス網膜炎（67%）
結核性ぶどう膜炎（52%）
HLA-B27陽性急性前部ぶどう膜炎（21%）
内因性細菌性眼内炎（12%）
急性網膜壊死（11%）
Fuchs虹彩異色性虹彩毛様体炎（10%）
後天性眼トキソプラズマ症（5%）
サイトメガロウイルス虹彩炎（4%）
ヘルペス性虹彩炎（3%）
Posner-Schlossman症候群（0%）
術後眼内炎（0%）

（縦軸：両眼性が多い　→　片眼性が多い）

4. 肉芽腫性？ or 非肉芽腫性？

　角膜後面沈着物の性状，前房蓄膿の有無，隅角結節や周辺虹彩前癒着の有無により，肉芽腫性炎症か，非肉芽腫性炎症かを見極める．詳細は第1章-Ⅱ-E-1を参照のこと．

5. 白斑の性状は？ （図1，図2）

a）サルコイドーシスぶどう膜炎

　分節状，結節状に血管（主に静脈）走行に沿って散在性に見られる（図1a）ほか，candle wax drippingといわれる蝋をたらしたような滲出斑が見られ，網膜内肉芽腫と考えられている．脈絡膜肉芽腫（図2a）を認めることもある．

b）Behçet病ぶどう膜炎

　発作時の白斑（図1b，図2b）は白血球の浸潤と虚血性浮腫であり，治療せずとも痕跡を残さずに自然消褪することが多い．ただし，繰り返すと神経線維層の菲薄化，脈絡膜色素上皮の萎縮をきたす．

c）眼内悪性リンパ腫

　多発性，散在性に比較的境界明瞭な黄白色滲出斑が見られる．滲出斑同士が癒合傾向を示すこともある．黄白色のなかに茶褐色の顆粒状色素斑を認めることが多い（図1c）．検眼鏡的に明らかに隆起している場合もある．網膜色素上皮下に病変があるため，OCTではRPEラインの不整が見られる（図2c）．硝子体混濁を伴うことが多い．

d）MEWDS（多発性一過性白点症候群）

　眼底後極部を中心に，網膜深層に1/10～1/4乳頭径の境界不鮮明な灰白色滲出斑が多発し，ときに癒合する（図1d）．OCTではelipsoid zoneとinterdigitation layerの途絶と網膜内層へ向かう高輝度病変を認める（図2f）．

E. ぶどう膜の疾患

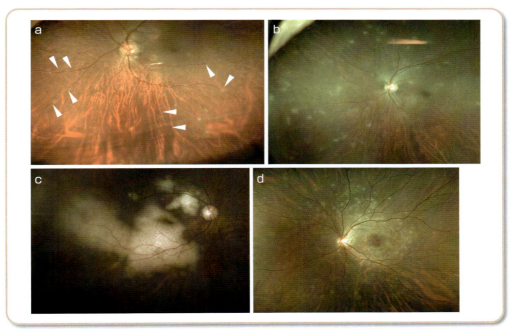

図1 非感染性ぶどう膜炎の白斑所見
　a：サルコイドーシス（矢頭：分節状静脈周囲炎）
　b：Behçet病
　c：眼内悪性リンパ腫
　d：MEWDS

e）急性網膜壊死

　初期には眼底周辺部に顆粒状黄白色病変が見られ，徐々に癒合・拡大し，境界明瞭な黄白色の地図状病変となる．視神経乳頭の発赤・腫脹，動脈炎，閉塞性血管炎を伴うことが多い（第1章-Ⅱ-E-4の図2o参照）．OCTでは網膜全層の炎症と硝子体への炎症の波及を認める（図2d）．

f）サイトメガロウイルス網膜炎

　周辺部顆粒型，後極部血管炎型に分けられる．周辺部顆粒型では，眼底周辺部に白色顆粒状の滲出斑を認め，癒合・拡大していく．後極部血管炎型はチーズ＆ケチャップ様と表現されるように，後極部の血管に沿って網膜出血や血管炎を伴う黄白色滲出斑が見られる（第1章-Ⅱ-E-4の図2n参照）．滲出斑は血管閉塞による網膜全層の虚血性壊死（図2e）である．

g）眼トキソプラズマ症

　1乳頭径〜2,3乳頭径の滲出性病変を認める．後極部に認めることが多い．炎症の主座は網膜であり（図2g），急性期は浮腫のため境界不鮮明な白色の滲出斑が形成される（第1章-Ⅱ-E-4の図2k参照）．

h）真菌性眼内炎

　真菌の転移性眼内炎はまず脈絡膜に始まり，網膜に進展し（図2h），それから硝子体中に散る．後極部中心に円形，類円形の黄白色の散在性の白斑として認められる（第1章-Ⅱ-E-4の図2m参照）．

　OCTで病変部を観察することで多くの情報を得られ（特に，病変が網膜内にあるのか，網膜下にあるのか），鑑別の一助となる（図2）．

85

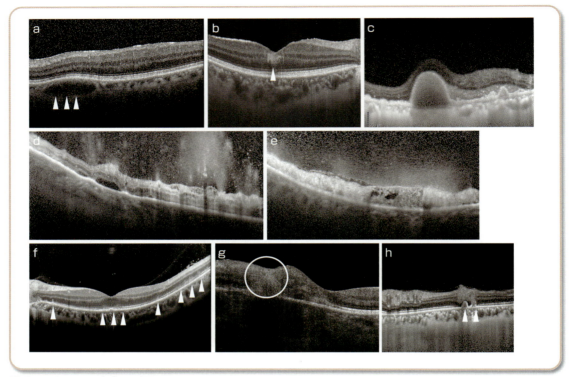

図2　OCT での白斑の所見
a：サルコイドーシス（脈絡膜結節）
b：Behçet 病
c：眼内悪性リンパ腫
d：急性網膜壊死
e：サイトメガロウイルス網膜症
f：MEWDS
g：トキソプラズマ網膜炎
h：真菌性眼内炎

6. 行うべき検査 (表3)

a）ぶどう膜全検査

血球一般検査，一般生化学検査，赤沈，血糖値，感染症（梅毒，トキソプラズマ抗体，HTLV-Ⅰ抗体），補体価，免疫グロブリン，リウマトイド因子，抗核抗体，蛋白分画，C 反応性蛋白（CRP），アンジオテンシン変換酵素（ACE）などを行う．

b）ツベルクリン反応

サルコイドーシスでは陰性化する（BCG 接種歴がある場合）ことが多く，結核性ぶどう膜炎では陽性となるため，鑑別に役立つ．

c）蛍光眼底造影検査

動脈炎，静脈炎の有無，特徴的な蛍光眼底造影検査所見の検出に役立つ（図3）．
サルコイドーシスぶどう膜炎：分節状静脈周囲炎（図3a）
Behçet 病：シダ状蛍光漏出（図3b）
急性網膜壊死：壊死部に一致した過蛍光・蛍光漏出，数珠状，瘤状を呈する動脈の蛍光漏出，閉塞性血管炎，視神経乳頭過蛍光（図3c）

E. ぶどう膜の疾患

表3 眼底所見を認めるぶどう膜炎で行うべき検査

検査項目	対象となる疾患と所見
ぶどう膜全検，蛍光眼底造影検査	すべてのぶどう膜炎
胸部X線	サルコイドーシスで両側肺門リンパ節腫大．肺結核で肺野所見
ツベルクリン反応	サルコイドーシスで陰性化，結核で陽性
結核菌特異的インターフェロンγ	結核で陽性
前房水PCR検査	各種感染性ぶどう膜炎で陽性
血液培養	内因性眼内炎，真菌性眼内炎で原因菌検出
β-D-グルカン	真菌性眼内炎で上昇
サイトメガロウイルスアンチゲネミア	サイトメガロウイルス感染で上昇
IL-10濃度（前房水，硝子体）	眼内悪性リンパ腫で上昇
細胞診（硝子体，前房水）	眼内悪性リンパ腫で悪性細胞を認める
可溶性IL-2レセプター	眼内悪性リンパ腫，サルコイドーシスで上昇
HLA検査	Behçet病でHLA-B51，HLA-A26が多い

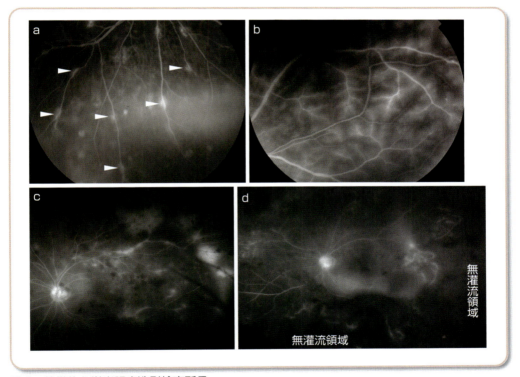

図3 特徴的な蛍光眼底造影検査所見
　a：サルコイドーシス（分節状静脈周囲炎）
　b：Behçet病（シダ状蛍光漏出）
　c：急性網膜壊死
　d：結核性ぶどう膜炎

　結核性ぶどう膜炎：白鞘化静脈の過蛍光，動脈炎を認めることもある．無灌流領域を認めることが多い（図3d）
　眼トキソプラズマ症：造影初期には病変周辺部が造影され，中央に造影欠損を呈する（black

87

center）．後期には病変全体が造影される．

そのほか，疑われる疾患別に検査を追加する．

感染性ぶどう膜炎を疑う場合は，上記検査を手早く行う必要がある．十分な検査を行う設備がなければ，速やかに大学病院や総合病院を紹介する．

文献

1）Ohguro N et al. The 2009 prospective multi-center epidemiologic survey of uveitis in Japan. Jpn J Ophthalmol 2012; **56**: 432-435

2）Namba K et al. Current aspects of ocular Behçet's disease in Japan. Ocul Immunol Inflamm 2015; **23** (Suppl 1): S1-S23

3）Febvay C et al. Clinical features and diagnostic evaluation of 83 biopsy-proven sarcoid uveitis cases. Br J Ophthalmol 2015; **99**: 1372-1376

4）Kimura K et al. Clinical features and diagnostic significance of the intraocular fluid of 217 patients with intraocular lymphoma. Jpn J Ophthalmol 2012; **56**: 383-389

5）Michal W et al. Bilateral endogenous fungal endophthalmitis. Int Ophthalmol 2014; **34**: 321-325

6）Kuo IC et al. Clinical characteristics and outcomes of cytomegalovirus retinitis in persons without human immunodeficiency virus infection. Am J Ophthalmol 2004; **138**: 338-346

7）Ang M et al. Clinical signs of uveitis associated with latent tuberculosis. Clin Exp Ophthalmol 2012; **40**: 689-696

8）Braakenburg AM et al. Human leukocyte antigen-B27-associated uveitis: long-term follow-up and gender differences. Am J Ophthalmol 2008; **145**: 472-479

9）Jackson TL et al. Endogenous bacterial endophthalmitis: a 17-year prospective series and review of 267 reported cases. Surv Ophthalmol 2003; **48**: 403-423

10）Hillenkamp J et al. Acute retinal necrosis: clinical features, early vitrectomy, and outcomes. Ophthalmology 2009; **116**: 1971-1975, e2

11）Bonfioli AA et al. Fuchs' heterochromic cyclitis. Semin Ophthalmol 2005; **20**: 143-146

12）Bosch-Driessen LE et al. Ocular toxoplasmosis: clinical features and prognosis of 154 patients. Ophthalmology 2002; **109**: 869-878

13）Hwang YS et al. The validity of clinical feature profiles for cytomegaloviral anterior segment infection. Graefes Arch Clin Exp Ophthalmol 2011; **249**: 103-110

14）Tugal-Tutkun I et al. Clinical features and prognosis of herpetic anterior uveitis: a retrospective study of 111 cases. Int Ophthalmol 2010; **30**: 559-565

E. ぶどう膜の疾患

4. 感染性ぶどう膜炎を疑う所見は？

結論
● ぶどう膜炎の診療では感染性ぶどう膜炎，非感染性ぶどう膜炎，眼内悪性リンパ腫の鑑別が重要である．
● 感染性ぶどう膜炎で見られやすい所見として，肉芽腫性で片眼性のぶどう膜炎，強い眼内炎症，炎症時の眼圧上昇，網膜滲出性病変が徐々に増加・拡大，動脈血管白鞘化，無血管領域，黄斑浮腫を伴う視神経乳頭腫脹などがある．
● 内眼手術後早期，免疫不全も感染性を疑う根拠となる．感染性ぶどう膜炎を確定するための検査が必要となる．

1. 感染性ぶどう膜炎とは

　感染性ぶどう膜炎は，眼内感染あるいは全身感染症に伴って生じるぶどう膜炎を指す．感染性ぶどう膜炎の原因としては，大きく分けてウイルス，細菌，真菌，寄生虫がある（表1）．ぶどう膜炎診療では感染性ぶどう膜炎，非感染性ぶどう膜炎，眼内悪性リンパ腫の鑑別が重要である．なぜなら，感染性ぶどう膜炎では消炎治療のみならず病原体を駆除するための治療を併用する必要がある場合が多いからである．

2. ぶどう膜炎の鑑別診断の考え方

　ぶどう膜炎には50種類近い原因病名があり[1]，それぞれの原因疾患によって臨床像（急性・慢性，両眼性・片眼性，前部・後部・汎ぶどう膜など），再燃の頻度，起こりうる合併症や視力予後がかなり異なる．

a）ぶどう膜炎の鑑別診断のポイント

　眼所見と病歴から，ぶどう膜炎が①片眼性か両眼性か，②炎症部位の広がり（前部ぶどう膜炎，後部ぶどう膜炎，汎ぶどう膜炎），③ぶどう膜炎が肉芽腫性か非肉芽腫性か，④臨床経過が急性・再発性か慢性か，の4つのポイントを押さえることで鑑別すべき疾患を絞り込む．

b）両眼性？ or 片眼性？

　感染性ぶどう膜炎は基本的に片眼性であることが多い（第1章-Ⅱ-E-3の表2参照）．これは両眼同時に病原体が感染することはまれなためである．しかし，サイトメガロウイルス網膜炎や真菌性眼内炎などは比較的両眼性が多い．

c）肉芽腫性？ or 非肉芽腫性？

　感染性ぶどう膜炎は多くの場合肉芽腫性ぶどう膜炎を呈するのに対し，非感染性ぶどう膜炎は非肉芽腫性ぶどう膜炎であることが多い．肉芽腫性ぶどう膜炎とは炎症細胞が固まりをつくる傾向があることを意味し，虹彩結節や隅角結節や豚脂様角膜後面沈着物，雪玉状硝子体混濁，結節性静脈周囲炎などの眼所見を指す．一方，非肉芽腫性ぶどう膜炎は炎症細胞が固まりをつくらずにばらける傾向があることを意味し，微塵様角膜後面沈着物，前房蓄膿，微塵様硝子体混濁，ベール状硝子体混濁などを呈することを指す．

3. 感染性ぶどう膜炎を疑うフローチャート（図1）

　感染性ぶどう膜炎は肉芽腫性が多い．例外として，術後眼内炎や内因性細菌性眼内炎は発症

89

第 1 章. 診断編／Ⅱ. 重要疾患の診断＆対応のポイント

表 1　主な感染性ぶどう膜炎の眼所見の特徴と診断方法

病原体区分	疾患名	原因病原体	眼所見の特徴	診断方法
ウイルス	ヘルペス性虹彩炎	単純ヘルペスウイルス，帯状疱疹ウイルス	肉芽腫性虹彩炎，眼圧上昇	眼内液の PCR 検査，眼内液の抗体価率検査
	サイトメガロウイルス虹彩炎	サイトメガロウイルス	肉芽腫性虹彩炎，眼圧上昇	眼内液の PCR 検査，眼内液の抗体価率検査
	急性網膜壊死	単純ヘルペスウイルス，帯状疱疹ウイルス	肉芽腫性虹彩炎，周辺部から網膜滲出病巣が癒合しながら拡大	眼内液の PCR 検査，眼内液の抗体価率検査
	サイトメガロウイルス網膜炎	サイトメガロウイルス	免疫不全患者，網膜に滲出病変，出血を伴う，しばしば血管に沿って拡大	眼内液の PCR 検査，眼内液の抗体価率検査
	HTLV-Ⅰ関連ぶどう膜炎	HTLV-Ⅰ	硝子体混濁，網膜血管炎，サルコイドーシスぶどう膜炎に類似	血清 ATLA 陽性
細菌	細菌性眼内炎	細菌	強い虹彩炎，前房蓄膿，硝子体混濁，網膜血管炎，網膜滲出性病変	眼内液の鏡検・培養，眼内液の PCR 検査
	結核性ぶどう膜炎	結核菌	網膜血管炎，血管閉塞，無血管領域	ツ反強陽性，T-SPOT 陽性，肺その他の臓器での結核病巣
	梅毒性ぶどう膜炎	梅毒トレポネマ菌	虹彩炎，網膜血管炎，視神経炎，網膜色素上皮炎，強膜炎など眼症状は多彩	Wassermann 定性検査陽性なら定量検査を行う．16 倍以上で活動性梅毒と診断.
	猫ひっかき病	バルトネラ菌	視神経乳頭浮腫，黄斑浮腫，星芒状白斑	バルトネラ抗体価陽性
真菌	真菌性眼内炎	真菌（カンジダが 9 割）	免疫不全患者，網膜に小型の白色病変が多発.	眼内液の鏡検・培養，眼内液の PCR 検査
原虫	眼トキソプラズマ症	トキソプラズマ原虫	黄斑部または網膜周辺部に大型の滲出病変（通常 1 個）	トキソプラズマ抗体価（特に IgM 陽性は診断価値高い），眼内液の PCR 検査
	眼トキソカラ症	トキソカラ原虫	網膜周辺部に白色の隆起性病変（通常 1 個または少数）	トキソカラ・チェック®

* : 0.5 ～ 1%ガンシクロビル点眼液を自家調剤（保険適用外，倫理委員会の承認が必要）
PCR : polymerase chain reaction, HTLV-Ⅰ : human T-cell leukemia virus-Ⅰ, ATLA : adult T-cell leukemia antigen

　早期には Behçet 病のように前房蓄膿を伴った非肉芽腫性虹彩炎の様相を呈するが，時間経過とともに豚脂様の角膜沈着物へと変化することが多い.

　片眼性かつ肉芽腫性の虹彩炎で炎症時に眼圧上昇が見られれば，ヘルペス虹彩炎・サイトメガロウイルス虹彩炎の可能性を考える．眼底に炎症所見が見られる症例では，網膜滲出病巣が見られれば，その所見の様相から眼トキソプラズマ症・眼トキソカラ症（大型の滲出性病変が少数のみ），真菌性眼内炎（小型の多発性滲出斑で免疫不全患者），サイトメガロウイルス網膜炎・急性網膜壊死（点状～面状の滲出斑で癒合傾向あり）を疑う．一方，眼底病変はあるが網膜滲出性病変は見られない症例では，眼所見から結核性ぶどう膜炎（動脈血管白鞘化や無血管領域あり），猫ひっかき病・梅毒性ぶどう膜炎（視神経乳頭腫脹，黄斑浮腫，星芒状白斑），HTLV-Ⅰ関連ぶどう膜炎（硝子体混濁が主体）を疑う.

E. ぶどう膜の疾患

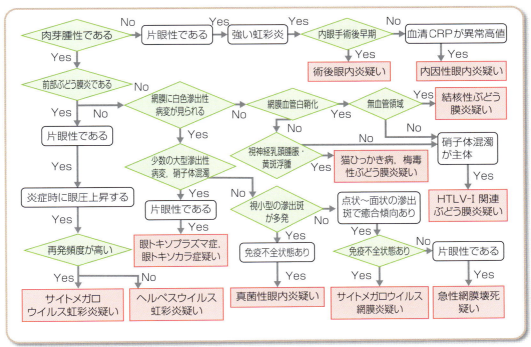

図1 感染性ぶどう膜炎を疑うフローチャート
CRP：C反応性蛋白，HTLV-Ⅰ：human T-cell leukemia virus-Ⅰ

　これらは典型例の眼所見であり，非典型例もあるので注意が必要である．ステロイド抵抗性のぶどう膜炎では感染性の可能性を再考する．

4. 感染性ぶどう膜炎の診断方法

　上記の眼所見が見られた場合，それぞれの感染性ぶどう膜炎を確定するための検査を行う．主な感染性ぶどう膜炎疾患の眼所見の特徴，およびその疾患を疑った際の確定診断の方法と治療法を表1にまとめて示した[2]．

5. 主な感染性ぶどう膜炎の眼所見（表1，図2）

a）細菌性眼内炎

　術後眼内炎と内因性眼内炎（血行性の眼内感染）があり，前者は術後2週間以内に起きる早期眼内炎（図2a）と2週間以降に起きる遅発性眼内炎（図2b）に分けられる．術後早期眼内炎や内因性眼内炎は通常急速に増悪して強い毛様充血や前房蓄膿を呈し，硝子体混濁，網膜血管炎を呈する．それに対し，遅発性眼内炎は白内障術後に多く，比較的ゆっくりと増悪し，水晶体囊内に白色プラーク（菌塊）が見られることが多い[1]．

b）ヘルペス性虹彩炎，サイトメガロウイルス虹彩炎

　単純ヘルペスウイルス（図2c），帯状ヘルペスウイルス（図2d），サイトメガロウイルス（図2e）が原因となる．いずれも片眼性が多く（90％以上），炎症時に眼圧上昇を伴いやすい．角膜ヘルペス，眼瞼のヘルペス性皮疹を伴うことがある．再発例では虹彩萎縮が見られることがある．帯状ヘルペスウイルスによる虹彩炎は前房内炎症が強いことが多いのに対し，サイトメガロウイルスによる虹彩炎では炎症は弱いが眼圧上昇が高度で，角膜内皮細胞密度の減少を伴う

第1章. 診断編／Ⅱ. 重要疾患の診断＆対応のポイント

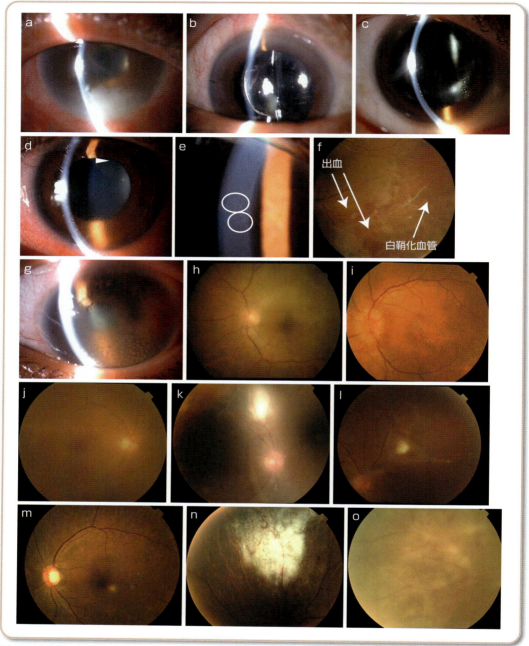

図2　感染性ぶどう膜炎の眼所見
　　a：術後早期眼内炎，b：術後遅発性眼内炎，c：単純ヘルペスウイルス虹彩炎
　　d：帯状ヘルペスウイルス虹彩炎，e：サイトメガロウイルス虹彩炎（角膜内皮炎，coin lesion）
　　f：結核性ぶどう膜炎，g：梅毒性ぶどう膜炎，h：梅毒性ぶどう膜炎（網膜色素上皮炎）
　　i：猫ひっかき病，j：HTLV-Ⅰ関連ぶどう膜炎，k：眼トキソプラズマ症
　　l：眼トキソカラ（犬回虫）症，m：真菌性眼内炎，n：サイトメガロウイルス網膜炎
　　o：急性網膜壊死

ことが多い[3].

c) 結核性ぶどう膜炎（図2f）

多くは結核菌に対するアレルギーで起きると考えられており，眼内液の結核菌DNAに対する PCR 検査は陰性であることが多い．閉塞性網膜血管炎を呈し，無血管領域が徐々に拡大する．

d) 梅毒性ぶどう膜炎

虹彩炎（図2g），網膜血管炎，視神経炎，網膜色素上皮炎（図2h），強膜炎など様々な眼症状を呈しうるため，眼所見のみから梅毒性を疑うことは困難である．ぶどう膜全検には梅毒血清検査（Wassermann 定性，TPHA 定性）を加えておきたい．

e) 猫ひっかき病（図2i）

視神経乳頭浮腫に黄斑浮腫を伴い，黄斑部に星芒状白斑を呈することもある．

f) HTLV-Ⅰ関連ぶどう膜炎（図2j）

ヒトT細胞白血病ウイルス-Ⅰ（human T-cell leukemia virus-Ⅰ：HTLV-Ⅰ）によるぶどう膜炎である．硝子体混濁主体のぶどう膜炎であることが多く，しばしま網膜血管炎も伴う．サルコイドーシスぶどう膜炎に類似する．眼所見のみから本症を疑うことは困難なため，ぶどう膜全検には血清ATLA（adult T-cell leukemia antigen）検査を加えておきたい．

g) 眼トキソプラズマ症（図2k）

黄斑部または網膜周辺部に大型の滲出病変が通常1個のみ出現し，しばしば硝子体混濁を伴う．硝子体混濁が濃厚な場合は，霧のなかのヘッドライト（headlight in fog）と例えられる眼底像を呈する．

h) 眼トキソカラ症（図2l）

小児に多く，眼内炎型，後極部腫瘤型，周辺部腫瘤型があり，周辺部腫瘤型が最も多い[4]．1個〜少数の白色隆起性病変と硝子体混濁，病巣部の網膜上に索状物の形成を認める．トキソカラ原虫が眼内で移動するため，網膜下に虫跡が認められることがある．

i) 真菌性眼内炎（図2m）

サイトメガロウイルス網膜炎とならんで多い眼内の日和見感染症である．通常，免疫不全患者に発症し，網膜に比較的小型の白色病変が多発する．

j) サイトメガロウイルス網膜炎（図2n）

免疫不全患者に多いが，健常な糖尿病患者にもまれに起きる．網膜に点状〜面状の白色滲出病変を呈し，出血を伴い，しばしば血管に沿って拡大する．

k) 急性網膜壊死（図2o）

肉芽腫性虹彩炎とともに，黄白色の網膜滲出病巣が網膜周辺部（3時，9時方向から始まることが多い）から癒合しながら拡大する．

文献

1) 大野重昭ほか．ベーチェット病眼病変診療ガイドライン作成委員会．ベーチェット病眼疾患診療ガイドライン．日眼会誌 2012; **116**: 395-426
2) Mochizuki M et al. A new era of uveitis: impact of polymerase chain reaction in intraocular inflammatory diseases. Jpn J Ophthalmol 2017; **61**: 1-20
3) Takase H et al. Comparison of the ocular characteristics of anterior uveitis caused by herpes simplex virus, varicella-zoster virus, and cytomegalovirus. Jpn J Ophthalmol 2014; **58**: 473-482
4) Wilkinson CP, Welch RB. Intraocular toxocara. Am J Ophthalmol 1971; **71**: 921-930

第1章. 診断編／Ⅱ. 重要疾患の診断＆対応のポイント

F. 網膜の疾患

1. 「動脈硬化性病変と言われた」 どう対応するか？

結論

●眼底は生体内において唯一，非侵襲的に直接観察可能な血管である.

●眼底検査で動脈硬化性変化・高血圧性変化を認めた場合は，全身の血管にも同様の変化が起こっていると考えられ，その後の内科的な精査，治療方針決定のひとつの指標となりうることを念頭に観察する.

1. 動脈硬化・高血圧眼底の程度分類

検診などで広く用いられている分類は，所見を高血圧性変化（H）と硬化性変化（S）とに分けて評価する Scheie 分類（表1），網膜所見を4群に分けた Keith-Wagner 分類（表2）があげられる.

ただし，これらの分類では，心血管系のリスクの程度と具体的に紐づけされているわけではなく，4段階の病期のうち初期の2段階は日常診療で明確に区別することが難しい. そこで疫学研究の結果に基づき全身疾患のリスクに関連づけ，軽症・中等症・悪性の3段階にシンプルに分けた Wong-Mitchell 分類（表3）[1,2] が作成された.

特に，中等度以上の変化は網膜血管バリアーの破綻を示しており，脳卒中のリスクが高まると報告されている[3]. さらに，治療により血圧がよくコントロールされているような症例でも，高血圧性網膜症を認める場合には脳梗塞のリスクが高まるとの報告[4] もあり，ほかの血管リスク因子に加えて，高血圧網膜症の評価をすることで内科医が個々人の卒中リスクや高血圧治療戦略をより正確に判断する材料となる.

表1　Scheie 分類

	高血圧変化（S）	硬化性変化（H）
1度	細動脈の軽度なびまん性狭細化	交叉現象軽度，動脈壁反射亢進
2度	動脈のびまん性狭細化，口径不同	交叉現象中等度
3度	網膜出血，白斑の出現，高度の口径不同	銅線静脈，交叉現象著明
4度	乳頭浮腫	銀線静脈

表2　Keith-Wagner 分類

	眼底所見
Ⅰ群	細動脈の軽度狭細と軽度硬化
Ⅱ群	銅線動脈，交叉現象
Ⅲ群	動脈硬化性変化に加え出血・白斑・網膜浮腫
Ⅳ群	乳頭浮腫

F. 網膜の疾患

表3 Wong-Mitchell 分類

重症度分類	所見	全身疾患との関連
なし	所見なし	なし
軽度	・網膜細動脈の局所狭細化・口径不同 ・動静脈交叉現象 ・反射亢進・混濁（銅線動脈）	脳卒中，冠動脈疾患 および死亡と中等度関連 （オッズ比　1～2）あり
中等度	・網膜出血，毛細血管瘤 ・綿花状白斑，硬性白斑などの網膜症所見	脳卒中，認知機能低下および循環器死亡と強い関連 （オッズ比　2以上）あり
重度	中等度網膜症所見に加えて，乳頭浮腫	死亡と強い関連あり

†：前部虚血性視神経症は除外する

2. 高血圧・動脈硬化が原因となる眼疾患

　高血圧や動脈硬化が原因で発症する網膜疾患には，網膜動脈閉塞症，網膜静脈閉塞症，網膜細動脈瘤，前部虚血性視神経症などがある．これらの疾患の治療には血圧コントロールが重要となる．加えて，糖尿病網膜症などの合併がないかも注意して観察する必要がある．

3. 症例（図1，図2）

　35歳男性．左眼の視力低下を主訴に近医より紹介され初診した．初診時血圧は181/112 mmHg であった．

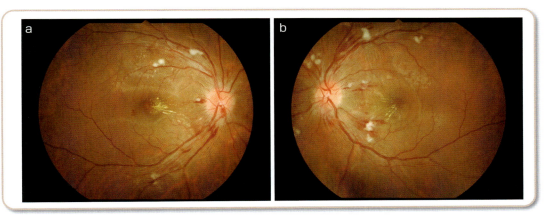

図1　初診時眼底写真
両眼に乳頭浮腫，軟性白斑・網膜出血が散在している．

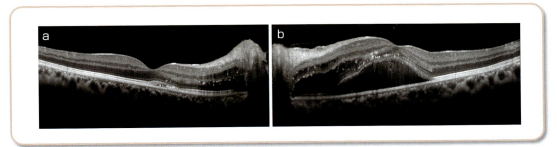

図2　初診時 OCT
漿液性網膜剝離，網膜内浮腫を認める．

第1章．診断編／Ⅱ．重要疾患の診断＆対応のポイント

　6ヵ月後，降圧治療により網膜所見は改善したものの，初診より3年後，くも膜下出血により死亡した．

文献
1) Wong TY, Mitchell P. Hypertensive retinopathy. N Engl J Med 2004; **351**: 2310-2317
2) Grosso A et al. Hypertensive retinopathy revisited: some answers, more questions. Br J Ophthalmol 2005; **89**: 1646-1654
3) Henderson AD et al. hypertension-related eye abnormalities and the risk of stroke. Rev Neurol Dis 2011; **8**: 1-9
4) Yi-Ting Ong et al. Hypertensive retinopathy and risk of stroke. Hypertension 2013; **62**: 706-711

F．網膜の疾患

2．蛍光眼底検査で何がわかる？

結論
● 蛍光眼底（造影）検査は，網膜および脈絡膜血管の形態・循環動態を知るだけでなく，血管外漏出や組織内貯留などの蛍光色素の動きや，低蛍光・過蛍光などの組織の蛍光強度をみることにより，病的所見の原因を知ることができる有用な検査である．

　蛍光眼底（造影）検査には，蛍光色素の違いにより，フルオレセイン蛍光眼底造影（fluorescein angiography：FA）とインドシアニングリーン蛍光眼底造影（indocyanine green angiography：IA）の2種類がある．FAは主に網膜疾患，IAは加齢黄斑変性など，主に脈絡膜を病気の主座とする疾患の診断に用いられる．非侵襲的に血管構造（形態）の情報を得ることができるOCTアンギオグラフィーとの違いは，蛍光眼底検査は，蛍光色素の動態から質的異常の検出が可能であることである．

　FAで何がわかる？　本項では，眼科診療の場で広く普及しているFAの読影からわかることを解説する．

1．血流動態と血管形態

a）動脈相
　腕静脈から注入されたフルオレセインは，約10〜15秒[1]（若年者では10〜12秒，高齢者では12〜15秒）で網膜中心動脈に達する（腕–網膜循環時間：arm-to-retina circulation time）．内頸動脈閉塞，眼動脈閉塞などでは罹患眼が健眼と比べて著明に遅延し，網膜動脈分枝閉塞症では，上下の分枝動脈へのフルオレセインの流入速度が異なることから診断が可能である（図1）．

b）静脈相
　静注開始約20秒後[2]に，網膜静脈の血管壁に沿って造影剤が流入（層流）し始め，その後，網膜静脈全体に造影剤が充満する．網膜中心静脈閉塞症では，網膜静脈が数珠様に拡張し，層流開始から静脈に造影剤が充満するまでの時間（静脈充盈時間）が延長する（図2）．静脈充盈時間が長いほど，予後不良ともいわれており，網膜静脈の形態だけでなく，血流動態が診断と予後の推測に役立つ例である．

2．血管壁の性質

a）網膜新生血管
　糖尿病網膜症などの網膜新生血管は，血管壁構造が正常血管とは異なり，血液網膜柵のひとつである血管内皮細胞のバリア機能が低下している．そのためFAでは，造影早期から旺盛な血管外漏出部位として検出され，造影後期にかけてさらに漏出が増強する（図3）．走行が異常でも，旺盛な血管透過性を欠く網膜内細小血管異常（intraretinal microvascular abnormalities：IRMA）とは区別できるため，FA結果により網膜光凝固の治療方針が決まる（網膜新生血管であれば，汎網膜光凝固の適応となる）．

b）網膜血管壁異常による血管外漏出
　糖尿病黄斑浮腫や陳旧性の網膜静脈閉塞症の黄斑浮腫の原因には，毛細血管瘤や網膜血管からの血管外漏出がある．黄斑部毛細血管瘤からの蛍光漏出が旺盛で，黄斑浮腫への関与が明ら

第1章．診断編／Ⅱ．重要疾患の診断＆対応のポイント

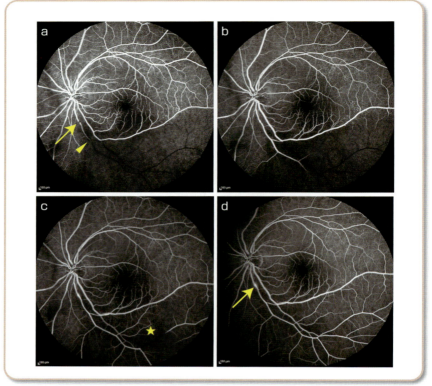

図1　網膜動脈分枝閉塞症
　　　フルオレセイン静注後20秒（a），30秒（b），1分4秒（c），3分2秒（d）
　　　下方の動脈分枝には造影剤の流入が遅延し（矢頭），1分経過しても造影されない部位（★）があるが，3分かけてようやく全域が灌流される．塞栓は早期は低蛍光，徐々に過蛍光を呈する（矢印）．

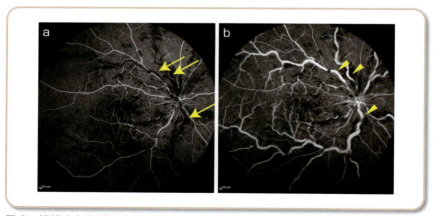

図2　網膜中心静脈閉塞症
　　　フルオレセイン静注後31秒（a），1分1秒（b）
　　　31秒でようやく層流（矢印）が開始（正常20秒）し，その30秒（静脈充盈時間）後，静脈に造影剤が充満した（矢頭は，層流の図示部位と同部位を示す）．

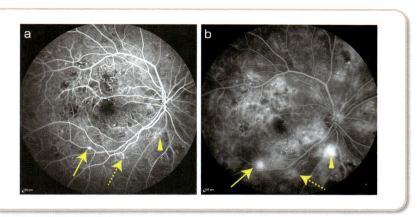

図3　増殖糖尿病網膜症
　　フルオレセイン静注後18秒(a)，3分37秒(b)
　　aで過蛍光を呈する異常血管のなかでも，矢印と矢頭は，旺盛な血管外漏出を認める網膜新生血管，点線矢印は淡い過蛍光のみの網膜内細小血管異常(IRMA)と診断される．

かな場合は，血管瘤のレーザー凝固が有効な治療法と判断できる．

3. 網膜組織の性質

網膜組織の蛍光強度による異常所見として，
①網膜内蛍光色素貯留による過蛍光：囊胞様黄斑浮腫
②組織染による過蛍光：陳旧性網膜前膜・線維瘢痕組織など
③網膜色素上皮異常による過蛍光(window defect)：血液網膜柵のひとつである網膜色素上皮細胞の萎縮によるバリア機能低下
④蛍光ブロックによる低蛍光：出血や色素沈着など
⑤網膜毛細血管床閉塞による低蛍光

などがあり，いずれも光干渉断層計(OCT)所見や検眼鏡所見とFA所見を合わせて評価することで，よりいっそう病態の理解が深まる．

　FAは造影剤を使用するため，すべての患者に可能な検査法ではないが，上記のように病態に近づくための有用な情報が数多く得られる有用な検査である．

文献
1) Rosalind A et al. Retinal Angiography Phases and Interpretation, Chapter 1. Interpretation of Stereo ocular Angiography, Stereo Atlas of Fluorescein and Indocyanine Green Angiography, Rosalind A et al (eds), BUTTERWORTH HEINEMANN, 1999: p.17-22
2) 原田敬志．網膜循環の正常所見．眼科診療プラクティス6　眼底造影写真の読み方，本田孔士(編)，文光堂，東京，1993: p.58-61

3. OCTアンギオグラフィーで何がわかる？

結論
- リスクの高い造影剤を用いずに非侵襲的かつ迅速に血管像を捉えることができる．
- 網膜内の層別ごとに毛細血管・新生血管などの血流，無灌流領域・中心窩無血管域などの血流動態を把握することができる．
- 血流の時間情報，出血や漏出，組織染，貯留などを把握することはできない．
- 特有のアーチファクトがあり，注意が必要である．

OCT（optical coherence tomography：光干渉断層撮影）とは，光の干渉性を利用して，組織内部の断層画像を非侵襲的にリアルタイムかつ高解像で撮像する方法である．1991年 Huang D らにより摘出眼球にOCTを使用した最初の報告がなされた[1]．その後，断層画像から動きのある血流情報のみを判別し，血管像を再構築することで眼底の循環動態を解析する画像処理技術（図1）であるOCTアンギオグラフィー（OCTA）が開発された．2006年Makitaらは，このOCTAにより造影剤を使用せずに人の網膜血管評価が可能であったと報告した[2]．造影剤を使用しないことから，アレルギー反応のリスクがなく，非侵襲的にリアルタイムな網膜や脈絡膜内の血流を描出することができるようになり，様々な疾患の病態把握に使用されている．

1. OCTアンギオグラフィーの各疾患への応用

OCTアンギオグラフィーを用いて加齢黄斑変性［Type2 CNV[3]，Type1 CNV[4]（図2），ポリープ状脈絡膜血管症[5,6]，網膜血管腫状増殖[7]，pachychoroidal neovasculopathy[8]］，強度近視眼[9]，糖尿病網膜症[10]，緑内障疾患[11] などに応用された報告があり，その可能性に期待されている．今後OCTAでの所見の確立，読影が進めば迅速な診断や治療方針の一助となると考える．

2. OCTアンギオグラフィーの長所・わかること

侵襲性の高い蛍光眼底造影検査を行わずに非侵襲的かつ迅速に血管像を捉える（造影剤アレルギーなどによる蛍光眼底造影検査禁忌の患者でも撮影可能）ことが可能なうえに，網膜内の層別ごとに毛細血管・新生血管などの血流，無灌流領域・中心窩無血管域（図3）を捉えるができる．

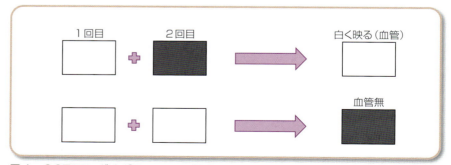

図1　OCTアンギオグラフィーの原理
OCT信号で同一部位を複数回取得し，各スキャン同一部位で変化があるところ（赤血球）を血流と捉える．
（画像提供：カールツァイスメディテック）

F. 網膜の疾患

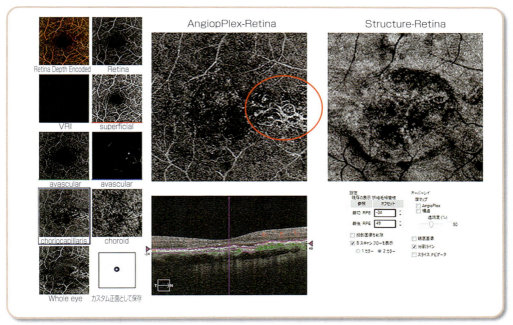

図2 choriocapillaris. 加齢黄斑変性に伴う脈絡膜新生血管（3×3mm）
（画像提供：カールツァイスメディテック）

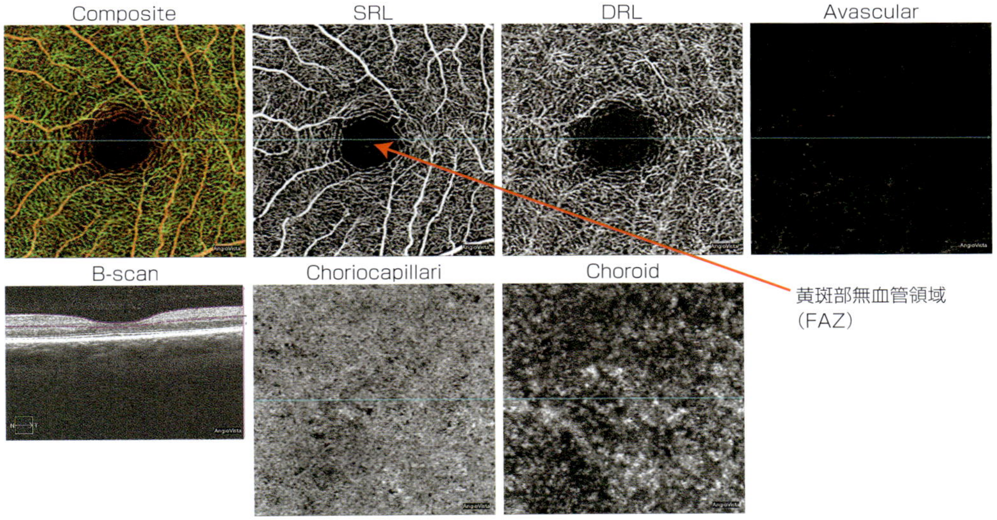

図3 正常眼. 黄斑部（3×3mm）
　白色：血流・血管
　黒色：無血管・無灌流
　（画像提供：カールツァイスメディテック）

　また，OCT画像と組み合わせることで病巣や血流領域の変化が特定しやすく，さらにイメージングソフトを利用することで血流領域を定量化（数値化）が可能なため，病変部位を客観的に経

101

過観察できる可能性がある．

3. OCT アンギオグラフィーの課題・わからないこと

蛍光眼底造影検査で見られる早期，後期などの時間情報の評価や，出血や漏出，組織染，貯留などの検出は不可であるため，そのような所見を用いた病巣の活動性把握には適しない．さらに血流以外（浮腫内の蛋白質，フィブリンなど）のものを画像として検出している場合もある．そして以下にあげる OCT 特有のアーチファクトがあり，画像評価の際，注意が必要である[12]．

a）各種アーチファクト

Ⅰ：Motion artifact．撮影時の固視ずれ，固視微動，瞬きにより生じる．現在はトラッキング機能の向上で補正可能となってきている．

Ⅱ：Segmentation error．網脈絡膜の層別解析が正しくない場合に起こりうる．

Ⅲ：Blocking effect．中間透光体混濁の影響を受けやすいため，白内障などでも信号が減弱し，Block を受けた部分は黒く描出され，無灌流域と間違われる場合がある．

Ⅳ：Projection artifact．OCTA で捉えた血管の後方にできた影がわずかに変化することにより，あたかも真の血管の後方に投影された偽の血流像が描出される現象をいう．

Ⅴ：Transmission effect．網膜色素上皮萎縮部分の脈絡膜血管は網膜色素上皮の影響を受けずはっきりと描出されるため，一見，脈絡膜新生血管と誤認される可能性があること．

文献

1) Huang D et al. Optical coherence tomography. Science 1991; **254**: 1178-1181
2) Makita S. Optical coherence tomography. Opt Express 2006; **14**: 7821-7840
3) 森　隆三郎．加齢黄斑変性の応用，OCT アンギオグラフィーのすべて．眼科グラフィック 2016; **5** (4): 348-356
4) Cole ED et al. Clinical trial endpoints for optical coherence tomography angiography in neovascular age-related macular degeneration. Retina 2016; **36**: 83-92
5) Tomiyasu T et al. Characteristics of polypoidal choroidal vasculopathy evaluated by optical chherence tomography angiography. Invest Ophthalmol Vis Sci 2016; **57**: 324-330
6) Srour M et al. Optical coherence tomography angiography characteristics of choroidal vasculopathy. Br J Ophthalmol 2016; **100**: 1489-1493
7) Amarakoon S et al. Phase-resolved doppler optical coherence tomographic features in retinal angiomatous proliferarion. Am J Ophthalmol 2015; **160**: 1044-1054
8) Dansingani KK et al. Optical coherence tomography angiography of shallow irregular pigment epithelial detachments in pachychoroid spectrum disease. Am J Ophthalmol 2015; **160**: 1243-1254
9) Miyata M et al. Detection of myopic choroidal neovascularization using optical coherence tomography angiography. Am J Ophthalmol 2016; **165**: 108-114
10) Spaide RF et al. Volume-rendered optical coherence tomography of diabetic retinopathy pilot study. Am J Ophthalmol 2015; **165**: 1200-1210
11) Liu L et al. Optical coherence tomography angiography of the peripapillary retina in glaucoma. JAMA Ophthalmol 2015; **133**: 1045-1052
12) Spaide RF et al. Image artifacts in optical coherence tomography angiography. Retina 2015; **35**: 2163-2180

G. 涙器の疾患

G. 涙器の疾患

1. 「涙が止まらない」どう対応するか？

結論
● 流涙症の原因を調べるためには，詳細な問診，診察，検査を的確に行う．
● 流涙症の原因を反射性流涙，涙液輸送障害，導涙障害の3つのカテゴリーに分けて整理する．
● 流涙症の鑑別し，それぞれの病態に応じて治療を進める．
● 涙道閉塞に関しては通水検査やプロービングで閉塞部位診断を行い，治療方針を決める．

1. 流涙症とは

　流涙症とは流涙を自覚する症状である．流涙症は表1のように反射性流涙，涙液輸送障害，導涙障害によって起こりうるため，自覚症状とともに問診と他覚所見によって診断する．問診に関しては表2を参考にするとよい．

表1　流涙症の鑑別

a. 反射性流涙（角膜知覚反射による流涙）：睫毛乱生症，眼瞼内反症，ドライアイ，アレルギー性結膜炎など
b. 涙液輸送障害（主に，眼瞼・結膜の形態や運動の異常で生じる流涙）：結膜弛緩症，顔面神経麻痺，眼瞼下垂など
c. 導涙障害：涙点・涙小管・鼻小管など涙道における器質的閉塞

表2　流涙症の問診と随伴症状からの鑑別

1. 発症時：
　　数日前，数ヵ月前，数年前など
2. 持続性か間欠性か
　　間欠性：反射性流涙
　　持続性：涙液輸送障害，導涙障害
3. 発症の時間帯
　　夕方：ドライアイによる反射性流涙
4. 両眼性か片眼性か
5. トリガー
　　アレルギー物質への曝露：アレルギー性結膜炎による反射性流涙
　　寒冷刺激・風の刺激：導涙障害
6. 疼痛
　　反射性流涙
7. 瘙痒感
　　アレルギー性結膜炎による反射性流涙
8. 眼脂
　　反射性流涙，導涙障害
9. 手術歴や外傷歴
　　涙点プラグ，涙道手術などの外眼部手術，副鼻腔手術，放射線治療，顔面外傷
10. その他の既往歴
　　結膜炎などの眼疾患の既往，抗癌剤治療，全身性炎症性疾患（サルコイドーシス，Wegener肉芽腫症），習慣的室内プールの利用

103

2．流涙症の原因鑑別（表1）

a）反射性流涙

　反射性流涙は主に角結膜の知覚反射によって生じる流涙である．睫毛乱生症に対しては睫毛抜去で対処可能で，眼瞼内反症ならば眼瞼内反症手術によって症状が改善する．また，ドライアイではフルオレセイン染色での評価以外にも，ドライアイを疑うようなDVT作業の有無などの問診も重要で，特に訴えとしては目が疲れてくる夕方に流涙を訴えることが多い．治療はドライアイ点眼薬の使用により症状が改善する．アレルギー性結膜炎の患者では流涙を訴えるが瘙痒感を感じない症例もあるので，眼瞼をしっかり翻転することで眼瞼結膜の充血所見や乳頭増殖所見を見逃さないことが重要である．また，季節性が関連していることが多いので，カルテの過去の受診時期などが参考になることもある．ピットフォールとしては必ずしも両眼性とは限らないということである．片眼性であってもアレルギー性の変化を認めればそれを見極めて対処する必要がある．

b）涙液輸送障害

　涙液輸送障害は眼瞼や結膜の形態・運動の異常によって生じる流涙である．結膜弛緩症では瞬目時の摩擦による結膜の知覚を刺激して反射性流涙も併存している可能性があるので，まずはドライアイ点眼薬で対処し，改善がなければ結膜弛緩症手術を検討するとよい．

　涙液は眼瞼の開閉時に眼輪筋の一部であるHorner筋の運動で涙小管が涙液を汲み上げるポンプの機能として働くとされている．瞬目によって涙点・涙小管から涙嚢へと涙液が送られるが，顔面神経麻痺では瞬目がうまくできないことで流涙が起こる．問診や患者の顔を注意深く観察することで容易に判断することができる．

　眼瞼下垂でも涙小管によるポンプ機能の低下が原因と考えられるので，流涙症を訴える眼瞼下垂症例で眼瞼下垂の程度を評価して眼瞼下垂症手術の適応を考慮する．

c）導涙障害

　導涙障害とは涙点・涙小管・鼻涙管などの涙道での器質的な閉塞のことである．導涙障害を疑った場合は現症として眼脂の有無の聴取が重要となる．眼脂の分泌が多い症例では，鼻涙管閉塞による膿の逆流を伴っていることが多い．また，表3の後天性涙道閉塞の問診をしておくと，導涙障害を予測しやすい．ネオシネジン点眼アレルギーやTS-1などの抗悪性腫瘍薬では涙小管閉塞を疑わせ，室内プールの習慣的利用やβ遮断薬点眼薬の使用，結膜炎後や副鼻腔炎術後からの流涙などのキーワードは鼻涙管閉塞を疑う根拠となる．

　細隙灯顕微鏡検査では涙液メニスカス高（TMH）の状態に特に注意する．TMHの正常値は0.2〜0.3mmである．フルオレセイン染色をする前の状態で，左右差を確認し，TMHを高い・正

表3　後天性涙道閉塞の原因

a．原発性
b．続発性
　1．外傷：涙小管断裂，鼻涙管骨折
　2．薬剤：β遮断薬点眼薬，ネオシネジン点眼アレルギー，TS-1・タキソテールなどの抗癌剤
　3．瘢痕性感染：ヘルペス性結膜炎，流行性角結膜炎
　4．炎症性疾患：サルコイドーシス，Wegener肉芽腫症
　5．鼻・副鼻腔腫瘍
　6．放射線治療
　7．副鼻腔手術後

G. 涙器の疾患

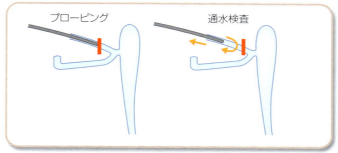

図1 閉塞部位診断（涙小管閉塞の場合）
プロービングや涙管洗浄針の先端で涙小管内の閉塞部を触知する．通水検査では通過を認めず，上下の交通がなく，膿の逆流は認めない．赤線は閉塞部を示す．

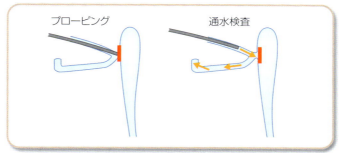

図2 閉塞部位診断（総小管閉塞の場合）
プロービングや涙管洗浄針の先端で閉塞部の弾性を触知する．通水検査では通過を認めず，上下の交通を認め，膿の逆流は認めない．赤線は閉塞部を示す．

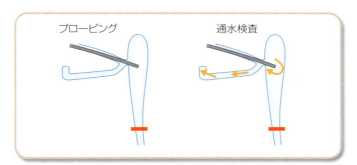

図3 閉塞部位診断（鼻涙管閉塞の場合）
プロービングや涙管洗浄針の先端は涙嚢内まで挿入可能で，通水検査では通過を認めず，上下の交通を認め，膿の逆流も認める．赤線は閉塞部を示す．

常・低いなどの3段階で定性的に評価し，可能であれば前眼部OCTでTMHを計測しておくと，治療前後での評価にも有用となる．また，涙液の評価の際のフルオレセイン染色は，オキシブプロカイン塩酸塩点眼薬は眼表面を刺激してしまうので使用を避け，フルオレセイン染色紙に生理食塩水をたらし，余分な水分を切った状態で染色したほうがよい．

導涙障害の診断は通水検査や涙管ブジー（プロービング）を行って閉塞部位診断（図1～3）を

行う．診断に従って治療を進めていく．涙道の狭窄や閉塞が軽度のものはプロービングだけで治療することは可能であるが，一般的には高度涙小管閉塞を除けば涙管チューブ挿入術や涙嚢鼻腔吻合術の適応となる．

G. 涙器の疾患

2. 鼻涙管閉塞症はどんな病気？

結論
- 鼻涙管閉塞とは涙道におけるの鼻涙管での閉塞のことである.
- 鼻涙管には生理的狭窄部があり，何らかの炎症が繰り返し起こることで，鼻涙管が線維化・瘢痕化することで完全閉塞に移行する.
- 閉塞部位を通水検査やプロービングにて診断し，涙管チューブ挿入術や涙嚢鼻腔吻合術で治療を行う.

1. 涙液の流れ（図1）と鼻涙管閉塞における症状

　涙道は涙点，涙小管，総涙小管，涙嚢，鼻涙管によって構成される. 涙腺から分泌された涙液は，眼表面を濡らしたあと，涙道を通って鼻腔へ排出される（図1a）. しかし，鼻涙管閉塞症があると涙液は鼻腔へ排出されず，涙嚢にたまった涙液は逆流し（図1b），眼表面で行き場を失った涙液は涙として出ていくため，患者は流涙症を訴えたり，涙嚢内にたまった膿の逆流は眼脂の症状となる. また，涙液や眼脂により眼瞼皮膚炎を起こすことがある.

2. 鼻涙管閉塞の病態と疫学

　涙道閉塞は最も鼻涙管で起こりやすく，涙道閉塞全体のおよそ4割程度である[1]. 涙道には生理的狭窄部が存在するが，特に，鼻涙管では涙嚢–鼻涙管移行部と鼻涙管下部開口部に生理的狭窄部が存在している. 涙道は涙液を鼻内へ送る排水管であるため，この生理的狭窄部で閉塞しやすいと考えられている. 鼻涙管での何らかの炎症が閉塞を起こすトリガーとなることが知られている[2]. 鼻涙管は組織学的には上皮は多列円柱上皮で実質は海綿体組織で構成される. 鼻涙管に炎症が生じると海綿体の血流が増加し，粘膜の充血・浮腫および上皮下にリンパ球の浸潤をきたす. これにより，一過性の鼻涙管閉塞が生じる. この炎症が繰り返し起こることにより，

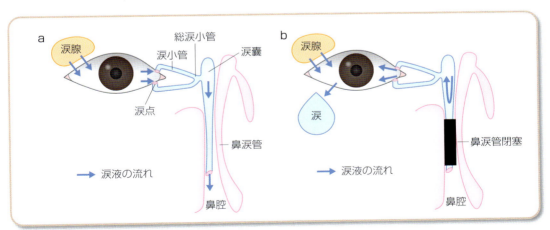

図1　涙道の構造と涙液の流れ
　涙道は涙点，涙小管，総涙小管，涙嚢，鼻涙管によって構成される. 涙腺から分泌された涙液は，涙道を通って鼻腔へ排出される（a）. しかし，鼻涙管閉塞症があると涙液は鼻腔へ排出されず，涙嚢にたまった涙液は逆流し（b），眼表面で行き場を失った涙液は涙として出ていくため，患者は流涙症を訴える.

107

第1章. 診断編／Ⅱ. 重要疾患の診断＆対応のポイント

表1　鼻涙管閉塞の原因

a. 先天性
b. 原発性（後天性で原因不明）
c. 続発性
　1. 外傷：鼻涙管骨折
　2. 薬剤：β遮断薬点眼薬
　3. 瘢痕性感染：流行性角結膜炎
　4. 炎症性疾患：サルコイドーシス，Wegener肉芽腫症
　5. 鼻・副鼻腔腫瘍
　6. 放射線治療
　7. 副鼻腔手術後

上皮杯細胞は消失し，線毛を持つ円柱上皮は扁平上皮化成を起こし，粘膜下では線維化・瘢痕化が進行する[3]．この悪循環によって2〜3年の経過で鼻涙管は完全閉塞していくと考えられている．

　鼻涙管閉塞は60歳代以降の女性に多い疾患である．発症リスクとなる危険因子には習慣的プール利用，結膜炎の既往，緑内障点眼治療などが知られている[4]．また，鼻涙管閉塞の原因をまとめたものを表1に示す．

3. 診察・診断

　先述の危険因子や鼻涙管閉塞の原因を念頭に鼻涙管閉塞の現症についての問診を行う．通水検査，プロービングによって閉塞部位診断を行う．また，補助的な検査としては前眼部OCTによるTMH測定は治療前後の評価として有用である．

4. 治療

　根治治療は涙管チューブ挿入術または涙嚢鼻腔吻合術である．症例によっては，全身状態が不良で手術を選択できなかったり，手術を希望されないことがあるため，その場合は対症療法となる．対症療法としては涙道プロービング，通水による涙道洗浄，NSAIDs点眼治療があげられる．眼脂症状が強ければ，抗菌薬点眼の投与も考慮するが，この場合，安易な抗菌薬の長期投与は避ける．また，眼瞼皮膚炎を伴う症例では，眼軟膏を塗布すると症状緩和が期待できる．一方で，急性涙嚢炎を繰り返したり，内眼手術を予定しているような症例では積極的な治療介入を勧めるべきである．

文献
1）宮久保純子．【涙道領域-最近の話題】涙道の解剖．あたらしい眼科 2013; **30**: 885-889
2）Linberg JV et al. Primary acquired nasolacrimal duct obstruction: a clinicopathologic report and biopsy technique. Ophthalmology 1986; **93**: 1055-1063
3）Paulsen F. Pathophysiological aspects of PANDO, dacryolithiasis, dry eye, and pumctum plugs. Atlas of Lacrimal Surgery, Weber RK et al (eds), Springer, New York, 2006: p.15-27
4）Ohtomo K et al. Predisposing factors for primary acquired nasolacrimal duct obstruction. Graefes Arch Clin Exp Ophthalmol 2013; **251**: 1835-1839

G. 涙器の疾患

3. 涙嚢炎はどんな病気？

> **結論**
> - 涙嚢炎は急性涙嚢炎と慢性涙嚢炎に分けられる．
> - 急性涙嚢炎は局所炎症・発赤・腫脹・圧痛といった感染徴候を認め，抗菌薬治療による感染コントロールが必要な状態である．
> - 慢性涙嚢炎では感染徴候はないが，鼻涙管閉塞によって涙嚢内に増殖した細菌などが断続的に眼脂・粘液として逆流してくる状態で，鼻涙管閉塞に対しての手術治療が必要となる．

1. 涙嚢炎の治療の原則

涙嚢炎は急性涙嚢炎と慢性涙嚢炎に分けられるが，急性涙嚢炎は感染のコントロールが必要（図1）で，慢性涙嚢炎は鼻涙管閉塞の治療が必要になる．涙嚢炎と鼻涙管閉塞症は併存していることがほとんどであるが，その大きな違いは，鼻涙管閉塞症は何らかの炎症が引き金となって生じた状態で，涙嚢炎は鼻涙管閉塞症に伴った二次的な感染症ということである．つまり，根治的な治療は鼻涙管閉塞症に対する涙管チューブ挿入術または涙嚢鼻腔吻合術となる．

2. 診察

肉眼所見からも涙嚢部の腫脹・圧痛の有無や範囲を確認しつつ，細隙灯顕微鏡で前眼部をチェックする．涙嚢部を圧排し涙点からの排膿の有無をみる．症例によっては炎症の波及状態の確認や眼窩および鼻内の腫瘍性疾患を鑑別するために，随時CT検査などの画像検査を行う（図2）．

3. 原因菌

特に急性涙嚢炎では起炎菌にターゲットを絞った抗菌薬治療が必要となるため，まずは患者

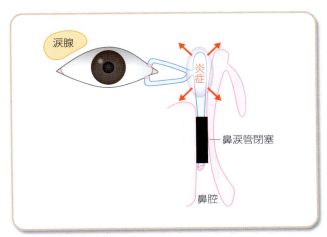

図1 急性涙嚢炎の解剖
　涙嚢炎は鼻涙管閉塞症に伴った二次的な感染症である．急性涙嚢炎は感染コントロールが重要となる．

109

第1章．診断編／Ⅱ．重要疾患の診断＆対応のポイント

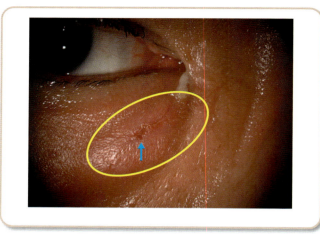

図2　涙囊炎による涙囊部腫脹
　　　鼻涙管閉塞症によって涙囊に膿や粘液がたまり囊胞状となり，膨れ上がった状態．矢印は急性涙囊炎で自壊し，膿が出たあとに自己閉鎖した状態．
　　　（大友一義．眼科ケア 2017春季増刊，2017: p.152-156 [2]）より許諾を得て転載）

　診察時には膿または眼脂の薬剤感受性検査を含む培養検査を行う．国内の涙囊炎に起炎菌に関する報告[1]では全43例（涙小管炎を含む）中，起炎菌または推定起炎菌としてグラム陽性菌で黄色ブドウ球菌が9例と最多で，コリネバクテリウム9例，肺炎球菌2例，グラム陰性菌でマルトフィリア2例，緑膿菌1例，嫌気性菌ではアクネ5例であった．このことから初期治療での点滴・内服処方はホスホマイシンのような広域スペクトルの薬剤や，主にグラム陽性菌をターゲットとしたβ-ラクタム系抗菌薬が選択される．

4. 治療

　急性涙囊炎においては局所炎症が強く，麻酔が効きづらい状況で，患者の疼痛の訴えが強いことが多いことから，原則的にプロービングや手術治療は行わない．先述のように培養検査の結果を待ちつつ，比較的元気な症例は抗菌薬の内服と点眼で外来通院させる．全身状態が悪い症例・遠方から頻回の通院が困難な症例などでは入院治療も考慮される．抗菌薬が効いてくれば2～3日で炎症が軽快してくる．軽快の目安としては発赤の限局化，自発痛や圧痛の軽減，眼脂の量の減少などを指標にするとよい．また，腫脹部位の皮膚の奥に膿が透けて見え，その後，自壊・排膿を起こしてくることがあるが，これは減菌化が進むため自然排膿させておくとよい（図3）．自壊した部位には抗菌薬軟膏を塗布しておけば，消炎後きれいに自己閉鎖する．培養検査結果が出るまでには3～4日かかるので，その間は臨床経過から抗菌薬の効果を判断する．明らかに効果がないときは別の抗菌薬に変更して経過を観察する．培養結果が出た時点で，使用している抗菌薬の薬剤感受性を確認し，耐性がある場合，効果が弱い場合は薬剤を変更する．
　急性期炎症を効率的に解決するためには局所の減菌化が有効である．減菌化の処置として，①涙道洗浄，②涙囊の穿刺・排膿があげられる．涙道洗浄は2.5mLのシリンジにイソジン（50倍希釈）を入れ，バンガーター氏涙管洗浄針を涙小管経由で涙囊まで挿入し，イソジンを涙囊内へ注入し，涙囊が膨らんできたら注入を止め，吸引すると涙囊内の膿がシリンジ内へ逆流する．この操作を繰り返すことで，涙囊内の洗浄・消毒を行うことができる．総涙小管閉塞などがあ

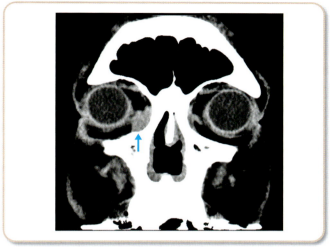

図3 右急性涙囊炎症例のCT画像
　鼻涙管閉塞症によって涙囊に膿や粘液がたまり囊胞状となり，涙囊が膨れ上がった状態になる（矢印）．CT検査などの画像検査で鼻内・眼窩内の腫瘍性疾患を除外診断する．
　（大友一義．眼科ケア 2017春季増刊，2017: p.152-156 [2] より許諾を得て転載）

り涙小管経由で涙囊内洗浄ができない場合で，涙囊が腫れ，抗菌薬の効果が不十分であれば涙囊上の皮膚をメスで皮膚割線に沿って切開し，そのまま，メスを進めて涙囊を穿孔する．20G留置針の外筒をシリンジに取り付け，先述の方法で洗浄を行うと効果的である．皮膚の切開幅は2mm程度のため，処置後は抗菌薬眼軟膏で湿潤させておけば縫合は不要で消炎後きれいに自己閉鎖する．

文献

1) 井上幸次ほか．前眼部・外眼部感染症における起炎菌判定―日本眼感染症学会による眼感染症起炎菌・薬剤感受性他施設調査（第一報）．日眼会誌 2011; **115**: 801-813
2) 大友一義．【写真×イラストで病態がみえる！検査・治療・ケアがわかる！目の病気ビジュアルBOOK】．眼科ケア 2017春季増刊，2017: p.152-156

第1章. 診断編／Ⅱ. 重要疾患の診断＆対応のポイント

H. 眼腫瘍

1. 眼内隆起性病変を見たら？

結論
● 最初に頻度の高い虹彩嚢胞，網膜剥離など充実性ではない病変を鑑別する．
● 形状，色調，位置，数，血管の状態，網膜剥離の有無をよく観察する．
● 虹彩毛様体の病変は UBM や前眼部 OCT を，後眼部病変は超音波断層検査や OCT，MRI など を活用する．
● 病変の色調に基づき，主な疾患を念頭に置いて，系統的に鑑別していく．

1. 眼内に隆起性病変を見たら

　まずはよく観察することが第一である．形状，色調，位置，数，血管の状態，網膜剥離の有無，また隆起の周囲の観察も行うことで診断の手がかりが得られる場合が多い．他眼の観察も必ず行う．引き続き必要な画像検査などを適宜行っていく．併行して，転移性腫瘍を疑う場合には既往歴の確認を行うなど，疾患を念頭に置いて問診を行う．必要であれば他医師に相談する．以下，前眼部と後眼部に分け，代表的な疾患を鑑別する手順を提示する．あくまで一案であり，参考にしつつ独自の手順を確立していただきたい．大まかな疾患名や病態を把握したあと，必要な検査を追加して行う．例外や超希少疾患などもあるが，手順を追った考え方が重要である．

2. 虹彩の隆起性病変 (図 1)

　虹彩の隆起病変としておそらく虹彩嚢胞が最も多い．虹彩裏面の虹彩上皮に生じる嚢胞は，虹彩実質を後ろから圧排するため虹彩紋理が保たれ，なだらかな隆起，部分的浅前房を呈する．虹彩実質嚢胞は虹彩前面に生じ，水膨れのように虹彩紋理が菲薄化，内容が透けて見える．超音波生体顕微鏡 (ultrasound biomicroscopy：UBM) や光干渉断層装置 (optical coherence tomography：OCT) を行うと確定診断が容易である．

　充実性病変の場合，色調と大きさを確認する．黒～褐色病変の場合，悪性黒色腫と母斑 (黒色細胞腫) の鑑別が重要である．ひとつの鑑別点として，悪性黒色腫は増大傾向があり瞳孔を対側に偏位させることが多いが (図 2)，母斑は瞳孔の偏位がないか器質化に伴い腫瘍の方向へ軽度牽引される．経過観察で増大傾向を示す場合は，悪性を疑って強角膜切開・虹彩楔状切除を行い病理を確認する．

　白色病変の場合，転移性腫瘍，悪性リンパ腫，炎症性肉芽腫，網膜芽細胞腫の前房播種・虹彩播種など，いずれも重篤な疾患が考えられる．乳幼児で網膜芽細胞腫を疑う場合は後眼部を確認し，もし腫瘍があれば生検は禁忌であり，直ちに眼球摘出を行う．多発している場合，もしくは単発でも局所切除が難しい大きさの場合には針生検で確定診断を行う．比較的小型の単発病変であれば全摘出を行い病理を確認する．

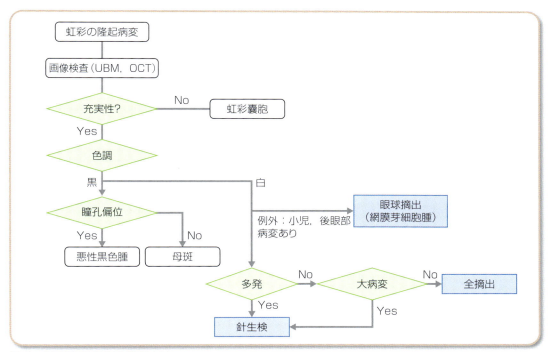

図1 虹彩隆起病変の鑑別方法

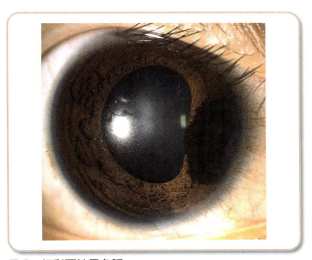

図2 虹彩悪性黒色腫
　褐色隆起病変で色素撒布が乏しく，瞳孔が対側に圧排偏位している．

3．毛様体の隆起病変

　毛様体は表面を毛様体上皮細胞が覆うため，これが破綻しない限り隆起病変の表面は褐色であり，必ずしも腫瘍本体の色調を反映していない．徹照法として，眼内に光を当て，腫瘍部分を透光すれば無色素性，光が遮られる場合は色素性腫瘍を疑う方法があるが，質的診断は困難である．MRIを行っても，毛様体病変はT1強調画像で高信号，T2強調画像で低信号を呈するものが多く，非特異的である．増大傾向を示す場合や水晶体偏位を生じている場合には，経強

第1章．診断編／Ⅱ．重要疾患の診断＆対応のポイント

膜腫瘍切除を行うことが，診断と治療を兼ねて必要になる．大きな腫瘍の場合は比較的安全に針生検を行うことができるが，根本治療は全摘出が必要であり，撒布のリスクを考えれば最初から全摘出を目指すほうがよい．

4. 後眼部の隆起病変 (図3)

眼底の隆起病変として，網膜剥離や脈絡膜剥離などの非腫瘍性疾患が多く，最初に鑑別する．網膜剥離は，裂孔原性網膜剥離以外にも，増殖網膜症，Coats病など種々の原因があるが，典型的な裂孔原性以外の場合は超音波断層検査を行うことが望ましい．これにより，網膜の状態把握が容易となり，また網膜下に充実性腫瘍がある場合は腫瘍性疾患の可能性を考えていくことになる．

腫瘍を確認できる場合，色調，網膜血管の状態を確認する．網膜腫瘍は網膜血管の変化を伴うことが多いが，脈絡膜腫瘍の場合表面の網膜血管は表面を走行するのみである．

黒色（褐色）病変の場合，代表疾患は悪性黒色腫，母斑，黒色細胞腫であり，ごくまれに色素上皮腺腫・腺癌がある．視神経乳頭部の1乳頭径程度の隆起病変(図4)は黒色細胞腫として経

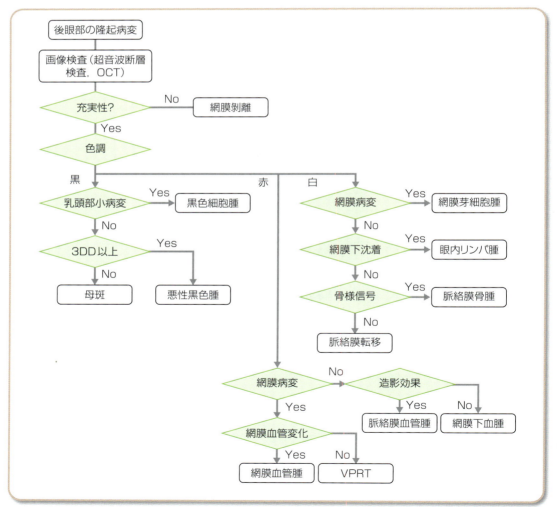

図3　後眼部隆起病変の鑑別方法

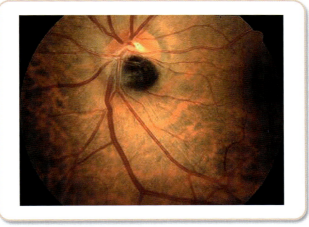

図4　視神経乳頭黒色細胞腫
乳頭部に1乳頭径程度の黒褐色隆起病変があり，経過観察で増大しない．

表1　眼底色素性病変で悪性黒色腫を示唆する所見

To Find Small Ocular Melanoma Using helpful Hints のキーワードで覚える	
T：Thickness	腫瘍厚 ≧ 2mm
F：subretinal Fluid	網膜下液あり
S：Symptoms	自覚症状あり
O：Orange pigment	オレンジ色素あり
M：tumor Margin	腫瘍が視神経乳頭から3mm以内
U：Ultrasonographic hollowness	超音波断層画像で内部低信号
H：Halo absence	腫瘍周囲の脱色素がないこと

(Shields CL et al. Arch Ophthalmol 2009; 127: 981-987 [1] より引用)

過観察を行い，増大しないことが診断の確認につながる．乳頭部以外の場合，3乳頭径を超える場合は悪性黒色腫の可能性が高い．それ以外にも表1に示すような所見が複数ある場合には悪性黒色腫の可能性を考え[1]，慎重な経過観察を行うか専門施設へ紹介する．

　赤色病変は血管系の病変を考える．第一に病変の主座が網膜であるか網膜下であるかを判断する．網膜下病変の場合は網膜血管が表面をそのまま走行し，境界は網膜病変ほど明瞭ではない．代表疾患は脈絡膜血管腫であるが，網膜下血腫を鑑別する必要があり，蛍光眼底造影検査，造影CTやMRIなどが役立つ．網膜病変の場合，網膜血管腫は流入・流出血管の拡張蛇行を伴うことが多く，周辺部に複数生じている場合にはvon Hippel Lindau病を考え全身検査を行う．成人で，網膜血管の拡張蛇行がなく，滲出性変化の多い血管腫様病変が主に耳下側周辺部にある場合，網膜血管増殖性腫瘍(vasoproliferative retinal tumor：VPRT)を考える．

　黄白色病変は重篤な疾患が多い．小児で網膜に黄白色病変を見た場合，まず網膜芽細胞腫を考える．複数，両側性，腫瘍内の石灰化は特徴的所見である．症例により硝子体播種，漿液性網膜剥離など種々の表現型を示す．網膜芽細胞腫を疑う場合には眼球外播種の危険性があり，針生検を含め生検は禁忌である．網膜下に多発する沈着様病変(図5)を見た場合には，眼内リンパ腫(硝子体網膜リンパ腫)を疑い，硝子体病変の有無を確認する．悪性リンパ腫の確定診断には硝子体生検が必須であり，細胞診，遺伝子再構成検査，サイトカイン検査(IL-10/IL-6比)，

第1章. 診断編／Ⅱ. 重要疾患の診断＆対応のポイント

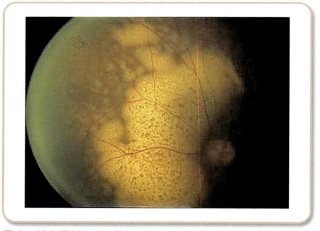

図5　眼内悪性リンパ腫
網膜下に黄白色不整形の沈着物が広がり，微細な色素を伴う．

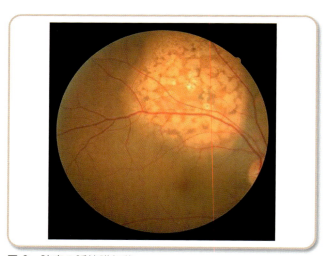

図6　肺癌の脈絡膜転移
類円形の黄白色隆起病変で，粗大な色素むらを伴う．

フローサイトメトリーなどを行う．

　脈絡膜の黄白色病変では，脈絡膜骨腫と脈絡膜転移（図6）が代表的疾患である．骨腫は超音波断層検査やCTで病変自体が骨様信号を示すことで診断は容易である．骨腫を否定したあと，頻度的にも脈絡膜転移を念頭に置く．病歴聴取を行うとともに，全身検索を行う．原発臓器としては，男性では肺癌，女性では乳癌と肺癌が多いため，全身CTや核医学検査を行ったうえで異常所見を疑う場合には臓器特異的な検査を追加する．病理診断の体制が整っている施設では積極的に針生検を行い，組織型を確認したうえで原発臓器を検索すると効率的である．

文献

1) Shields CL et al. Choroidal nevus transformation into melanoma: analysis of 2514 consecutive cases. Arch Ophthalmol 2009; **127**: 981-987

I. 斜視

1. 「眼の位置がおかしいと言われた」どう対応するか？

結論
● 自覚症状の有無のほか，どんなときに気になるのかなどを詳しく聞き取ることで，鑑別のヒントとなり治療などのフォローがスムーズになる．
● 小児の斜視では，定期的，長期的な管理が必要になることが多く，保護者による日常眼位の観察も要する．保護者としっかり信頼関係を築いておきたい．

1. 検査の前に，まず問診

　自覚症状の有無の確認は必須である．眼位異常が疑われる成人の場合は，「目の位置」という見た目のことよりも，主訴が複視であることが多い．複視があるならば，どのような状況で気になるのか，あるいは症状が強くなるのか（遠方視，近方視，側方視，上・下方視など），およびずれ方（対象が上下にずれるのか左右にずれるのか斜にずれるのか）などを詳細に聞いておく必要がある．複視がないとすれば，片眼抑制か偽斜視が考えられ，鑑別するうえで重要な情報となる．また，外傷の既往，全身疾患の有無も確認しておく必要がある．

　小児では自覚症状はないことが多いが，複視を自覚している場合もある．他に保護者に問診すべきこととして，気づいた時期，一番目立つ状況（起床後あるいは疲れたときなど），顔をまわして横目づかいをしたり，首を傾げていたりするかの有無，片目つむりの有無，出生時の異常，などの聞き取りから日常での斜視の頻度や両眼視の発育をおおよそ把握することができる．

2. 検査の進め方

a）眼位検査
　角膜反射が瞳孔中心にあるか観察する．この際，乳児であれば，鼻根部をつまんで観察する．角膜反射が写るよう，正面からフラッシュをたいて写真撮影を行うと診断の助けになる．交代遮閉で眼位ずれの有無の確認を行い，固視状態の安定性，正位の保持を近見時，遠見時でそれぞれ観察する．斜頸や顔回し，顎の上げ下げがないか自然頭位の観察をし，頭位異常があればそれを正した状態で眼位の確認を行う．

b）眼球運動検査
　眼球運動の制限，もしくは過動の有無の確認をする．

c）視力検査
　左右眼で大きく視力差がある場合は，抑制が生じる可能性がある．検査の難しい乳幼児では，片眼ずつ遮閉し，遮閉した際の嫌悪反射の有無を観察する．可能であれば，縞視力を用いておおよその視力を測定し，左右眼で違いがあるか確認できるとよい．弱視の合併の有無を確認する．

d）屈折検査
　屈折異常や不同視の有無を確認する．小児の場合は調節麻痺薬の点眼下で行うのが望ましい．

117

e) 眼底検査

基礎疾患の排除のために行う．特に小児の斜視眼の視力不良例では，感覚性斜視の鑑別のため必須である．協力の得られない乳幼児では身体の固定をする，あるいは眼底撮影が可能な年齢であればOCT撮影，眼底写真撮影を試みるのもよい．

3. 鑑別と治療

成人で明らかな眼球運動制限が見られた場合は，甲状腺眼症や頭蓋内疾患も疑われるので，全身の探索が必要になる．全身的に問題がないのであれば，複視，整容面や眼精疲労に対してプリズム眼鏡もしくは斜視手術が適応になるか検討していく（第2章-R-1 参照）．

小児では，眼位異常が認められた場合，視力と両眼視機能が良好に発達していくかの経過観察が必要である．正位の保持ができるよう，屈折矯正や訓練を行い，経過によって斜視手術を検討していく．乳児内斜視では，両眼視機能の獲得のために早期の斜視手術を検討することもある（第2章-M 参照）．

また，小児のはじめての検査で眼位異常が検出されなくとも，念のため3ヵ月後程度で再検査を行うとよい．調節性内斜視の始まりや周期内斜視などでは，眼位異常が検出されにくいことがある．保護者には眼位の観察を続けてもらい，気になったときを写真に撮っておいてもらうとわかりやすい．

4. 斜視の小児の保護者への対応

小児の斜視は，定期的，長期的な管理が必要になることが多い．日常での眼位の様子の聞き取りや，訓練を行う児は通院回数が多く自宅訓練も頑張ってもらう必要があるため，保護者とはしっかり信頼関係を築いておきたい．以下に，筆者が保護者に質問されることの多いものをまとめておく．

a) 斜視は治るのか？

間欠性外斜視の小児の保護者に多い質問であるが，手術はせずとも，屈折矯正や訓練で良好な両眼視機能を獲得できれば，眼位コントロールが良好になり目立ちにくくなることはある．しかし視力低下や，疲労，加齢とともに再度目立ってしまうこともあるので，完全に治ったとはいえない．

調節性内斜視であれば，成長に伴い遠視が軽くなることで軽快することもあるが，経過の予測はできないので，やはり長期管理が必要になる．

b) 立体視が弱いとはどういうことか？

両眼での遠近感，距離感をつかむ力が弱いということであるが，それらは片目でもある程度把握することができるので，日常生活において支障が出ることはほぼないといえる．しかし，球技や3D映像の視聴が苦手であるなどのほか，職業運転士の運転免許取得に法律上の制限があるため，職業選択にかかわってくることはある．

c) 斜視は遺伝するか？

上斜筋麻痺など，外眼筋に麻痺の見られる麻痺性斜視のいくつかでは，遺伝的危険因子が見つかっているものもあるが，共同性斜視では，遺伝要因のほか，妊娠中や出生時の異常などの環境要因もかかわると推察されている[1]．現れる臨床型も内斜視や外斜視と一様ではなく，眼位ずれや両眼視の程度も様々であるため，一概に遺伝するとはいえないのではないか．

d) ゲームやスマートフォンのやり過ぎで起こるのか？

目の疲労により眼位のコントロールが難しくなることはある．日常生活での疲労レベルでは

問題なく斜位を保てていても，ゲームや勉強などの長時間の近方作業で負荷がかかると，斜視が目立ってしまう可能性はある．また，長時間の近方作業で，調節緊張や近視の進行が促され，視力不良により斜視が目立ってしまうことも考えられる．

文献
1) 松尾俊彦．斜視の病因論について教えてください．専門医のための眼科診療クオリファイ 22 弱視・斜視診療のスタンダード．不二門尚（編），中山書店，東京，2014: p.95-98

第1章. 診断編／Ⅱ. 重要疾患の診断＆対応のポイント

J. 神経眼科疾患

1. 眼底に異常所見のない視力低下を見たら？

結論

● 眼底に異常所見がない視力低下では，網膜疾患，視神経疾患，脳疾患および心因性視覚障害など，幅広い可能性を念頭に置く必要がある.

● まずは，眼窩部 MRI 撮影，可能なら造影を行い，採血検査を行う.

● 動脈炎性虚血性視神経症は早急な対処が必要な視神経疾患である.

1. 総論

　眼底に異常がない視力低下をきたす疾患は，網膜疾患，視神経疾患，脳疾患，および心因性視覚障害などが考えられる. まずは問診で経過，既往歴，全身疾患，内服薬などの把握に努める. relative afferent pupillary defect（RAPD）の確認は，心因性視覚障害との鑑別にも有用であり，非常に重要である. 他に Goldmann および静的自動視野検査，眼窩 MRI，採血検査を行う.

2. 各論

a）視神経疾患

①視神経炎

　視神経炎でかつ乳頭の所見が軽微あるいは観察できない症例は，小児と異なり大人で見られることが多い. MRI（特に造影）で視神経の炎症を確認できる. 眼球運動時痛があれば視神経炎の可能性が高い. 分類としては，①特発性（視神経以外の神経所見のないもの），②脱髄疾患，視神経脊髄炎の部分症［多発性硬化症（multiple sclerosis：MS），抗アクアポリン4（AQP4）抗体陽性視神経炎，抗 myelin-oligodendrocyte glycoprotein（MOG）抗体陽性視神経炎］，③その他（脳炎，副鼻腔炎，眼窩炎症，細菌感染，ウイルス感染，サルコイドーシス，膠原病，血管炎）がある. 診断には MRI が必要であり，short-tau inversion recovery 撮像法（STIR）または T2 脂肪抑制，できれば造影で撮ることが望ましい. STIR または T2 脂肪抑制では，時間の経過した視神経萎縮所見や緑内障性視神経萎縮でも視神経が高信号となり，炎症との区別が実際は難しいため，血清クレアチニン値，喘息，薬剤アレルギーの有無を確認のうえ，放射線科医に造影の可否の判断を依頼する. また採血では，時間のかかる抗 AQP4 抗体の測定を初回に行っておくほうがよい. 膠原病，血管炎，ウイルスなどのマーカーの測定も行っておくべきである.

②視神経症

　ⅰ）後部虚血性（動脈炎，非動脈炎），ⅱ）圧迫性（脳腫瘍，脳動脈瘤），ⅲ）中毒性（有機リン，シンナー，内服薬），ⅳ）栄養欠乏性（ビタミン B_1，B_{12} 欠乏），ⅴ）遺伝性（Laber 病，優性遺伝性視神経萎縮），ⅵ）その他（外傷性，放射線障害，悪性腫瘍・リンパ腫の浸潤，傍腫瘍症候群）などがあげられる. 血液検査の結果，視野の形状，経過，既往歴，生活状況を頼りに診断を確定していく.

ⅰ）**動脈炎性虚血性視神経症（側頭動脈炎）**：早急な対処が必要となる．C-reactive protein（CRP）と erythrocyte sedimentation rate（ESR）が高度に上昇しており，高齢者であれば，まずこの疾患を念頭に置くべきである．本項のタイトルどおり，眼底に顕著な所見がない場合もあるので注意が必要である[1]．非動脈炎性後部虚血性視神経症は，ほかの疾患が否定されて後で診断されるべきである．片眼の突発性の発症で，高齢者，高血圧，動脈硬化などが危険因子である．

ⅱ）**圧迫性視神経症**：MRI や CT 像で確認できるため，診断は比較的容易である．副鼻腔内の病変（鼻性視神経症）や，眼筋の肥大（甲状腺眼症）にも注意すべきである．

ⅲ）**中毒性視神経症**：服薬歴，有機溶媒の取り扱いなど注意深い問診が重要になる．2016 年承認の抗てんかん薬ビガバトリンは高率で視神経異常，視力視野異常をきたすことが報告されており，今後症例が増加すると思われる．

ⅳ）**栄養欠乏性視神経症**：食生活や胃摘出術の既往などの問診が重要になる．

ⅴ）**遺伝性視神経症**：Laber 病は眼底正常または所見の乏しいものもある．Goldmann 視野計で中心暗点，採血でミトコンドリア遺伝子異常が見られる．RAPD が陰性であることが多いのが特徴である．

ⅵ）**外傷性を疑う場合**：RAPD の所見を必ず取り，CT で骨の状態を確認することが必要である．

b）視交叉，視交叉後，後頭葉領域の病変

腫瘍（下垂体腺腫，髄膜腫，頭蓋咽頭腫，胚細胞腫）や脳動脈瘤の圧迫，脳梗塞などであるが，MRI で診断は容易である．

c）高次視機能障害

視覚失認（色覚失認：色覚正常で色名呼称ができない，視覚性物体失認：物の形はわかるが，意味がわからない，相貌失認；顔がわからない），失読（文字は見えても読めない），失書，幻視（Charles Bonnet 症候群など）などがある．これらは訴えが特徴的であり，迷うことは少ない．

d）視神経以外の疾患

acute zonal occult outer retinopathy，ビタミン A 欠乏症，錐体桿体ジストロフィー，傍腫瘍性網膜症，弱視，円錐角膜（特に軽症例），不正乱視などがあるが，解説は他項に譲る．

e）心因性視覚障害

以上の器質的疾患の精査でも異常が指摘できず，視野と視力の結果が合致しない，視力と両眼視力（チトマス検査など）の結果が合致しないなど，検査結果間に矛盾がある場合，心因性視覚障害を疑うことになる．問診のなかで家庭環境，職場環境などの問題がないかも気にとめていくべきである．精神科疾患として診断名がつくこともある[2]．

文献

1) 山田秀之ほか．軟性白斑（綿花様白斑）のみを呈し早期加療により視力回復を図ることができた側頭動脈炎の 1 例．眼科 2012; **54**: 189-192

2) 山田秀之ほか．視覚に関連した不定愁訴を訴える身体表現性障害に対し心療眼科的アプローチが有用であった 1 例．臨床眼科 2009; **63**: 1025-1028

第 1 章. 診断編／Ⅱ. 重要疾患の診断＆対応のポイント

2. 「瞼が痙攣する」どう対応するか？

結論
● 眼瞼ミオキニア，眼瞼痙攣，片側顔面痙攣があげられる.
● 眼瞼ミオキニアの診断は容易であるが，長く続く場合は精査を行う.
● 眼瞼痙攣ではベンゾジアゼピン系抗不安薬，睡眠導入薬の使用歴に注意する.
● 眼瞼痙攣，片側顔面痙攣の治療にはボトックス療法が有効である.

1. 自覚症状

「眼が痙攣する」という主訴で患者が来院した場合，多くは眼瞼ミオキニアである. 眼瞼痙攣は患者の訴えが「瞼が痙攣する」ではなく，「まぶしい」「眼が閉じてしまう」などのほうがむしろ普通である. 片側顔面痙攣では，瞼以外に頬や口元の痙攣を同時に訴えることが多い.

2. 各論
a）眼瞼ミオキニア

「瞼がぴくぴくする」との訴えで，よく外来で遭遇する. 眼輪筋の不随意な収縮である. 開瞼は妨げられない. 数日〜数週間で自然消失し，疲労，睡眠不足，ストレス，カフェインの過剰摂取などが誘因とされる. 休養をとるように指示し，経過観察を行う. 症状が長く続く場合は，片側顔面痙攣または脳内の別の病変の可能性も出てくるので，MRI などにて精査を行う必要がある.

b）眼瞼痙攣
①概説

眼瞼周囲の筋，主として眼輪筋が間欠性あるいは持続性の過度の収縮により不随意な閉瞼が生じる疾患である. 自覚症状として，瞬目増多，開瞼困難，羞明感，眼瞼下垂，眼の不快感，異物感，眼痛，乾燥感，流涙がある. 特に羞明感は特徴的で，室内でも眩しがり，サングラスをかけていることもある. ドライアイを合併していることが多く，ドライアイ治療薬を併用することが多い. 重度の場合はほとんど開瞼することができず，機能的失明状態となる. 攣縮がほかの顔面筋やさらに舌，咽頭，頸部筋にまで及ぶものを Meige 症候群と呼ぶ. 強い痙攣の結果，鼻根部には横，眉間に縦の皺が形成されていることがある. 患者は眉毛の外側や側頭部，頬部などを強く押さえる，片目を閉じる，マスクをするなどにより，開瞼が可能となることがある（知覚トリック）. 原因として，大脳基底核，視床，補足運動野，視覚野，前部帯状回を含む神経回路内の多因子による伝達異常が考えられている[1].

②分類

眼瞼痙攣は本態性眼瞼痙攣，症候性眼瞼痙攣，薬剤性眼瞼痙攣に大別される.

ⅰ）**本態性眼瞼痙攣**：原因が不詳なものであり，40 歳以上の女性に多い.

ⅱ）**症候性眼瞼痙攣**：パーキンソン病とその類縁疾患に合併するもの. 逆に眼瞼痙攣からパーキンソン病に発展するものある.

ⅲ）**薬剤性眼瞼痙攣**：薬物，特にエチゾラムやベンゾジアゼピン系の抗不安薬，睡眠導入薬の長期使用が原因となっていることが多い. 本態性眼瞼痙攣の少ない 40 歳未満の若年発症では薬剤性眼瞼痙攣の可能性が高いが，高齢者は，睡眠導入薬を常用している例が非常に多く，薬

剤性眼瞼痙攣の例がまれではない．薬剤の減量，中止，変更で症状が改善することがある．

③評価方法

下記の3つの誘発テストは外来の診察中に簡単に施行できるので，疑わしい患者にはぜひ施行してみるべきである[2]．

ⅰ）**軽瞬テスト**：リズミカルにぽんぽんと軽く瞬きができるかをみる．うまくできなければ陽性と判断する．具体的には，眉毛部も動く強い開閉瞼になったり，痙攣様の瞬目過多が生じたり，瞬目そのものが不能となる．

ⅱ）**速瞬テスト**：軽くて速い瞬目を一定時間にどれだけ多くできるかをみる．10〜30秒程度やってもらう．10秒間で30回以上が正常の目安となる．強い瞬目のみで素早い瞬きができなかったり，瞬きの最中にほかの顔面筋の不随意運動が見られたり，顔面筋の強い痙攣縮発作が見られれば陽性となる．

ⅲ）**強瞬テスト**：思い切りぎゅっと強く閉瞼したあと，開眼させる．この動作を繰り返させ，閉瞼後に瞼を開けることができなくなったり，顔面筋の痙攣が誘発されれば，陽性と判定する．

④治療

ⅰ）**ボツリヌスＡ型毒素局所注射療法**：第一選択であり，唯一の眼瞼痙攣に対する保険適用が認められている治療である．数日で効果が現れ，2〜3ヵ月効果が持続する．副作用として兎眼（眼輪筋への注入量が多過ぎる），眼瞼下垂（上眼瞼挙筋への誤注入）があるが，ボツリヌス毒素の効果減衰とともに数ヵ月で改善する．

ⅱ）**内服治療**：ボツリヌス治療で改善が見られない場合には，抗コリン薬トリヘキシフェニジル（アーテン）などの投与で症状の改善が見られることがある．

ⅲ）**遮光眼鏡，クラッチ眼鏡**：羞明に対して，以前から遮光眼鏡が用いられている．クラッチ眼鏡はパッドで上眼瞼を挙上する仕組みのついた眼鏡であり，開瞼失行が合併した眼瞼痙攣症例で有効であることがある．

ⅳ）**外科的治療**：ボツリヌス治療，内服治療で無効な場合，眼輪筋切除術などを考慮することがある．効果は一時的で再燃が見られたり，ボツリヌス療法を併用せざるを得ない場合が多い．

c）片側顔面痙攣

片側性の顔面（眼瞼，頬，口角，下顎）の痙攣．初期に眼輪筋が痙攣することが多いので，眼瞼痙攣と似ていることがある．MRI検査により顔面神経根部で動脈による顔面神経の圧迫が指摘されることが多い．そのほかに腫瘍圧迫性，顔面神経麻痺後，特発性，外傷性，多発性硬化症などが知られている．

ボツリヌス治療のよい適応である．外科的にはJanettaの手術が施行されることもある．

文献
1）三村　治．眼瞼けいれん診療ガイドライン．日眼会誌 2011; **115**: 617-628
2）医療関係者向け情報 HealthGSK.jp　眼瞼痙攣　https://www.healthgsk.jp/disease-info/bs/test.html#（2018年9月21日閲覧）

第 1 章. 診断編／Ⅱ. 重要疾患の診断＆対応のポイント

K. 小児眼科

1. 子どもの診察のコツ

結論
● 子どもは自ら症状を訴えず，検査に非協力的である．一方で視覚の発達期にあるため，小児期の眼疾患は生涯にわたって視機能障害をもたらしうる．
● 子どもの診療では，的確に所見をとって早期に異常を発見し，早期に治療を開始することが重要である．

1. 子どもの診察のコツ

　子どもが泣いてしまっては多くの情報が得られないため，なるべくマスクはつけず，診察室は明るくしておき，ときには白衣を着用せずに診察を行う．診察室に入ってくるときから笑顔で声をかけつつ，子どもの顔貌や身体的特徴，頭位異常や斜視の有無について観察する[1]．子どもの診察には必ず保護者が同伴してくるので，主訴から始まり子どもの出生時の異常や心身の発達について聴取する．成人用とは別に小児用問診表を用意しておくとよい．

　検査の困難な乳幼児に対しては視反応の評価を行う．固視は生後 1 ヵ月から，追視は生後 2～3 ヵ月から認められる．子どもの好みそうな，適度な大きさのおもちゃを固視目標として（図 1），子どもの近くに出して固視を確かめる．目標を動かして両眼での追視を確認しつつ，両眼での眼球運動（むき運動 version）に異常がないかを診る．そして片眼ずつ遮閉し左右眼それぞれの固視，追視を確認し，片眼ずつの眼球運動（ひき運動 duction）を診る．嫌悪反応（片眼を遮閉したときの嫌がり方）に左右差がないかについても評価を行う．左右眼どちらかを遮閉したときのみ非常に嫌がる様子があれば，非遮閉眼の視力不良が疑われる．

2. 子どもの斜視をどうやってみるか？

　自然頭位を確認したあと，眼位検査は頭位をまっすぐにして行う．眼位を診るには固視が必要なため，低年齢の子どもには音が鳴ったり光ったりするおもちゃが有用である．ペンライトを眼前 33 cm から当て，角膜反射の位置を見る（Hirschberg 法）．左右差なく角膜中央あるいは中央よりやや鼻側に反射があれば正位である．このあと片眼を遮閉する検査に移るが，遮閉によって両眼視が妨げられてしまうため，言葉が理解できる年齢の子どもであれば遮閉を行う前に Titmus stereo test や Lang stereo test などを用いて立体視の確認を行うことが望ましい．眼位検査は遠見，近見それぞれ評価が必要であるが，低年齢の子どもでは遠見指標に集中できないことが多いため，まず近見の眼位を確認する．固視目標を見せさせながら片眼を遮閉して非遮閉眼に動きが見られれば斜視がある（遮閉試験）．遮閉を外したときに正位に戻れば斜位で，偏位したままであれば斜視である（遮閉−非遮閉試験）．遮閉には検者の手や遮閉板を用いるが，乳幼児に対しては検者の手を子どもの頭に置き，親指で瞳孔領を覆うように遮閉すると嫌がられにくい（図 2）．顕性の斜視がある場合，左右眼それぞれの遮閉によって固視が交代し，どちらの眼でも固視が持続すれば重度弱視の可能性は低く，左右眼どちらか一方で固視することが多け

K. 小児眼科

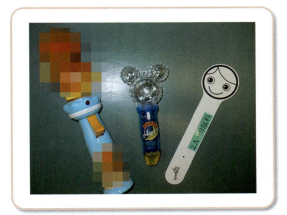

図1　固視目標

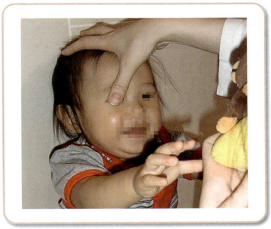

図2　乳幼児の遮閉

れば非固視眼の弱視を疑う．一眼で固視ができなければ器質疾患による視力不良を念頭に置く．斜視角の測定にはプリズムを用い，斜視を打ち消す方向に基底を置く（外斜視であれば基底内方）．乳幼児にはプリズムを眼前に置き，ペンライトを当てて反射が角膜中央になるプリズム度を測定する（Krimsky 法）．年長の子どもには斜視眼にプリズムを置いて左右交互に遮閉を繰り返し，眼球の動きがなくなるプリズムの度を測定する（交代プリズム遮閉試験）．

　子どもの斜視を認めた場合，必ず散瞳下眼底検査を行う．自覚的な訴えがない子どもでは，視力不良の原因となる器質疾患が斜視を主訴として発見されることが多いからである．眼球運動障害や急性発症の斜視を認めた場合には小児科医と連携して頭蓋内の画像検索が必要である．

3．子どもの屈折検査をどうやって行うか？

　子どもの屈折状態を知るには点眼による調節麻痺が必須である．原則として内斜視がある場合にはアトロピンを，内斜視がなければシクロペントラートを用いる．アトロピンは最も調節麻痺効果が高く，検査の4〜7日前から自宅で点眼を行ってもらうが，発熱や顔面紅潮といった副作用に注意が必要である．点眼後涙嚢部の圧迫を行って全身への吸収を予防する．また，1滴以上点眼しない，子どもの手の届かないところに置く，残薬は破棄するなどの注意事項について話し，その内容が書かれた説明書を保護者にわたしておく．一般的には年齢に応じて 0.25%，0.5% に自家調剤されたものが処方されているが，低年齢の子どもに 1% を点眼しても涙嚢部の圧迫を行えば副作用の発現率に差はない[2]．アトロピンは点眼中止後も羞明や近見視力障害が約2週間持続することから就学後の年長児には使用しづらい．シクロペントラートによる調節麻痺は外来で簡便に行え，効果も2〜3日で消失するため汎用されている．5〜10分おきに3回点眼し初回点眼から1時間後に屈折検査を行うが，しみるという欠点がある．散瞳効果の高いトロピカミドも点眼し，調節麻痺下屈折検査と同日に眼底検査を行うと子どもの負担が少なく済む．

　顎台に顔が乗せられる3歳以降の子どもには据え置き型オートレフラクトメーターでの検査が可能であるが，低年齢の子どもには手持ち式オートレフラクトメーターが有用である．手持ち式オートレフも不可能な乳幼児や発達遅滞児，眼振のある子どもに対しては検影法（スキアスコピー）が唯一の検査法である．

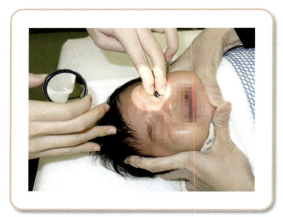

図3　子どもの眼底検査

4. 子どもの眼底検査をどうやって行うか？[3]

子どもが嫌がる検査であるため診察の最後に行う．子どもをバスタオルで腕ごとくるみ，介助者の両手を使って子どもの顎と側頭部を保持してもらい，双眼倒像鏡を用いて行う．開瞼器は使用しないことが望ましく，検者の人差し指と中指の指腹で瞼縁を押さえ開瞼する（図3）．検者が顔を左右に傾けて観察を行うことで後極部だけでなく広範囲の眼底検査が可能である．

文献
1) 仁科幸子．小児眼科診察のこころがまえ．眼科プラクティス20 小児眼科診療，樋田哲夫（編），文光堂，東京，2008: p.22-26
2) Wright KW, Macon MC. Esotropia. Pediatric Ophthalmology and Strabismus, 3rd Ed, Wright KW, Strube YNJ (eds), Oxford University Press, New York, 2012: p.281-305
3) 仁科幸子．検査一般．眼科プラクティス20 小児眼科診療，樋田哲夫（編），文光堂，東京，2008: p.28-33

L. その他

1. 「正しい点眼方法がわからない」どう対応するか？

結論
- まず，患者が「点眼薬の理解」と「点眼の実践」のどちらに問題を抱えているかを把握する．
- 「点眼薬の理解」（種類，用量，用法などの理解）に問題がある場合は，口頭説明だけでなく点眼表を作成するなどして患者の理解を助ける工夫をする．
- 「点眼の実践」に問題がある場合は，1滴を眼内に入れられているか，点眼ボトルの先が眼球や眼附属器に触れていないかを確認のうえ，正しい方法を指導する．

1. 正しい点眼方法とは

治療の大部分を点眼薬で行う眼科診療において，点眼薬の効果を最大限に発揮させるためには，患者に正しい点眼方法（点眼のやり方）を理解してもらう必要がある．

一般的に正しい点眼方法を守っている方の点眼アドヒアランスは高く，逆に守れていない方は点眼アドヒアランスが低いことが多い．点眼アドヒアランスを落とさないようにすることが，治療効果を高めるうえで重要であり，その意味で正しい点眼方法の理解は大変重要な意味を持つ．しかし，そのように頭では理解していても，現実的には処方箋をわたし，点眼の用量用法を口頭で患者に伝えるだけで，実際に患者が正しい点眼方法を理解しているかどうか，確認する時間がとれていない（とれない）のが現状ではないかと思う．

正しい点眼方法の指針は存在しない[1]ため，ここでは「点眼薬の理解」と「点眼の実践」の2つに大きく分けて考える．つまり前者では，患者が点眼薬の用量と用法を正しく理解すること，そのうえで，後者では実際に1滴を眼内に入れるという作業の実践である．この2つは両輪であり，点眼薬の理解ができていても，点眼液が眼に入らなければその効果は期待できないし，またその逆もしかりである．患者側から正しい点眼のやり方がわからない，という申し出があった場合は，このどちらの問題のことを指しているのかを把握してから対応を行う．

2. 点眼薬の理解

患者が行うべき点眼薬の種類（内容）と，用量と用法，点眼が必要な眼，に関しての理解を深めさせる必要がある．たとえば，多くの高齢者が受けている白内障手術の術後点眼は，通常3～4種類であり，経過が順調な場合は，外来日ごとに点眼回数や点眼内容が変わることが多いため，単に口頭でその変更を伝えても，患者自身の理解までいたっていないことが多々ある．入院で手術を行う場合は看護師や薬剤師から薬剤についての説明が行われるが，日帰り手術の場合はそのような機会もなく，意識的に理解を深めてもらうような努力を行う必要がある．また，慢性疾患の代表である緑内障では，視機能維持のための眼圧下降が治療の主体となり，大部分の緑内障においては点眼薬での眼圧管理が一生にわたって必要となる．緑内障は処方内容も複雑になりがちで，左右眼で点眼内容が異なる場合や，複数の点眼薬を併用する場合も多く，患者側，医療者側もその把握に多くの時間がとられる場合がある．

127

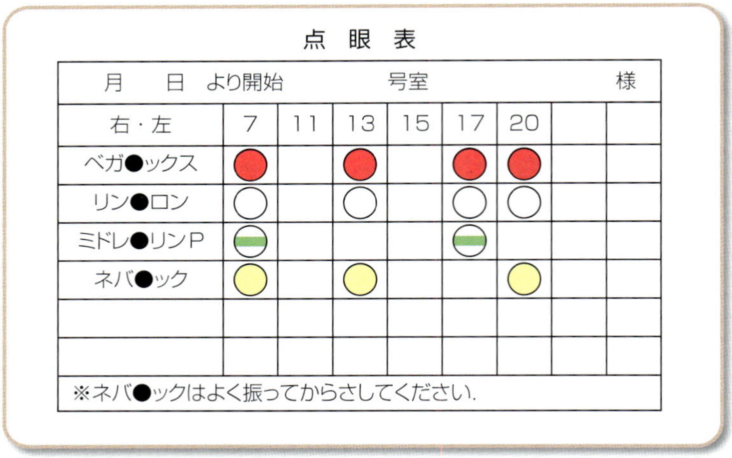

点眼表

月　日　より開始				号室		様
右・左	7	11	13	15	17	20
ベガ●ックス	●（赤）		●（赤）		●（赤）	●（赤）
リン●ロン	○		○		○	○
ミドレ●リンP	◐（緑）				◐（緑）	
ネバ●ック	●（黄）		●（黄）			●（黄）
※ネバ●ックはよく振ってからさしてください．						

図1　点眼表（点眼名は一部修正）
東京大学医学部附属病院眼科の入院病棟で使用されている点眼表．
これを参考にしながら患者は点眼を行うため，混乱することが少ない．

では，実際に点眼薬の理解を深めてもらうにはどうしたらよいのだろうか．その方法のひとつとして，口頭指示だけではなく，点眼名・用量・用法・点眼する眼を書いた紙を患者にわたすという行為[2]で，これによって点眼薬への理解を深めさせることができるばかりでなく，お互いの理解も深めることができる．A4～A3程度の大きさの紙に，文字の大きさや点眼瓶の蓋色を意識し，視覚的に理解しやすいように記載する．図1は筆者らの施設で入院患者に実際に配っている点眼表である．退院後も外来に持ってきて，ぼろぼろになっても使い続けている方が多い．

3. 点眼の実践

点眼の実践におけるポイントは，上記で述べた点眼の用量と用法を理解したうえで，実際に点眼液を眼に入れる作業についての指導となる．1滴を眼内に入れることができるということ，点眼ボトルの先が眼球や眼附属器に触れないことが確認のポイントとなる．点眼方法は教科書的にはいろいろと記載されている[3]ものの，百聞は一見に如かずで，最近は各製薬会社のホームページ上で，動画を見て理解する時代になってきている．高齢になるほど身体的な問題（頸椎症や腰椎症，グリップ力の低下など）を多くかかえ，1滴を確実に眼内へ入れる作業が難しくなるが，全身や眼局所の副作用をいたずらに増やさないようにしないといけない．

正しい点眼方法を理解し実践することで，点眼アドヒアランスを高め正確な治療効果の判定が可能になる，余分な（不必要な）治療を減らすことができる，副作用を軽減できる，医療費を削減できる，角結膜感染の予防ができる，などのメリットが期待できる．処方箋をわたす際に，目の前にいる患者のキャラクターを意識しながら，もう一歩踏み込んで説明を行う必要があるかどうか，考える余裕が欲しい．

文献

1) Xu L et al. Topical medication instillation techniques for glaucoma. Cochrane Database Sys Rev 2017; **2**: CD010520
2) Kharod BV et al. Effect of written instructions on accuracy of self-reporting medication regimen in glaucoma patients. J Glaucoma 2006; **15**: 244-247
3) 北沢克明. これだけは知っておきたい緑内障点眼薬の知識, 新装版, 医薬ジャーナル社, 東京, 2005

第２章　治療編

第2章．治療編

A．緑内障

1．OAGは目標眼圧を設定して治療するって実際どうするの？

結論

● 開放隅角緑内障（open-angle glaucoma：OAG）の治療では目標眼圧を設定することが緑内障診療ガイドラインでも推奨されている．

● 目標眼圧は，視野の病期に応じて16mmHg，14mmHg以下などの値とする方法や，治療前のベースライン眼圧を確定してそこからの下降率で20％または30％下降した値とする方法が一般的であるが，臨床的にはベースライン眼圧の正確な測定が重要である．

● 当初決めた目標眼圧には長期間固執せず，治療開始後にも随時見直して修正する．

1．なぜ目標眼圧が必要か

　緑内障治療の最終的な目的は，視野障害の進行を停止または許容できる範囲まで抑制することであり，治療効果を判断するには眼ごとに個別に視野の進行を評価する必要がある．しかし，視野の進行評価には通常数年程度，検査結果の変動が大きければそれ以上の長い期間が必要になり，それでも再現性の高い視野検査が難しく正確な進行評価が困難な症例もある．症例によって診断時の視野障害の程度や進行速度は様々であり，手術の適応かどうかの判断を急ぐべき症例もある．

　過去の多くの前向き無作為化比較試験の結果により，正常眼圧緑内障を含めたOAGでは眼圧下降治療によって視野進行を抑制できるエビデンスが確立されており，眼圧を低く下げるほどその可能性が高まる．緑内障治療薬の眼圧下降効果には症例による個人差があり，特に通常第一選択となるプロスタグランジン製剤では，ほとんど効果が得られない症例もある．点眼薬を多数併用することは副作用のリスクを高め，点眼行為自体やコスト面での患者の負担も大きくなるため，点眼薬の使用は必要十分な量にとどめるべきである．手術にはより大きなリスクが伴うため，通常OAGの治療は最小限の点眼薬から開始し，治療開始後からしばらくのあいだ，緑内障の進行を視野などから判断できないうちは，治療を強化するかどうかを判断する指標としては眼圧を用いることになる．

　したがって，現在の眼圧下降治療のエビデンスに基づいた標準的なOAGの治療としては，過去の研究で報告されている治療群と同等の目標眼圧を定め最小限の点眼から開始して，目標眼圧に達しないときに治療を段階的に強化していくことが推奨されている．一方で，多くの研究結果からは無治療で眼圧が下がらなくても視野が進行しない症例や，ある程度眼圧が下がっても視野が進行する症例も一定の頻度で存在することがわかっているため，眼圧下降治療を行いながら，視野やOCTなどによって機能的・構造的変化の進行を評価することも当然必要になる．治療開始時点に決めた目標眼圧と，緑内障の進行を抑制するのに必要十分な，その眼にとってのいわば真の目標眼圧は異なるという認識で，目標眼圧はその症例の持つ危険因子（表1）によって柔軟に調整されるべきであり，一定期間治療を行った時点で新たにその期間に得られた情報に基づいて，目標眼圧と治療方針を随時見直す必要がある．

A．緑内障

表 1　目標眼圧をより低値に設定すべき危険因子

若年，余命が長い
視野障害が高度で進行速度が速い
反対眼の視野障害，視機能障害が高度
無治療時眼圧が高値で変動が大きい
乳頭出血
視野や OCT による正確な進行評価が困難
緑内障手術が行いにくい，奏効しにくい状態
治療のアドヒアランスが不良

2．目標眼圧の設定

　緑内障の治療開始時に最初の目標眼圧を設定するにはおおよそ 2 つの方法が考えられる．

　ひとつは治療前眼圧にかかわらず視野障害の程度によって決める方法で，初期であれば 19 mmHg 以下，中期や後期であればそれぞれ 16 mmHg 以下，14 mmHg 以下といった値が多くは経験則に基づいて一般に推奨されている[1]．この方法では視野検査の結果のみで直ちに目標眼圧を決定できるメリットがあり，治療前眼圧が高く変動も大きいような症例ではベースライン眼圧の正確な評価が難しく，この方法で目標眼圧を設定して早期に治療を開始することは妥当性が高いと考えられる．治療前眼圧が 14 mmHg 以下であることも珍しくない正常眼圧緑内障の目標眼圧の設定法としては用いにくいが，無治療時眼圧の比較的高い OAG に対しては，6 年間の治療期間中に＜18 mmHg の眼圧を 100％達成できた群では視野の進行がなかった米国での報告[2] などが一定の根拠となる．

　もうひとつは，まず治療前の眼圧を詳細に測定してベースライン眼圧を定め，そこから 20％または 30％低い値を目標眼圧に設定する方法である．薬剤によって得られる眼圧下降量は治療前眼圧と正の相関を示すことが知られ，多くの臨床研究でも採用されている方法であり推奨されるが，この方法の前提としては正確なベースライン眼圧の把握が必要である．眼圧には生理的な変動があるため，日を変えて最低 3 回程度は測定すべきと考えられており，その数回の測定値の変動が大きければさらに回数を増やして慎重に評価する必要がある．一日のなかで時刻によって変動する日内変動を考慮すれば，診療時間内で午前や午後などの測定時間も変えることも有用である．

　20〜30％という眼圧下降率は，点眼治療によって得られる現実的な数字であるともいえる．1 剤の点眼薬で 20〜30％の眼圧下降が得られる頻度は高く[3]，2〜3 剤を併用すればさらにその可能性が高まるため，20〜30％の下降率，たとえば 20 mmHg のベースライン眼圧に対して 14 〜16 mmHg 以下の目標眼圧は，臨床上も妥当な数字であろう．しかしもともとベースライン眼圧の低い症例では，高い症例に比べ眼圧の下降率も小さくなる傾向があり，たとえば 14 mmHg のベースライン眼圧から 30％以下の下降，9 mmHg 以下の眼圧を点眼のみで得ることは実際困難である．ベースライン眼圧の低い正常眼圧緑内障では，薬物治療の目標眼圧としては 20％の下降率が推奨され，さらなる眼圧下降を目指すとすれば手術治療の必要性が高まる．

3．無治療時眼圧の評価と目標眼圧達成の判断

　2〜3 mmHg 程度の日内変動や季節変動を含めて眼圧を正確に評価するためには，測定誤差を 1 mmHg 程度以下に抑えられる眼圧測定技術が前提となり，Goldmann 眼圧計が必須である．眼圧の高くない初期〜中期例では，すでに薬物治療が行われていればそれをいったん中止したうえで眼圧を評価し，通常は生理的変動の上限値をベースライン眼圧と考える．視野障害が進

133

行していて眼圧が比較的高い症例では数回の測定でベースライン眼圧を決めて早期に治療を開始・再開するべきであるが，眼圧の低い初期例では治療を急ぐ必要はなく，特に眼圧変動や左右差が大きい症例，検査に不慣れで緊張が強い患者などでは，より長い期間をかけて眼圧測定を繰り返し，慎重にベースライン眼圧を決定する．

ベースライン眼圧が決まれば，そこから20～30％低い値を目標眼圧として設定し，毎回の診察でそれ以下の眼圧が維持できれば目標達成と考える．ベースライン眼圧決定に十分な測定回数を得られなかった症例や変動の大きな症例では，プロスタグランジン製剤などの単剤を片眼投与して経過をみることで，点眼側では薬剤の効果を，非点眼側ではより長期間のベースライン眼圧を継続的に評価することができる．

4. 真の目標眼圧への修正

目標眼圧は研究目的などでは事前に厳密に決めておく必要があるが，日常臨床では症例によってある程度柔軟に対応するべきである．低い目標眼圧を目指して点眼薬を多数使ったり頻繁に変更したりすることは，患者の負担を増やし混乱させて治療意欲を削ぐことにもつながりかねない．ある程度の目標眼圧が達成されていれば，長期間にわたり治療方針を固定して眼圧や視野の経過をみることで有用な情報が蓄積される．

診療時には毎回目標眼圧を下回っていても，それ以外に点眼されていない日が多いとすれば実際にはその目標眼圧は十分に達成できてはいない．初診時にはなかった乳頭出血や全身疾患が経過中に見られれば，目標眼圧は下げるべきである．当初の目標眼圧が完全には達成されておらず点眼のアドヒアランスが不明だったとしても，結果として数年以上の長期間にわたり視野障害の進行が見られないことがわかれば，その期間の治療内容，眼圧経過で治療効果は十分であったと考えられ，同じ治療を継続し，場合によっては目標眼圧を上げて点眼を減らすことも検討できる．日常診療ではエビデンスや目標眼圧による治療に固執し過ぎずに，蓄積されたその症例固有の情報を随時後ろ向きに評価して，目標眼圧と治療方針を見直すことが必要である．

5. 臨床的な注意点

目標眼圧の設定が適切であるためには無治療時眼圧の正確な評価がまず必要である．長期間の治療後でベースライン眼圧自体が変化したり薬剤耐性を生じている可能性のある症例や，他施設で治療を開始されていて以前の眼圧が不明な症例では，眼圧や視野の状態が許せば必要に応じて薬物治療を一時中断しベースライン眼圧を再評価することも検討する．

眼圧測定値に影響する要素として中心角膜厚は検査も容易なので，早い段階で測定しておく．眼圧の日内変動，長期変動は多くの症例で認めるが，その幅が4～5mmHgに達したり左右差が2～3mmHg以上あったりするような症例はOAGではまれである．仮に調整不足の眼圧計や未熟な測定手技による誤差や患者の緊張や輻輳の与える影響のほうが眼圧変動より大きくなるようなら，正確なベースライン眼圧の設定はおぼつかない．眼圧が高値で変動や左右差が大きいことは，続発緑内障や閉塞隅角緑内障，落屑緑内障など一般にOAGより進行しやすいほかの病型を疑うべき所見であり，隅角などの所見や既往歴から慎重に診断することが必要で，それらの病型ではOAGより目標眼圧を低く設定するべきである．

眼圧の季節変動が比較的大きい症例はしばしば経験する．1年以上の期間にわたって無治療で眼圧を頻繁に測定するのは現実的ではないが，治療開始後にアドヒアランスを良好に保ちながら処方を長期間変えなければ治療開始後の眼圧で季節変動を評価できるので，変動が明らか

になれば眼圧の高い時期に点眼薬を増やして一定の目標眼圧を維持するか，目標眼圧を季節により修正することも考慮する．

　点眼治療開始後の眼圧変動と目標眼圧達成の可否には，治療へのアドヒアランスが大きく影響する．点眼状況を患者自身が正確に把握し報告してくれることが望ましいが，正確な眼圧測定により点眼しなかったときに眼圧が高いことを指摘できると，点眼の効果を患者が理解しアドヒアランスを改善できる機会になる．定められた期間中の眼圧の後ろ向きの評価には平均値も有用であるが，日常診療での眼圧の変動や外れ値というべき数字の影響は平均値や最大値では評価しにくい．目標眼圧に達しない場合にもすぐに治療を変更せず，目標眼圧を達成できた頻度としての達成率を評価のパラメータとして考えることも有用である．

　眼圧が比較的低いのにかかわらず視野障害がすでに高度な症例や，目標眼圧が達成されていても進行が抑制できない場合には，早朝や深夜まで眼圧の日内変動を評価することが有意義である．入院中の眼圧を Goldmann 眼圧計で測る方法では患者と医療者の負担も大きく，日常生活と異なる状況で 1〜2 日間に得られた眼圧だけでは，臨床的な意義は限定的である．筆者はクリニックと視能訓練士の協力を得て，患者自身が自宅で眼圧を自己測定する機器を無治療時眼圧の測定と点眼による眼圧下降効果の確認に用いている[4]．治療前から点眼を開始したあとにわたり可能な範囲で頻回の眼圧測定をしてもらうと，患者によっては点眼前後で数百回の眼圧データが得られる．このような機器の測定値の精度には限界があることが知られているが，数週間のあいだの 2 回の受診だけで大量の眼圧測定データが得られ，ベースライン眼圧と点眼の効果を評価し，患者の疾患に対する理解や治療意欲を高めるためにも有用であると考える．

文献

1) 岩田和雄．低眼圧緑内障および原発開放隅角緑内障の病態と視神経障害機構．日眼会誌 1992; **96**: 1501-1531
2) The AGIS Investigators. The Advanced Glaucoma Intervention Study (AGIS): 7. The relationship between control of intraocular pressure and visual field deterioration. Am J Ophthalmol 2000; **130**: 429-440
3) van der Valk R et al. Intraocular pressure-lowering effects of all commonly used glaucoma drugs: a meta-analysis of randomized clinical trials. Ophthalmology 2005; **112**: 1177-1185
4) 三枝鉄也．アイケア HOME 手持眼圧計 TA022 の勧め．眼科ケア 2017; **19**: 170-174

第2章. 治療編

2. 狭隅角眼の管理はどのようにしたらよいか？

> **結論**
> - van Herick 分類 2 度以下では必ず隅角鏡検査を施行する．
> - どの隅角閉塞メカニズムが強いのかを判断し，適切な治療法を選択する．
> - PAC，PACG は絶対的治療適応だが，PACS ではその他の因子も含め治療適応を判断する．
> - 水晶体再建術は最大限の隅角開大効果を持つが，手術に伴う合併症のリスクがあることを説明する．

1. 狭隅角眼を見逃さない

まず狭隅角眼を見逃さないことが重要である．遠視眼，短眼軸眼に多いため，遠視傾向の屈折を確認したときは注意する．しかし，まれに近視眼であるのに狭隅角ということもある．また，中心前房深度が深くても周辺が狭いということもある．必ず van Herick 分類（表1）にて周辺前房深度を評価する．van Herick 2 度（図1）以下では必ず隅角鏡検査を行うべきである．

2. 原発閉塞隅角症とその疾患群の概念

狭隅角眼では，原発性の隅角閉塞による緑内障を発症するリスクがある．現在ではこれらの

表1 van Herick 法
スリット光を用いた簡易周辺前房深度測定法
スリット光を角膜輪部に対し垂直に当て，周辺部前房深度と角膜厚を比較する方法

grade	周辺前房深度
4	角膜厚以上
3	角膜厚の 1/2 ～ 1/4
2	角膜厚の 1/4
1	角膜厚の 1/4 未満

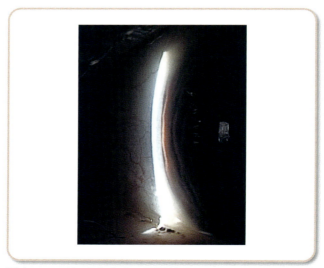

図1 van Herick 2 度の周辺前房

病態は以下のように分類されることが多い[1].
①原発閉塞隅角症疑い（primary angle closure suspect：PACS）：原発性の隅角閉塞を認めるが，眼圧上昇もなく，器質的隅角閉塞（癒着）（peripheral anterior synechia：PAS）もない状態．
②原発閉塞隅角症（primary angle closure：PAC）：原発性の隅角閉塞を認め，眼圧上昇があるか，もしくはPASを認める状態．
③原発閉塞隅角緑内障（primary angle closure glaucoma：PACG）：原発性の隅角閉塞により眼圧上昇を生じ，すでに緑内障性視神経症を生じているもの．

ここにおける原発性の隅角閉塞とは，隅角鏡にて第1眼位にて270°以上において線維柱帯色素帯下端が見えないと定義されることが多いが，180°以上，もしくは少しでも見えない部分があればとすることもある．暗室にてスリット光を可能な限り絞った状態で行う静的隅角鏡検査にて診断する（図2, 図3）．

3. 隅角閉塞のメカニズム

隅角閉塞はマルチメカニズムで起こることが知られている（図4）．
①瞳孔ブロック
　瞳孔領において虹彩-水晶体間の房水交通が滞ることで後房にたまった房水が虹彩を押し上げ，隅角を狭小化するメカニズムである．隅角鏡では暗所下で虹彩表面が上に凸の彎曲を示している場合，このメカニズムの関与が明確となる．前眼部OCTやUBMなどの前眼部画像解析では虹彩の上方への彎曲が認められることが多く，わかりやすい（図5）．
②プラトー虹彩
　線維柱帯の手前の隅角部分が狭い場合に暗所下などでの自然散瞳に伴って，周辺部に移動してきた虹彩により隅角が狭まるメカニズムである（図6）．
③水晶体因子
　加齢に伴う水晶体の肥厚により浅前房化，隅角の狭小化をきたすメカニズムである．チン氏帯の脆弱性に伴う水晶体の前方偏移によっても起こりうる．前眼部OCTではLens vaultというパラメータがあり，両端隅角を結んだ線から水晶体前面までの距離を表しており，水晶体突出度の指標となる（図7）．

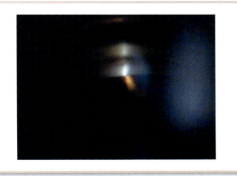

図2　静的隅角鏡検査
　スリット光を可能な限り絞り，第1眼位にて隅角を観察する．本症例では線維柱帯が視認できず，隅角閉塞の可能性がある．

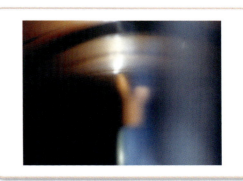

図3　動的隅角鏡検査
　スリット光を長さ幅ともに開き，隅角を観察する．図2と同部位の隅角であるが，縮瞳に伴い，線維柱帯色素帯が視認でき，器質的隅角閉塞がないことがわかる．

第2章．治療編

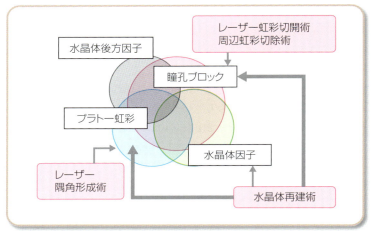

図4　隅角閉塞メカニズムとその治療

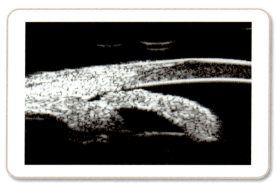

図5　瞳孔ブロック（暗所下 UBM 画像）
虹彩の上に凸の膨隆が見られる．

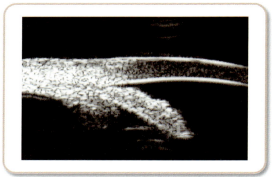

図6　瞳孔ブロック（暗所下 UBM 画像）
虹彩が平坦なまま隅角が閉塞している．

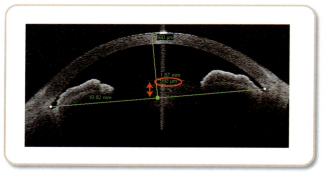

図7　Lens vault（暗所下 UBM 画像）
両端隅角を結ぶ線から水晶体前面までの距離（赤線）が水晶体突出度（Lens vault）として表される．

④水晶体後方因子

　　毛様体・脈絡膜，硝子体の変化による浅前房化，隅角狭小化のメカニズムである．

A. 緑内障

　隅角閉塞は上記4種のメカニズムが複雑に絡み合って起こることが知られているが，症例ごとに最も強くかかわっているメカニズムが何かを知ることが重要である．なぜなら，メカニズムごとに有効な治療法が違うからである．

4. 隅角閉塞の治療方法

　隅角が閉塞することで眼圧上昇のリスクがあったり実際に高眼圧を呈しているので，隅角開大のための外科的治療が第一選択となる．

①レーザー虹彩切開術（laser perioheral iridotomy：LI）

　周辺虹彩にレーザーを用いて小孔をつくり，前・後房のバイパス経路を作製する．作製された小孔を通じて後房から前房への房水交通が可能となるため，瞳孔ブロックを解消することができ，瞳孔ブロックメカニズムにより隅角閉塞または狭小化をきたしていた症例では隅角の開大効果が見込まれる（図8）．アルゴン，YAGレーザー併用もしくはYAGレーザー単独のどちらかの方法で行うほうが角膜内皮細胞への影響を少なくできるので望ましい．上記方法であっても，将来的な角膜内皮細胞の減少に伴う水泡性角膜症発症のリスクがわずかにあることは説明すべきである．また，プラトー虹彩メカニズム，水晶体因子には無効であり，また術後も水晶体因子は時間経過とともに増大してくることから，LI後の隅角評価を行い治療の隅角開大効果を確認する必要があるし，術後の経過観察も重要である．前述のとおり，隅角閉塞はマルチメカニズムで起こることが多く，瞳孔ブロックの関与がまったくない症例も少ないため，瞳孔ブロックの要素を除去する目的でまず行ってもよい治療ともいえる．

②周辺虹彩切開術

　観血的に周辺虹彩を切除する方法である．治療効果はLIとほぼ同等にて瞳孔ブロックを解除できる．角膜混濁が強い例もしくは何らかの理由にて水晶体再建術が適応できない例かつ瞳孔ブロックの関与が認められる例で適応になる．

③レーザー隅角形成術

　虹彩表面の周辺だが隅角よりやや中央よりの部分にレーザー照射することで周辺部虹彩を収縮させ，隅角を開大する治療方法である．プラトー虹彩メカニズムの強い症例において低侵襲の治療として適応がある．

④水晶体再建術

　白内障手術を行うことで膨隆した水晶体を除去し，厚みの薄い眼内レンズを挿入することに

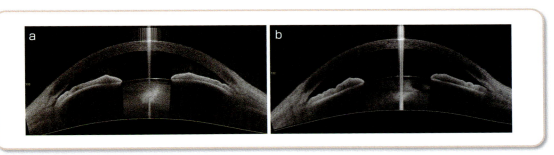

図8　狭隅角眼のLI前後での前眼部OCT画像
　a：LI前
　b：LI後
　LIにより虹彩は平坦化し隅角は開大している．

第2章. 治療編

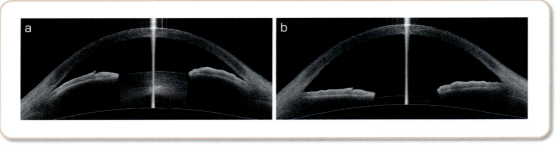

図9　狭隅角眼の水晶体再建術前後での前眼部OCT画像
　a：LI 前
　b：LI 後
　水晶体再建術により中心前房深度が深くなり，隅角は開大している．

より，中心前房が極めて深くなり，最大の隅角開大効果を得られる．水晶体後方因子以外のすべてのメカニズムに効果がある（図9）．しかし，観血的内眼手術であり，様々な合併症のリスクがあること，確率は極端に低いが駆逐性出血や術後感染性眼内炎など失明につながる合併症のリスクもわずかにあることは説明しなければならない．また，浅前房眼は一般的な症例に比較して難易度の高い手術になる可能性があるため，視力障害がない PACS 症例では慎重に検討する必要がある．

⑤薬物治療

PAC，PACG において隅角開大外科的治療（たとえば水晶体再建術）の実施までに猶予がある場合，ピロカルピンなどによる縮瞳や他の緑内障点眼薬や内服薬による眼圧下降治療は適応になる．また，まだそれほど高齢でないプラトー虹彩メカニズムによる PAC においてピロカルピン点眼は隅角閉塞予防の効果がある場合があるが，長期に使用した場合は散瞳不良や虹彩後癒着の出現などをきたす可能性がある．

5. 狭隅角眼の治療適応

すでに高眼圧を呈している PAC，PACG は外科的隅角開大治療の絶対適応である．症例ごとに主要な役割を占めていると思われるメカニズムに対応した治療を選択するが，施行可能であれば水晶体再建術が望ましい．PAS の範囲が広い場合（50%以上）は隅角癒着解離術（goniosynekialysis：GSL）を併用してもよい．

PACS では，白内障による視力低下をきたしている症例では水晶体再建術のよい適応となる．

PACS にて白内障はあるが視力低下がない場合，瞳孔ブロックの要素が強い場合は LI の好適応といえる．また，手術の主目的が隅角開大による将来的な眼圧上昇リスクの除去であり，見え方がよくなるわけではないことを説明し，理解できる場合には水晶体再建術を行ってもよいと考える．

また，患者側の条件として，暗室うつ伏せ負荷試験陽性例，各種事情にて定期検査のできない例，急性発作発生時に来院できない例，PACG の家族歴のある例，各種眼底疾患にて頻繁に散瞳する必要がある例は治療適応と思われる．

文献

1) 日本緑内障学会．緑内障診療ガイドライン（第3版）．日眼会誌 2012; **116**: 3-46

A. 緑内障

3. 極早期・早期緑内障ではいつ治療を開始すればよいか？

結論
- 極早期・早期緑内障では，検査精度の限界付近での評価が必要であることを念頭に視野検査や画像解析結果などの客観的データを十分吟味する．
- 緑内障進行の危険因子を含む患者背景について十分な評価を行う．
- 生涯にわたる患者の QOL（quality of life）の維持を念頭に，点眼治療の開始の時期・強化の時期を決定する．上記 2 点に加え，患者のライフスタイル・性格など十分に勘案しつつ，患者とよく相談して決める．

1. 極早期・早期緑内障とは

　緑内障は「視神経と視野に特徴的変化を有し，通常，眼圧を十分に下降させることにより視神経障害を改善もしくは抑制しうる眼の機能的構造的異常を特徴とする疾患である」と定義されている（緑内障診療ガイドライン第 4 版）[1]．

　これまで検眼鏡などを用いた診断では，視神経の特徴的変化を認めた段階ではすでに視野検査においても特徴的な変化を有することが多く，視神経所見と視野異常が合致した緑内障の診断ができていた．近年の光干渉断層計（OCT）の目覚ましい発展は，視神経の構造的変化の描出精度を格段に向上させ，極早期の網膜神経線維層の欠損を検出できるようになってきた．一方で自動視野計による機能的変化の検出精度向上の試みは White-on-white 視野計以外に Blue-on-yellow 視野計や Frequency doubling technology，Heidelberg Edge Perimetry などを用いた視野検査の有用性の報告もあるものの，一方でその限界も報告されており，残念ながら日常診療におけるルーチン化にはいたっていない．

　緑内障は網膜神経節細胞が失われ，その結果として視野障害が生じるのであり，構造変化と機能変化は対応するはずである．しかしながら，構造・機能変化の検出を行う側の技術が，生体側の精緻な構造とその機能を描出するほどに成熟していないがゆえに，構造変化と機能変化の対応の不一致が生じている．したがって，極早期緑内障は，pre-perimetric glaucoma（PPG）や前視野障害期緑内障といった複数の異名を持つが，単に構造変化と機能変化の検出水準の違いのはざまにある状態と考えれば，早期緑内障と同様，緑内障であることにかわりはない．緑内障の治療方針を判断するうえでの原則論はおおむね従来と変わらないと考えてよいと思われる．

　しかし，極早期であるがゆえに，構造変化および機能変化のいずれも検査精度の限界に近いところで得られたデータから評価を行うことが必要であり，この観点からあらためて念頭に置くべきポイントがあると考える．

2. 治療方針を検討するうえでの念頭に置くべきポイント

a）平均値より確率マップ

　極早期緑内障において緑内障の存在およびその病勢を把握するためには OCT による視神経乳頭周囲の網膜神経線維層厚（RNFL）および黄斑部網膜層厚の測定結果が鍵となる．極早期緑内障の特徴として乳頭周囲の網膜神経線維層欠損（RNFLD）は狭い幅を持った菲薄化を呈することが多い．従来のセクターごとの解析結果では周囲の正常な RNFL 厚と平均化され異常が検出されにくいことから，確率マップを評価するのがよい．特に神経線維層厚に沿った連続的で楔型

141

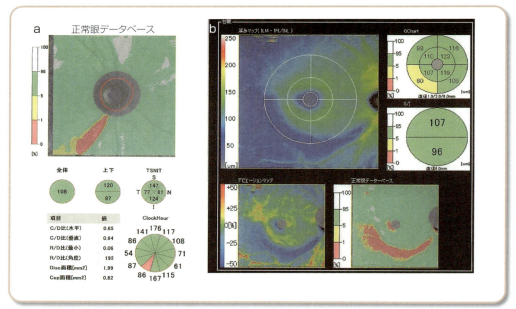

図1 平均値より確率マップ
　a：乳頭周囲 RNFL 厚測定．神経線維層厚に沿った連続的で楔型の特徴的な菲薄化が確率マップで描出されている．
　b：黄斑部網膜内層厚測定．内層厚のセクター別の平均値ではさほど顕著な変化はないが，確率マップでは網膜内層厚の菲薄化を示す弓状の領域が可視化されている．

の特徴的な菲薄化に注目する（図1）．黄斑部網膜層厚の測定においては RNFL＋網膜神経節細胞層＋内網状層を合算した網膜内層厚の緑内障診断能力が優れている[2]といわれているが，ここでも極早期緑内障の場合は，確率マップに注目する（図1）．黄斑部における測定は，視神経乳頭部周囲の測定よりも測定再現性が良好であり[3]，経時的変化の評価が可能である．マップで示される網膜内層厚の菲薄化領域の拡大の有無を経時的に確認することにより，視野障害が検出される前の極早期緑内障でも病勢を推測することができる．

b）24–2 だけでなく 10–2 も有効活用

　黄斑部の解析結果は Humphrey 視野 10–2 プログラムの結果とよく対応することから，両者を総合的に判断することは詳細な進行評価を可能にすると期待される．極早期緑内障の場合，Humphrey 視野 24–2 プログラムでは異常が検出されなくとも，10–2 プログラムでは黄斑部の網膜内層厚の菲薄化と一致した弓状の感度低下を検出できる場合もあり（図2），OCT 結果から，出現しうる視野部位を判断し，適切な視野測定モードを取り入れることが極めて重要である．

c）視野検査結果の細かな読み取り

　White-on-white 視野計測定結果，すなわち日常診療で行っている視野検査計の結果をより詳細に読み取ることにより，極早期緑内障の存在を見い出す可能性が増える．朝岡ら[4]の報告によれば PPG 視野 51 例 53 眼 171 視野と健常眼視野 87 例 108 眼 108 視野との比較を行った結果，健常眼と PPG 眼の違いは MD（mean deviation）よりも PSD（pattern standard deviation）において顕著であり，PSD＞2.5dB であった割合は PPG 視野では 39.2％であったのに対し，健常眼視野では 10.2％であった．また，トータル偏差（TD）値の比較においては，緑内障性視野障害の好発部位において，PPG 視野のほうが健常眼視野よりも有意に低値であった．すなわち，極早

A. 緑内障

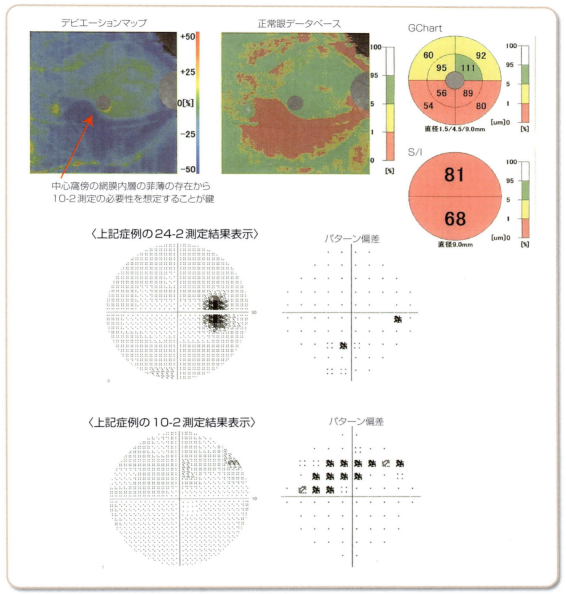

図2 適切な視野測定モードの選択が大切
　24-2測定ではパターン偏差に所見を認めなかったものの，10-2測定では網膜内層厚の菲薄パターンと一致した所見を認める．

期の異常所見を見い出すポイントとしては，PSDが高値であるかどうか，眼底異常に対応した視野部位にTD値の低下があるかどうかであり，これらのポイントに注目して経過をみることが大切である．

d) 危険因子の把握
　緑内障の危険因子については眼圧・年齢・近視・乳頭出血・角膜厚があげられる．極早期緑内障の治療方針を検討する際には必ずこれら危険因子の有無をチェックしたい．

①眼圧

緑内障診療ガイドラインでは，視神経・視野に異常のない高眼圧症例が原発開放隅角緑内障に移行する割合は1年に1～2%に過ぎないとされる．一方，多治見スタディ[5]では眼圧20mmHg以上は緑内障の危険因子とされており，従来の高眼圧症のなかでPPG的な所見を確定できる所見があれば治療を開始したほうがよいと思われる．一方で，正常眼圧緑内障の場合は，無治療でも5年以上視野にほとんど変化のない人が20%近く存在する[6]ことから，眼圧が10mmHg台前半で変動するようなケースでは，緑内障性の障害が進行したことを確かめてから治療を開始するのがベターであると考える．

②年齢

緑内障は網膜神経節細胞の障害が進行することで視野異常が生じる疾患であるから，極早期緑内障において加齢は現在の診断基準である「視野に異常のある緑内障」へ移行する危険因子である．極早期緑内障を発見した段階ではその進行速度を予測することができないため，基本的には，まず経過観察を行って進行の速度を見極めることになる．高齢者の極早期緑内障であっても，その進行が早い場合や，視野障害の発症部位がQOLに直結する部位であれば，治療を検討する．一方，若年者の場合は，進行速度が確定するのを待つことなく，無治療時眼圧の変動幅を見極めたのちに早期の治療開始も検討する．Jeongら[7]は，正常眼圧のPPG眼において，無治療時眼圧からの眼圧下降が20%未満であった症例は十分な眼圧下降が得られていた症例と比較し有意に進行が見られたと報告した．したがって，治療開始時には，眼圧下降目標を慎重に設定し，その目標を意識した治療が重要である．

③近視

近視眼において悩まされるポイントは2つである．まず，近視眼は視神経乳頭の傾斜や楕円化といった構造的変化を伴い，紋理状変化があるために緑内障の典型所見である乳頭陥凹やRNFLDがわかりにくい．OCTのカラーマップでのRNFLDの検出は有効であるとされているが，正常眼データベースとの比較しかできない機種もあり，注意を要する．もう1点は，近視性視神経障害の病態である．緑内障性視神経障害との区別が困難であり，両者の区別は進行の有無のみでしかされないため，近視眼における極早期緑内障としての治療開始判断にいたるには経過を十分におう必要がある．しかしながら，近視眼における視神経の脆弱性を考えると，その他の危険因子を勘案したうえで，早期に最小限の治療を開始することもある．

④乳頭出血

乳頭出血はRNFLDの拡大を示すサインであることはよく知られている．Jeongら[7]は，正常眼圧のPPG眼において，乳頭出血を認める症例が有意に構造的，機能的変化を認め，乳頭出血が危険因子であることをあらためて示した．経過中の乳頭出血の有無の観察は，極早期緑内障の治療開始もしくは治療強化の判断に有用であり，必ず観察するようにしたい．

⑤角膜厚

眼圧測定は角膜厚の影響を受ける．Goldmannアプラネーショントノメーターでは$10\mu m$ごとに平均0.27mmHgの補正が，ノンコンタクトトノメーターでは$10\mu m$ごとに平均0.46mmHgの補正が必要であるといわれている[8]．Gordonらは，$555\mu m$以下の症例の緑内障発症リスクは$588\mu m$以上の症例の3倍であったと報告した．極早期緑内障の治療を開始するべき状態であるかどうかの判断をするにあたり，角膜厚を病態の評価に必ず入れ，測定眼圧どおりの条件下での検討でよいのか，あるいは補正が必要な状態であるのか，注意をする必要がある．

A．緑内障

3．いつから治療を始めるか

　極早期緑内障では視野検査・OCT ともに測定結果が"微妙"な変化であることが多く，測定誤差の存在も考えると，検査の回数を重ね，その再現性を確認する必要がある．そのなかで，所見の悪化の有無につき，上記述べてきた観点において十分注意する必要がある．

　近年健診も広まり，極早期緑内障の状態で見つかる症例も多くなってきた．早期発見をするという段階をクリアすることができたなら，引き続き確実な経過観察を行うことが大事である．そのためには点眼治療を開始しない段階でも確実に自発的に通院を続けたくなるような，現状説明と今後の見通しを診療のなかでみせることが大事だと考えている．

　極早期・早期緑内障ではいつ治療を開始すればよいか？　この点について，いまだ明確な方針が定まっておらず，日常診療において頭を抱えるケースも多いと思われる．上述の危険因子を勘案しながら，得られたデータの特性に十分注意しながら結果を解釈したうえで，患者の QOL に配慮しつつ治療方針を 1 例ずつ決定するしかないと考える．特に，緑内障の治療は手術・点眼ともに，患者の QOL を悪化させることが示されており[9]，「診断をつける＝即点眼治療開始」というわけにはいかない．緑内障治療の最終目標は患者の QOL 維持にあることを考えると，点眼治療の開始の時期・強化の時期は，患者の危険因子，ライフスタイル・患者の性格など十分に考慮し，患者とよく相談して決めていくしかないのが現状である．

文献

1）日本緑内障学会緑内障診療ガイドライン作成委員会．緑内障診療ガイドライン（第 4 版）．日眼会誌 2018; **122**: 5-53

2）Kim NR et al. Structure-function relationship and diagnostic value of macular ganglion cell complex measurement using Fourier-domain OCT in glaucoma. Invest Ophthalmol Vis Sci 2010; **51**: 4646-4651

3）Hirasawa H et al. Reproducibility of thickness measurements of macular inner retinal layers using SD-OCT with or without correction of ocular rotation. Invest Ophthalmol Vis Sci 2013; **54**: 2562-2570

4）Asaoka R et al. Identifying "preperimetric" glaucoma in standard automated perimetry visual fields. Invest Ophthalmol Vis Sci 2014; **55**: 7814-7820

5）Suzuki Y et al. Risk factors for open-angle glaucoma in a Japanese population: the Tajimi Study. Ophthalmology 2006; **113**: 1613-1617

6）Collaborative Normal-Tension Glaucoma Study Group. Comparison of glaucomatous progression between untreated patients with normal-tension glaucoma and patients with therapeutically reduced intraocular pressures. Am J Ophthalmol 1998; **126**: 487-497

7）Jeong JH et al. Preperimetric normal tension glaucoma study: long-term clinical course and effect of therapeutic lowering of intraocular pressure. Acta Ophthalmol 2014; **92**: e185-e193

8）San Laureano J. When is glaucoma really glaucoma? Clin Exp Optom 2007; **90**: 376-385

9）Matsuura M et al. Developing an Item Bank to Measure Quality of Life in Individuals With Glaucoma, and the Results of the Interview With Patients: The Effect of Visual Function, Visual Field Progression Rate, Medical, and Surgical Treatments on Quality of Life. J Glaucoma 2017; **26**: e64-e73

第 2 章. 治療編

4. 点眼処方の順番，選択基準は？

結論
- 第一選択薬としてはプロスタグランジン関連薬を中心として，1 剤から治療開始，必要に応じて多剤併用していく
- 眼圧下降の作用機序の異なる組み合わせで効率的な眼圧下降を目指す
- 眼圧下降効果，副作用，アドヒアランスの観点から薬剤を選択していくことが重要，配合薬も上手に利用してなるべく少ない点眼で眼圧をコントロールする.

　　緑内障は進行性・不可逆性の視神経症と対応する視機能異常を呈する疾患で，高齢になるほど有病率は増加する．緑内障は近年，糖尿病網膜症を抜いて日本の中途失明の第 1 位となった．緑内障の定義に眼圧上昇は必須ではないが，進行の最大の危険因子とされ，緑内障診療ガイドラインにも示されているように，唯一のエビデンスのある治療は眼圧下降である．緑内障治療の目的は，視神経障害の進行を緩やかにし，患者の視機能を生涯生活に不自由しないレベルに維持することである．海外で行われた大規模スタディの結果から，30％以上の眼圧下降を得ることで約 60％の患者の視野進行が抑制されたという報告や，眼圧を 1mmHg 下降させることは視野障害進行を 10％軽減するという報告などがなされている．ただし，緑内障は慢性進行性疾患のため，長期にわたる眼圧コントロールを行う必要がある．眼圧下降治療の第一選択肢は安全性から点眼による眼圧下降であるが，結果，長期にわたる点眼が必要となる．しかし，目標眼圧を達成するために多種類の点眼薬を要する場合がおおいこと，点眼薬の種類のより点眼回数や点眼時間が異なること，局所・全身副作用の問題，点眼手技の困難，差し心地の悪さ，患者の身体的，費用的負担などにより，良好なアドヒアランスがなかなか維持できない場合も多い．

　　長期的な眼圧管理が必要な緑内障患者で良好なアドヒアランスを維持し，治療効果を上げるためには，眼圧下降効果に優れ，副作用・点眼回数が少なく，継続しやすい点眼治療が望ましい．最近では配合薬や新規薬剤，後発品などの登場により，薬剤選択の選択肢が広がっている．本項では点眼処方の順番や選択基準についてまとめる．

1. 眼圧・房水動態と眼圧下降薬の作用から考えた選択

　　眼圧は眼内を循環する房水の産生と流出量のバランスでコントロールされている．毛様体上皮で産生された房水は，後房から虹彩と水晶体の間隙を通過して，前房隅角へといたり，眼外へ流出する（図 1）．隅角では線維柱帯，Schlemm 管，集合管，房水静脈，上強膜静脈にいたる線維柱帯流出路（主経路）と，毛様体間隙を通り脈絡膜下に流出するぶどう膜強膜流出路（副経路）が存在する．主経路は圧依存性であるのに対し，ぶどう膜強膜流出路は圧非依存性であることが知られている．

　　緑内障は房水流出路である隅角の開放/閉塞により開放隅角緑内障と閉塞隅角内障の 2 型に大別され，眼圧上昇の原因により原発性と続発性に分類される．開放隅角の緑内障眼での眼圧上昇は，主経路の流出抵抗の増大が原因だと考えられている．日本人では眼圧が正常範囲である正常眼圧緑内障が多く含まれるため，原発性は総称して「原発開放隅角緑内障（広義）」と眼圧上昇を認める「原発開放隅角緑内障（狭義）」に区別される．続発性開放隅角緑内障は落屑緑内障，血管新生緑内障，ステロイド緑内障が主なものである．小児の緑内障は主に発達緑内障と

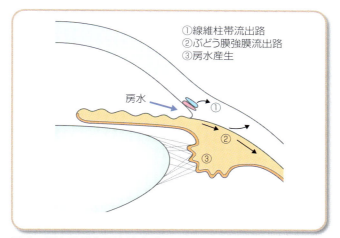

図1 房水動態と房水流出路

続発緑内障に大別される.

　閉塞隅角緑内障では隅角閉塞が眼圧上昇の原因となっており，治療可能な場合はレーザー・白内障手術などの観血的治療が第一選択となる．隅角閉塞が解除されてもなお高眼圧が持続する場合は開放隅角緑内障に準じた治療を行う．

2. 眼圧下降薬の薬理作用

　現在，主要な眼圧下降薬としては点眼薬としてプロスタグランジン関連薬(PG)，β遮断薬，炭酸脱水酵素阻害薬(CAI)，α_2刺激薬，ROCK阻害薬の5種類が，内服薬として炭酸脱水酵素阻害薬がよく用いられる．そのほか，α_1遮断薬，$\alpha\beta$遮断薬，交感神経刺激薬，副交感神経作動薬が臨床使用可能である．それぞれに作用機序，作用点が異なるため，併用する場合には異なる作用機序，作用点の薬剤を組み合わせることで，効率的な眼圧下降効果が期待できる(図2)．第一選択薬として用いられるPG関連薬の眼圧下降機序はぶどう膜強膜流出促進であることから，PG関連薬への追加投与としては機序の異なる房水産生抑制薬か主経路流出促進が適していると考えられる．

a) 房水産生抑制薬

　β遮断薬は1970年代から薬物治療の中心となっており，優れた房水産生抑制効果による強力な眼圧下降を示し第一選択薬のひとつとなっている(表1)．しかし，夜間には交感神経作用が低下し房水産生が減少するため，交感神経刺激による房水産生を抑制するβ遮断薬は夜間に効果が減弱することが知られている．近年では1日2回点眼であったチモロールやカルテオロールが徐放製剤化され1日1回点眼で2回点眼と同等の眼圧下降効果が得られる製剤がよく用いられている．したがって，β遮断薬の効果をより発揮させるためには，1日1回の場合は朝に点眼するのが望ましいといえる．

　α_2刺激薬は交感神経α_2受容体を選択的に刺激し，房水産生抑制とぶどう膜強膜流出促進による眼圧下降効果を示す．処方時には，2歳未満は禁忌である点に留意が必要である．重篤な全身副作用がなく使用しやすい点眼であるが，長期使用によりアレルギー性結膜炎を発症しやすいこと，発生頻度は低いが血圧低下，徐脈，傾眠などの副作用が発生することがある．

　点眼炭酸脱水酵素阻害薬は内服の炭酸脱水酵素阻害薬を点眼で用いることができるため，全

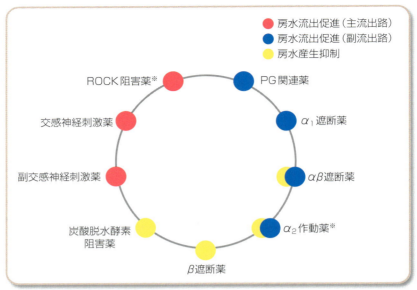

図2 主な緑内障治療薬の分類
(緑内障診療ガイドライン作成委員会. 緑内障診療ガイドライン(第4版). 日眼会誌 2018; 122: 5-53 [1] および各添付文書を参考に作成)

表1 第一選択薬としての眼圧下降効果(ランダム化比較対照試験(RCT)をネットワークメタ解析)

	3ヵ月目の平均IOP下降値 (95%信頼区間)(mmHg)
ビマトプロスト	5.61 (4.94 ; 6.29)
ラタノプロスト	4.85 (4.24 ; 5.46)
トラボプロスト	4.83 (4.12 ; 5.54)
レボブノロール	4.51 (3.85 ; 5.24)
タフルプロスト	4.37 (2.94 ; 5.83)
チモロール	3.70 (3.16 ; 4.24)
ブリモニジン	3.59 (2.89 ; 4.29)
カルテオロール	3.44 (2.42 ; 4.46)
レボベタキソロール	2.56 (1.52 ; 3.62)
アプラクロニジン	2.52 (0.94 ; 4.11)
ドルゾラミド	2.49 (1.85 ; 3.13)
ブリンゾラミド	2.42 (1.62 ; 3.23)
ベタキソロール	2.24 (1.59 ; 2.88)
ウノプロストン	1.91 (1.15 ; 2.67)

(Li T et al. Ophthalmology 2016; 123: 129-140 [2] より引用)

身的副作用により長期の内服ができない患者でも有用である.毛様体に存在する炭酸脱水酵素に作用して房水産生を抑制するため,基礎分泌の抑制であり,夜間でも効果は減弱しない.ただし,pHが酸性よりであるための刺激感(ドルゾラミド),懸濁液であることによる点眼時の一過性霧視(ブリンゾラミド)がアドヒアランスに影響する可能性がある.

A. 緑内障

b）房水流出促進薬〜ぶどう膜強膜流出促進

　PG関連薬は眼球内に存在するプロスタノイド受容体のうちFP受容体に作用し，ぶどう膜強膜流出路からの房水流出を促進させる．狭義POAGや高眼圧症で約25〜30%の眼圧下降，正常眼圧緑内障では約20%の眼圧下降が得られることが報告されており，現在使用可能な点眼薬のなかでは最も優れた眼圧下降を示す（表1）．1日1回点眼であること，全身副作用がないことから第一選択薬であり，各種緑内障点眼薬のなかでも一番継続率が期待できることが報告されているが，その効果が認められないノンレスポンダーが存在することも知られており，PG関連薬の間でも反応性が異なることに注意が必要である．また，虹彩・眼瞼色素沈着，充血，睫毛伸長・増加，上眼瞼溝深化（DUES）などの眼局所副作用はアドヒアランスにも影響するため，十分な説明をすると同時に，眼圧下降効果と併せて，個々人に最適なPG関連薬を選択することが重要である．

c）房水産生促進薬〜主流出路流出促進

　ROCK阻害薬は日本で世界に先駆けて承認された線維柱帯-Schlemm管を介する主流出路からの房水流出促進による眼圧下降効果を示す薬剤である．作用機序がほかの薬剤と異なることから，ほかの点眼薬で反応しない症例でも効果が期待できる可能性がある．眼局所副作用として充血，眼瞼炎などがあるが，全身性の副作用についてはほとんど報告がない．まだ眼圧下降効果，安全性についても更なる報告が待たれる．

3．薬物治療のアルゴリズム

　開放隅角緑内障では薬物治療による眼圧下降が第一選択である．単剤から治療を開始し，目標眼圧を達成できない場合には点眼変更，追加，多剤併用などによる眼圧下降を目指す（図3）．非常な高眼圧症例では最初から多剤併用することもあるが，基本的には原発開放隅角緑内障（広義）などに対してはPG関連薬を中心として，1剤から治療開始，必要に応じて多剤併用していくこととなる．PG関連薬が眼局所副作用やノンレスポンダーのために第一選択とできない場合は，次の手としてはβ遮断薬であるが，全身疾患などのために使用に制限がある場合もある．メタ解析などにより，それぞれの薬剤の眼圧下降の強さはある程度明らかとなっているが（表1），緑内障治療は長期にわたるため，薬剤選択は眼圧下降効果，副作用，アドヒアランスの観点から薬剤を選択していくことが重要である．

　緑内障病期の進行，無治療時眼圧，余命，視野障害進行程度，危険因子の有無を勘案して目標眼圧が設定されるが，暫定的なもので，症例ごとの状況は治療への反応に応じて個別に判断すべきである（目標眼圧の項を参照）．眼圧下降効果が不十分であれば，セカンドラインの薬物として（β遮断薬），CAI，α_2刺激薬，ROCK阻害薬，もしくは配合薬を単独もしくは組み合わせて用いていく．薬物の選択は眼圧下降効果，副作用の有無，使いやすさから判断し，必要により3〜4剤を併用するが，眼圧下降治療のアドヒアランスを高めるためにはなるべく1日1回投与の点眼薬や配合薬を用いるなどして，最小限の薬剤数による処方が推奨される．耐容可能な薬物治療により進行が抑制できない場合にはレーザー・手術加療を検討する（図3）．

　点眼治療の目的・指標は第一に眼圧下降であるが，緑内障治療の目的は長期にわたる視神経障害進行の抑制および視機能の維持であることから，眼圧下降幅のみでなく，実際の治療では眼圧下降の質も考えた薬剤選択が必要とされてきている．眼圧は房水の産生量・流出量・流出抵抗・上強膜静脈圧などの影響を受けるほか，約8割の人では日中眼圧が高く，夜間眼圧が低いといった日内変動や，起坐位と仰臥位（就寝中）では仰臥位で眼圧上昇するなど，体位変動も知られている．こういったものから生じる眼圧日内変動を考慮し，それを抑制するような治療

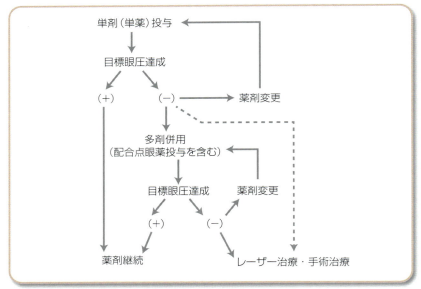

図3　眼圧下降治療：薬物治療の導入［原発開放隅角緑内障（広義）］
（日本緑内障学会緑内障診療ガイドライン作成委員会．緑内障診療ガイドライン（第4版）．日眼会誌 2018; 122: 5-53[1]）を参考に作成）

が望ましい．また，薬剤の選択肢が増えたことから，長期間にわたる多剤点眼による眼局所の副作用の抑制，交感神経作動薬などでは全身への副作用などにも考慮が必要である．また，点眼回数や点眼時の違和感，副作用などの影響を受けるアドヒアランスを向上させることも，長期の治療では非常に大切である．

4. 薬剤選択の注意点

緑内障診療ガイドラインにもあるように「必要最小限の薬剤と副作用で最大の効果を得ること」が大切であり，眼圧下降効果，副作用，アドヒアランスの観点から薬剤を選択していくことが重要である．そのためには，配合薬もうまく利用し，それぞれの薬の特徴を理解したうえで処方を選択する必要がある．

文献

1) 日本緑内障学会緑内障診療ガイドライン作成委員会．緑内障診療ガイドライン（第4版）．日眼会誌 2018; **122**: 5-53
2) Li T et al. Comparative effectiveness of first-line medications for primary open-angle glaucoma: a systematic review and network meta-analysis. Ophthalmology 2016; **123**: 129-140

A. 緑内障

5. 緑内障点眼薬の副作用はどこに注意するべきか？

結論

● 第一選択薬として使用頻度が高いプロスタグランジン関連薬は，全身的な副作用はないが，眼局所の副作用（主に結膜充血・睫毛伸長・色素沈着・プロスタグランジン関連薬眼窩周囲症状）に注意する必要がある．

● 炭酸脱水酵素阻害薬やROCK阻害薬は眼局所の副作用にとどまるが，β遮断薬やα_2刺激薬は，全身的副作用（β遮断薬では循環器系・呼吸器系・精神系・消化器系，α_2刺激薬では眠気・めまい・低血圧・徐脈）の発現に注意を払う．

　緑内障治療は視機能維持のための眼圧管理が主体となるが，その治療の第一選択は点眼薬となる．「すべての物質は有毒である．毒でないものは何もない．適切な用量が毒と薬を区別する（パラケルスス）」というように，効果（緑内障の場合は眼圧下降）と副作用（眼局所あるいは全身）の発現は表裏の関係である．副作用の発現を最小限に抑えながら治療を継続していくことが，患者満足度を高めることにつながり，その結果として高い点眼アドヒアランスが維持されることを期待できる．本項では，処方される機会の多い緑内障点眼薬（主要5剤）についての副作用を確認する．

1. プロスタグランジン（PG）関連薬の副作用

　PG関連薬は，点眼回数が少ないうえに眼圧下降効果が最も強く，全身的副作用がないことから，緑内障点眼薬の第一選択薬として選択される機会が多い．ほかの緑内障点眼薬に比較して，点眼継続率が高い薬剤ではあるものの，点眼アドヒアランスを維持させるためには眼局所の副作用に関し，短期と長期に分けてしっかり伝えておく必要がある．

　まず，短期の副作用として代表的なものは，結膜充血である．新規に点眼を開始して数時間から数日間が最も発症頻度が高く，点眼を継続していくに従って数週間以内で落ち着いていくことがほとんどである．結膜充血は点眼開始後から徐々に目立ってくるため[1]，PG関連薬は夕方から夜にかけて点眼をすると，翌朝には充血は消失していることが多い．この結膜充血は，PG関連薬を'新規'に開始する患者に頻度が高いので，新規患者に対してしっかりと説明をしておかないと，結膜充血が原因による点眼アドヒアランスの低下や，点眼の自己中断も起こりうる．PG関連薬のなかではその発症頻度に多少の差があるとされるが[2]，個人差も大きいため，いずれのPG関連薬を処方するにしても結膜充血は起こることを説明する．

　結膜充血のメカニズムの明確な機序は明らかになっていない．内因性のPGE$_2$は血管平滑筋を直接弛緩させる作用があり，PGE受容体の刺激が結膜充血を引き起こしている可能性はある．しかし，健常若年者での検討では，PG関連薬点眼によって誘発される内因性PGE$_2$と結膜充血の相関は認められなかったとされている．さらに，ビマトプロストによって引き起こされた結膜充血眼の結膜生検では，健常側と比較しても炎症反応などの特異的な所見は認められなかったとされる[3]．結膜充血は定性的に評価されることが多く，定量的な評価は難しい．客観的かつ再現性よく評価を行うためにも，結膜充血の前眼部写真は可能であれば撮影しておきたいところである．

　次に長期の副作用に関して，まず眼周囲に関連する代表的なものとして，数ヵ月から数年で

151

現れる眼瞼や虹彩の色素沈着があげられる[4]．これはPG関連薬の点眼による内因性PGE_2の分泌が促進された結果，メラニン顆粒の増加が起きることが原因と考えられている．組織学的に眼瞼色素沈着に関しては，メラノサイトの増殖や炎症，腫瘍化は認められていないことが確認されている．眼瞼は美容的に問題となるが，角化細胞に取り込まれたメラニンは皮膚の新陳代謝により脱落していくので，PG関連薬の点眼を中止すれば，数週間から数ヵ月でほとんどの場合は消褪していく．一方で虹彩色素沈着は不可逆的であるが，日本人の虹彩は濃褐色であるためあまり目立たない．

睫毛伸長・乱生も同時に起こりうる．睫毛の毛包にPG関連薬が作用すると，休止期が成長期に転化して睫毛の量が増加，また同時に，毛包も肥大化して睫毛が太くなると考えられている[5]．点眼中止により睫毛伸長・乱生は改善する．この副作用を利用した睫毛貧毛症治療薬も販売されている．

ここ数年で特に注意が払われているものとして，PG関連薬が原因の眼周囲の特徴的な変化，プロスタグランジン関連薬眼窩周囲症状（prostaglandin-associated periorbitopathy：PAP）がある[6]．そのなかでは上眼瞼の溝が深くなる上眼瞼溝深化（deepening of the upper eyelid sulcus：DUES）が代表的であり，眼瞼下垂，眼球陥入，眼窩脂肪萎縮，皮膚の退縮といった所見も同時に認められ，いくつかが組み合わさっていることも多い（図1）．これらの原因として，眼瞼および眼窩の脂肪組織の体積変化が関連すると考えられており，組織学的に検討されている[7]．FP受容体を介する脂肪産生が抑制されることが*in vitro*の実験系で証明されている[8]．

日本人の緑内障患者において，プロスト系PG関連薬4剤を対象としたDUES発症頻度の前向き報告がある．これによると，他覚的なDUESの発症頻度を上眼瞼の正面写真で検討したところ，発症頻度が比較的高い薬剤と，そうでない薬剤があることが判明した[9]．これらは点眼開始後6ヵ月目時点での判断であり，さらに長期的に経過観察を行う必要があるが，薬剤間で発症頻度に相違があることは事前情報として知っておく必要がある．DUESは美容的な問題だけでなく，医療者側の問題（接触式眼圧測定が困難になる，白内障や緑内障手術が行いづらくなるなど）も関係してくる．対応策としては，PG関連薬以外の緑内障点眼薬に変更する（PG関連薬は中止する），もしくは，発症が比較的起こりづらいとされるPG関連薬に点眼を切り替えることがあげられる．日本人を対象とした検討で，ビマトプロスト点眼でDUESを発症した患者を

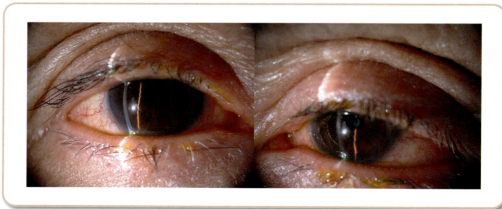

図1　PG関連薬に伴うPAP
両眼とも上眼瞼皮膚は非常に硬くなり，これ以上手指で開瞼することはできない．
接触式眼圧計による眼圧測定は非常に行いづらい（ほぼ行えない）．

ラタノプロスト点眼に切り替えた報告では，半年で 8 割以上の患者がほぼ元どおりの状態に戻ったとされる[10]．

次に，眼内への影響に関して，PG 関連薬（特にラタノプロスト）の市販当初には，点眼開始後に嚢胞様黄斑浮腫（CME）の発症を認めたとする報告もいくつかあった[11, 12]．しかし，その検討対象の大部分は，CME を発症しやすいと考えられているハイリスク症例（無水晶体眼，後嚢破損眼，侵襲が大きな手術眼，ぶどう膜炎の既往眼，網膜炎症性/血管病変を有する眼）であったため，現在では白内障術後の PG 関連薬使用と CME 発症には有意な関連は認められないとされている[13]．また，市販当初，PG 関連薬の投与が炎症を引き起こすことも考えられていたようであるが[14]，その後の検討でこの考え方は否定的となっている[15]．PG 関連薬の投与に伴う眼内炎症の発症頻度は低く，ぶどう膜炎の既往眼でも，十分な眼圧下降を得たい場合には PG 関連薬の使用を考慮しても問題ない[16]．

2. β遮断薬の副作用

PG 関連薬が使用しにくい場合には，市販されて歴史の長い β 遮断薬が選択される[17]．最近は配合薬が選択される機会も多くなってきているが，処方する側としては単に利便性を求めるだけではなく，そのすべてに非選択性 β 遮断薬が含有されていることを意識しておく必要がある．

眼局所の副作用として，局所麻酔作用を有する β 遮断薬では，涙液分泌減少，結膜胚細胞の減少，角膜上皮修復機能の低下から，角膜結膜上皮障害が懸念される．また，長期使用では偽眼類天疱瘡の発症で瘢痕性角結膜炎，輪部機能不全や涙点閉鎖などが起こりうる．一方で，特に全身の副作用の発現に注意を払う必要がある薬剤である．徐脈・心不全（循環器系），喘息・気道閉塞（呼吸器系），抑うつ・精神状態の変化（中枢神経系），血糖管理の悪化（糖脂質代謝異常），下痢・腹痛（消化器症状）などが代表的な副作用である．このような副作用を最小限に抑えるため，点眼後に鼻根部をしっかりと圧迫させる指導を行う．

3. 炭酸脱水酵素阻害薬（点眼）の副作用

セカンドラインで選択される場合が多いが，通常の眼では問題となる副作用は生じない[18]．角膜内皮細胞に炭酸脱水酵素が存在するため，水疱性角膜症のリスクを避ける意味で内皮細胞減少例（細胞密度が 500/mm^2 以下）では投与に注意を払う必要がある．一方で，内服薬（アセタゾラミド）は多くの全身合併症を生じるが，この項では割愛させていただく．

4. α₂刺激薬の副作用

神経保護効果も期待される薬剤であり，セカンドラインで処方されることが多い．点眼開始数ヵ月後から原因不明の濾胞性結膜炎（アレルギー性様の結膜炎）を生じることがある．発症しても点眼を中止すれば次第に症状は軽快する（図 2）．結膜の炎症を軽減させる目的で，緑内障の濾過手術を予定する患者には，この点眼薬をあえて中止する場合もある．β 遮断薬とは異なり，全身的な副作用に関する注意喚起があまり聞かれない印象もあるが，α₂刺激作用による眠気やめまい，低血圧や徐脈を引き起こす可能性があるので注意が必要である[19]．

5. ROCK 阻害薬の副作用

主経路に作用する新しい薬剤であり，処方する機会も次第に増えてきている．ROCK 阻害薬には血管平滑筋の弛緩作用を有するため，点眼直後から結膜充血を生じる．しかし，その発現のピークは 60 分後前後であり，その後，充血は徐々に消褪する．日本人を対象とした ROCK

第2章．治療編

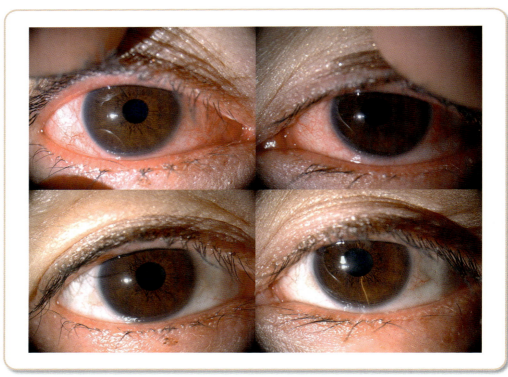

図2　α₂刺激薬による結膜炎
上段2枚が点眼中の結膜充血，下段2枚が点眼中止後の結膜．

阻害薬点眼薬の1年間の検討では，7割弱の患者が点眼開始後の3ヵ月以内で結膜充血を認めた．単剤使用の場合でも多剤併用の場合でも，結膜充血発症の頻度や程度に差は認めなかったとされている[20]．

文献

1) Sakata R et al. Time course of prostaglandin analog-related conjunctival hyperemia and the effect of a non-steroidal anti-inflammatory ophthalmic solution. J Glaucoma 2016; **25**: e204-e208
2) Honrubia F et al. Conjunctival hyperaemia with the use of latanoprost versus other prostaglandin analogues in patients with ocular hypertension or glaucoma: a meta-analysis of randomised clinical trials. Br J Ophthalmol 2009; **93**: 316-321
3) Leal BC et al. Conjunctival hyperemia associated with bimatoprost use: a histopathologic study. Am J Ophthalmol 2004; **138**: 310-313
4) Stjernschantz JW et al. Mechanism and clinical significance of prostaglandin-induced iris pigmentation. Surv Ophthalmol 2002; **47** (Suppl 1): S162-S175
5) Sasaki S et al. Influence of prostaglandin F2alpha and its analogues on hair regrowth and follicular melanogenesis in a murine model. Exp Dermatol 2005; **14**: 323-328
6) Tan P, Malhotra R. Oculoplastic considerations in patients with glaucoma. Surv Ophthalmol 2016; **61**: 718-725
7) Park J et al. Changes to upper eyelid orbital fat from use of topical bimatoprost, travoprost, and latanoprost. Jpn J Ophthalmol 2011; **55**: 22-27
8) Taketani Y et al. Activation of the prostanoid FP receptor inhibits adipogenesis leading to deepening of the upper eyelid sulcus in prostaglandin-associated periorbitopathy. Invest Ophthalmol Vis Sci 2014; **55**: 1269-1276

A. 緑内障

9) Sakata R et al. Incidence of deepening of the upper eyelid sulcus in prostaglandin-associated periorbitopathy with a latanoprost ophthalmic solution. Eye (Lond) 2014; **28**: 1446-1451

10) Sakata R et al. Recovery from deepening of the upper eyelid sulcus after switching from bimatoprost to latanoprost. Jpn J Ophthalmol 2013; **57**: 179-184

11) Moroi SE et al. Cystoid macular edema associated with latanoprost therapy in a case series of patients with glaucoma and ocular hypertension. Ophthalmology 1999; **106**: 1024-1029

12) Lima MC et al. Visually significant cystoid macular edema in pseudophakic and aphakic patients with glaucoma receiving latanoprost. J Glaucoma 2000; **9**: 317-321

13) Chu CJ et al. Risk factors and incidence of macular edema after cataract surgery: a database study of 81984 eyes. Ophthalmology 2016; **123**: 316-323

14) Eakins KE. Prostaglandin and non-prostaglandin mediated breeakdown of the blood-aqueous barrier. Exp Eye Res 1977; **25** (Suppl): 483-498

15) Stjernschantz JW. From PGF(2alpha)-isopropyl ester to latanoprost: a review of the development of xalatan: the Proctor Lecture. Invest Ophthalmol Vis Sci 2001; **42**: 1134-1145

16) Chang JH et al. Use of ocular hypotensive prostaglandin analogues in patients with uveitis: does their use increase anterior uveitis and cystoid macular oedema? Br J Ophthalmol 2008; **92**: 916-921

17) Brooks AM, Gillies WE. Ocular beta-blockers in glaucoma management. Clinical pharmacological aspects. Drugs Aging 1992; **2**: 208-221

18) Talluto DM et al. Topical carbonic anhydrase inhibitors. Curr Opin Ophthalmol 1997; **8**: 2-6

19) Cantor LB. Brimonidine in the treatment of glaucoma and ocular hypertension. Ther Clin Risk Manag 2006; **2**: 337-346

20) Tanihara H et al. One-year clinical evaluation of 0.4% ripasudil (K-115) in patients with open-angle glaucoma and ocular hypertension. Acta Ophthalmol 2016; **94**: e26-e34

第2章. 治療編

6. 緑内障点眼薬で角膜障害などが起きたときの対処法は？

結論

- 緑内障点眼薬による薬剤性角膜上皮障害の主原因は，防腐剤のベンザルコニウム塩化物（BAC）である．
- 薬剤数が増えるに従って角膜上皮障害の頻度が上がるため，BAC 非含有の点眼液，あるいは防腐剤に BAC を使用していない点眼薬の選択を積極的に考える．
- 角膜上皮障害が重篤な場合は，点眼薬をいったん中止し，防腐剤が入っていない人工涙液で角結膜を洗い流す必要がある．
- 点眼薬の変更や中止でも角膜上皮障害が改善しない場合は，眼圧下降手段としてレーザーや手術も考慮する．

　緑内障点眼薬の大部分には防腐剤として，低刺激性であり常温で幅広い抗菌作用を有することで知られているベンザルコニウム塩化物（benzalkonium chloride：BAC）を含有している．

　BAC は涙液層を破壊し，薬剤性角膜上皮障害（以下，角膜上皮障害）の主原因となる[1]．角膜上皮障害は軽症から重症にかけて，点状表層角膜症＜ハリケーン角膜症＜epithelial crack line＜遷延性上皮欠損，と大きく4つに分類される．緑内障は眼圧管理が治療の主体となるため，点眼液の使用は通常長期に及び，かつ多剤を併用する場合が多い．したがって，点眼液の眼表面や眼周囲への影響は決して無視することができない．プロスタグランジン関連薬では1年で365回，ほかの緑内障点眼薬が加わるとさらに多くの回数，BAC を角結膜に曝露させている，という計算になる．加えて，緑内障患者のなかにもドライアイを患っている患者や，コンタクトレンズを使用している患者も多い．このような方々の角結膜の状態は健常者と比較してよくないことが多く，そこに細胞毒性のある BAC が曝露されることで，眼表面の状態はさらに悪化することが懸念されることになる．

　緑内障点眼薬は主剤と添加物に大きく分けることができる．主剤で問題となることが多いのは，β遮断薬の角膜表面知覚低下（表面麻酔）作用である．反射性涙液分泌の低下によって角膜上皮障害が起こる．添加物のなかでは，薬剤毒性を有する BAC が角膜上皮障害を引き起こす原因である．BAC 濃度を以前よりも低濃度にした薬剤，あるいは BAC 非含有の PF（preservative-free）製剤といった選択肢もあるが，近年の傾向として，BAC 以外の防腐剤である，安息香酸ナトリウム，イオン緩衝システム sofZia，亜塩素酸ナトリウムが含有されている緑内障点眼薬の選択も可能となっている（表1）．これらの防腐剤では BAC よりも角膜上皮障害の発生率が低いことを期待できる．

　緑内障患者ではどれくらいの割合で薬剤性角膜上皮障害が起きているのであろうか．緑内障点眼薬を使用している患者（開放隅角緑内障患者や高眼圧症患者）での検討では，ドライアイ様症状が約6割に出現，そのうち約3割は重症であったとしている[2]．また，別の研究では，約半数に角膜上皮障害を認め，点眼数が増加するに従って状態の悪化を認めたとされる[3]．ドライアイと同様に，角膜上皮障害が重篤になるに従って，患者の生活の質（QOL）は低下していくことを意識しておく必要がある．

　緑内障治療経過中に薬剤性角膜上皮障害を認めたら，具体的にはどのように対処するべきであろうか．点眼薬は多剤併用している場合が多いため，すべての点眼薬をいったん中止にする

A. 緑内障

表1 ベンザルコニウム塩化物（BAC）以外の防腐剤が含有されている主要な緑内障点眼薬

薬剤名	防腐剤	点眼ボトル	製薬会社
トラバタンズ点眼液 0.004%	イオン緩衝系（sofZia™）	マルチドーズ	アルコン ファーマ
タプロスミニ点眼液 0.0015%		ユニットドーズ	参天製薬
ラタノプロスト PF 点眼液 0.005%「日点」		マルチドーズ	日本点眼薬研究所
ラタノプロスト点眼液 0.005%「ニッテン」	安息香酸ナトリウム	マルチドーズ	日本点眼薬研究所
ラタノプロスト点眼液 0.005%「NP」		マルチドーズ	わかもと製薬
コソプトミニ配合点眼液		ユニットドーズ	参天製薬
デュオトラバ配合点眼液		マルチドーズ	アルコン ファーマ
アイファガン点眼液 0.1%	亜塩素酸ナトリウム	マルチドーズ	千寿製薬
カルテオロール塩酸塩点眼液「わかもと」*		マルチドーズ	わかもと製薬
ブロキレート PF 点眼液*		マルチドーズ	日本点眼薬研究所
カルテオロール塩酸塩 LA 点眼液「わかもと」*		マルチドーズ	わかもと製薬
チモプトール XE 点眼液*	臭化ベンゾドデシニウム	マルチドーズ	参天製薬
チモレート PF 点眼液*		マルチドーズ	日本点眼薬研究所

*：点眼濃度が異なる製剤がある

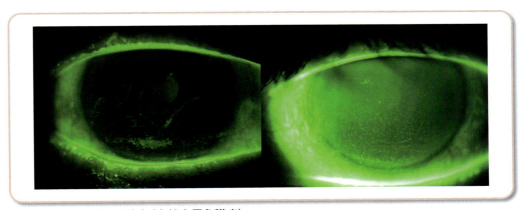

図1 薬剤性角膜上皮障害（点状表層角膜症）
　　ブルーフリーフィルターを通すとより鮮明になる．

べきかどうか，が最初に必要な判断となる．点状表層角膜症（軽症）であれば（図1），使用している点眼薬を低濃度の BAC の点眼薬に変更するか，BAC 以外の防腐剤が含有されている点眼薬に切り替えることを検討するが，点眼そのものを中止する必要はなく，点眼薬は継続し，注意深く経過をみていくという方針でよい．

　ハリケーン角膜症（軽症〜重症）や epithelial crack line（重症）が出現する段階になると，点眼は中止する必要がある．原因は主に BAC であるので，この段階でヒアルロン酸製剤，ジクアホソルナトリウムやレバミピドを追加投与しても角膜上皮障害は改善しない．角膜への BAC の曝露を減らすため，点眼数を減少させる，あるいは点眼をすべて中止にする必要がある．しかしながら，複数の点眼薬をすべて中止にすることは現実的に難しい場合が多いので，同系統の点眼薬で BAC 非含有の薬剤か，あるいは防腐剤が無添加の PF 製剤に切り替えを行う（表1）．代替させる薬剤がない場合は，そのまま点眼中止となるが，緑内障の病期によっては休薬に伴う眼圧上昇が望ましくないことがあるので，この場合は経口薬のアセタゾラミドを処方する．た

だし，アセタゾラミドは全身的な副作用が起こりやすいので，処方はできるだけ少量を基本とすることが望ましく，漫然と長期間の投与は避けたい．

　一方で，角膜上皮障害に対する対処法として，まずは防腐剤が入っていない人工涙液の頻回点眼を行い，角結膜上にとどまっている緑内障点眼薬の主剤や添加物（BAC）をすべて洗い流すことから開始する．ドライアイと同様に，薬剤性角膜上皮障害の場合も軽度の炎症が関与していることが示唆されているため，低力価のステロイド点眼の併用も適宜考慮する．角結膜の状態が安定してきたら，緑内障点眼薬を再開するが，基本的には1剤ずつ開始（そして増加も1剤ずつ）とし，またBAC非含有の薬剤を選択するほうがよい[4]．再開後に角膜上皮障害が再燃した場合は，レーザー治療や観血的治療も視野に入れて治療を進めなければならない．

文献

1) Lee S et al. Comparative cross-sectional analysis of the effects of topical antiglaucoma drugs on the ocular surface. Adv Ther 2013; **30**: 420-429
2) Leung EW et al. Prevalence of ocular surface disease in glaucoma patients. J Glaucoma 2008; **17**: 350-355
3) Stewart WC et al. Ocular surface disease in patients with ocular hypertension and glaucoma. Curr Eye Res 2011; **36**: 391-398
4) Anwar Z et al. Glaucoma therapy and ocular surface disease: current literature and recommendations. Curr Opin Ophthalmol 2013; **24**: 136-143

A. 緑内障

7. 濾過胞の合併症への対処はどうするか？

> **結論**
> ● 代表的なものには，房水漏出と濾過胞感染症がある．
> ● 房水漏出は，縫合を行うことで漏出を停止させる．
> ● 濾過胞感染症は，感染のステージに合わせた対処を速やかに行う必要がある．

1. 結膜からの房水漏出の対処法

　術後早期では，濾過胞を縮小させ濾過不全となり，術後の眼圧の経過を悪化させることが多くなる一方，術後晩期においては，発症すると濾過胞感染のリスクが約5倍高くなることが報告されている[1]．

a）検査法

　Seidel 試験を行う．具体的には，濾過胞に抗菌点眼薬を浸したフルオレセイン試験紙を直接接触させることで房水漏出点を見つける．代表例を図1に示す．

b）対処法

①房水漏出点が軽度のとき

　房水漏出しているところを直接丸針の10-0ナイロン糸で縫合するか，房水漏出点を囲むように丸針の10-0ナイロン糸で compression suture を置く．そのときに，結膜だけを縫合するのでなく，その下の強膜まで通糸をしておく必要がある．縫合した糸は時間とともに結膜下へ埋没していくが，結膜上に露出したときは，後日抜糸を行う．房水漏出が止まると濾過胞が再度拡大する．Seidel 試験にて診察の都度，房水漏出の有無を確認する（図2a）．房水漏出が見られる場合は，房水漏出点を囲むように compression suture を置いて，その耳側にも濾過胞の広がりを止めるための compression suture を置く（図2b, c）．

②房水漏出点が旺盛なとき

　濾過胞が術後に限局化してきて虚血性の濾過胞になることで生じてくる．濾過胞の内圧が上昇することで，房水漏出が起きてきているため，房水漏出点付近の結膜が菲薄化していることが多い（図3a）．そのため，結膜縫合を行っても近傍の結膜がさらに損傷してしまい，房水漏出を止めることができない．強膜弁を結膜上から direct suture を行い，濾過量を減少させて房水漏

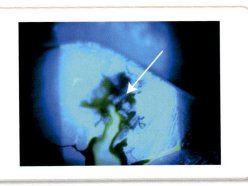

図1　Seidel 試験

第2章. 治療編

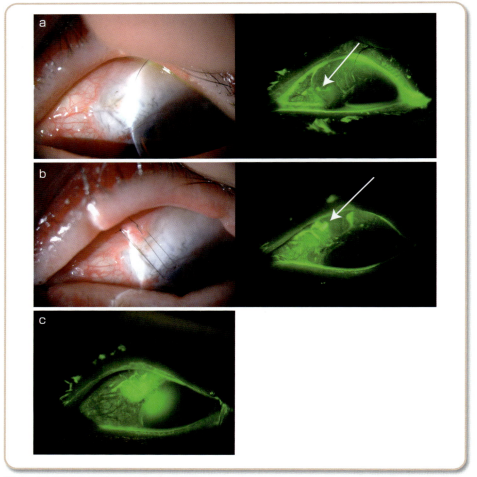

図2 房水漏出点が軽度な場合の対応
　a：術前（矢印：房水漏出）
　b：compression suture の設定
　c：1週間後．房水漏出の停止が確認できる．

出を止めるか，結膜円蓋部から needling を行い，限局化した濾過胞を円蓋部へ広げて濾過胞内圧を下げることで結膜からの房水漏出を止める必要がある．これらの処置でも房水漏出が止まらないときは，脆弱化した結膜を除去して，円蓋部より結膜を前転する conjunctival advancement を行う必要がある．

2. encroaching bleb の対処法

　濾過胞は術後に徐々に縮小していく．その際，角膜輪部近くに限局していくが，そのときに，角膜輪部近くの濾過胞が拡大して，角膜中心部にまで広がってきてしまうことがあり，encroaching bleb と呼んでいる（図4）．

a）対処法

　単純に切除して，切除部分の縫合を行う．円蓋部への濾過胞の限局があり，術後に眼圧上昇のリスクがある場合は，結膜前転術も併術する（図5）．

A. 緑内障

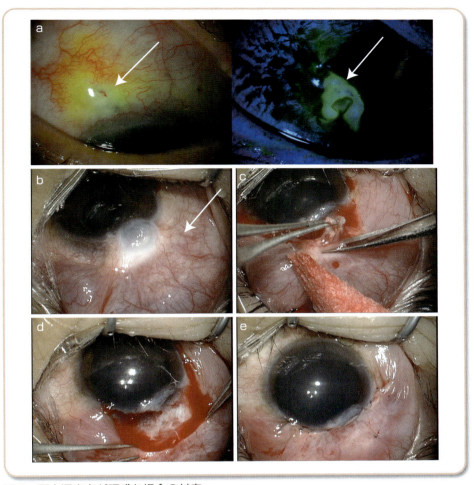

図3 房水漏出点が旺盛な場合の対応
a：房水漏出．Seidel試験で房水漏出の場所がわかる．矢印の場所から房水漏出が見られる．
b：矢印の部位から房水漏出がある．
c：虚血となった結膜の除去．
d：健常結膜を円蓋から前転する．
e：手術終了写真
（四谷しらと眼科　白土城照先生からのご提供）

3．dellenの対処法[2]

　巨大な濾過胞により涙液層の破壊が起き，濾過胞に接した角膜にできた陥凹をdellenと呼んでいる．濾過胞をcompression sutureなどで縮小することで，改善を図る（図6）．

4．濾過胞感染の対処法

　濾過手術後の合併症として濾過胞感染は，5年後の発症率が2.2％と報告されている[2]．
　濾過胞感染が疑われるときは，速やかな対処が必要である．濾過胞感染のステージ分類をもとに対処法が異なる．起因菌が同定されるまでには培養検査のあと，時間がかかるため，実際には感染症例に遭遇したときは，速やかな抗菌薬の投与の開始が必要である．

161

第2章. 治療編

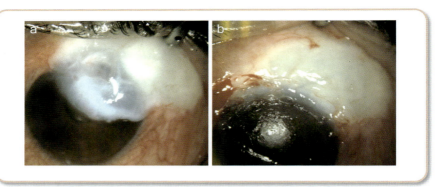

図4 encroaching bleb 切除前後の外観所見
　　a：切除前
　　b：切除後
　　（四谷しらと眼科　白土城照先生からのご提供）

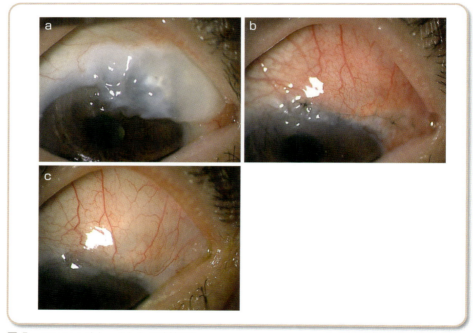

図5 encroaching bleb の対処法
　　a：切除前
　　b：切除と結膜前転の併術直後
　　c：術後長期
　　（四谷しらと眼科　白土城照先生からのご提供）

　濾過胞感染は，ステージⅠ，Ⅱ，Ⅲa，Ⅲb に分類され，以下にステージに応じた当院での対処法を述べる．
　代表例として下の図7 に示す症例写真を示す（ステージⅢb）．
a）診断と検査
　濾過胞感染が疑われる症例については，以下の検査を速やかに行い，診断を確定するととも

162

A. 緑内障

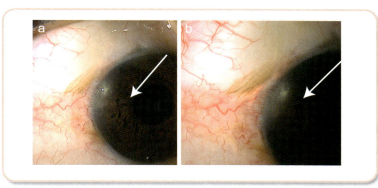

図6 dellen の対処法
　　a：矢印の部分に dellen が見られる．
　　b：a の拡大図

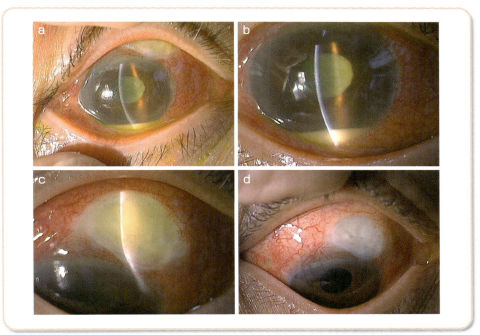

図7 濾過胞感染の対処法
　　a：全体像．結膜充血が全体，前房蓄膿が見られる．
　　b：前眼部．前房蓄膿が見られ，前房細胞フレアは高度．
　　c：濾過胞．濾過胞の白濁，膿の貯留が見られる．
　　d：硝子体手術後．濾過胞の膿の消失が見られる．

に濾過胞感染の病期分類を行う．
- ・視力検査
- ・細隙灯顕微鏡検査
- ・眼底検査
- ・前眼部写真
- ・培養検査

第 2 章. 治療編

B. 前眼部の疾患

1. ドライアイの新しい層別治療（TFOT）とは？

結論
- ドライアイは，①涙液減少型（水分不足），②水濡れ低下型（膜型ムチン不足），③蒸発亢進型（油分か分泌型ムチン不足）の 3 つに分類できる．
- TFOT（tear film oriented therapy）とは「眼表面の層別治療」のことで，遭遇したドライアイの病型を判断し，それに応じて眼局所療法を選択する考え方の治療法である．
- 治療の選択肢には点眼液（ジクアホソルナトリウム，レバミピド，ヒアルロン酸ナトリウム，人工涙液，ステロイド），眼軟膏（オフロキサシン眼軟膏），涙点プラグ，温罨法，リッドハイジーン（眼瞼清拭）などがある．

1. ドライアイの定義・診断基準（2016 年ドライアイ研究会）[1]

2016 年ドライアイ研究会により定義と診断基準は以下のように定められた．
①定義：ドライアイは，様々な要因により涙液層の安定性が低下する疾患であり，眼不快感や視機能異常を生じ，眼表面の障害を伴うことがある．
②診断基準：BUT（涙液層破壊時間）＊ 5 秒以下かつ自覚症状（眼不快感または視機能異常）を有する．　＊：フルオレセイン染色による

2. TFOT（tear film oriented therapy）とは [2,3]

　ドライアイは大きく分けて，涙液減少型と BUT 短縮型の 2 種類に分けられ，BUT 短縮型ドライアイはさらに蒸発亢進型と水濡れ性低下型に分けられると考えられている．TFOT とは涙液層の破壊を引き起こしている眼表面（涙液層や角結膜上皮からなる）に，不足成分を補える眼局所治療を用いて，涙液層の破壊を阻止することでドライアイを治療しようとするコンセプトのことである（図 1）[2]．
　TFOT を効果的に行うために，涙液層に破綻を生じさせる眼表面の不足成分，すなわち油分（涙液層の液層の水分蒸発を防ぐと考えられている），水分および分泌型ムチン（開瞼維持時の涙液の菲薄化を防ぐことに働く），膜型ムチン（角膜表面の水濡れ性を維持する）のいずれかが不足しているのかを判別する方法が必要となる．そこで現在提唱されているのがフルオレセイン染色時の涙液のブレイクアップパターン分類であり（tear film oriented diagnosis：TFOD），基本型として Area，Line，Spot，Dimple，Random の 5 種類がある（図 2）[4,5]．これらを参考に，ドライアイを，①涙液減少型，②水濡れ低下型，③蒸発亢進型のいずれかに分類して，不足成分を補う．ただし複合型もありうる．各パターンの詳細については文献を参照されたい．自覚症状が所見と解離し，他覚的所見が改善しても自覚症状改善が困難な例があることもドライアイの特徴である．
　①涙液減少型ドライアイ（Area，Line，Area のほうがより重症）→水分不足→重症例には涙点プラグ，中等症まではジクアホソルナトリウム

B. 前眼部の疾患

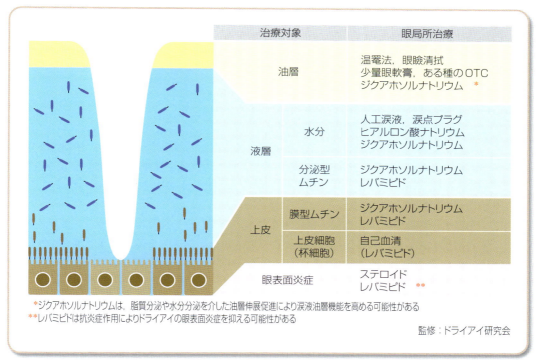

図1 TFOT (tear film oriented therapy)
(http://www.dryeye.ne.jp/tfot/index.html を参考に作成)

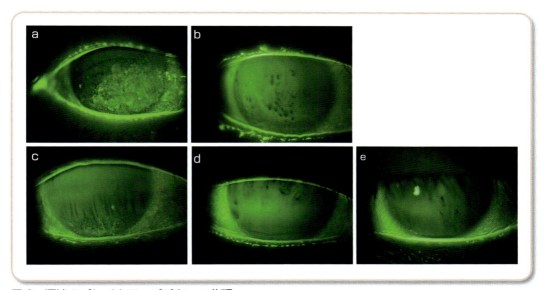

図2 涙液のブレイクアップパターン分類
　a：Area break
　b：Spot break
　c：Line break
　d：Dimple break
　e：Random break

167

第 2 章．治療編

②水濡れ低下型（Spot，Dimple，および Line，Random が開瞼維持で急速に拡大する場合）
→膜型ムチン不足→ジクアホソルナトリウム，レバミピド
③蒸発亢進型（Random）→油分か分泌型ムチン不足→ヒアルロン酸ナトリウム，ジクアホソルナトリウム，レバミピド，MGD の治療

3．各種点眼薬，治療法について

a）ジクアホソルナトリウム（ジクアス）

結膜上皮および杯細胞膜上の P2Y2 受容体に作用し結膜上皮から水分，杯細胞から分泌型ムチンの分泌を促す．また角膜上皮細胞の膜型ムチンの遺伝子発現および蛋白質産生を促す．1 日 6 回が基本．5 mL ボトル．塩化ベンザルコニウム（BAK）フリー．

b）レバミピド（ムコスタ）

角膜上皮細胞のムチン遺伝子発現を亢進し，膜型ムチン量を増加させる．また，角膜上皮細胞の増殖を促進し，結膜杯細胞数を増加させ，分泌型ムチンを補充する．抗炎症作用も有するといわれている．1 日 4 回が基本．防腐剤無添加の 1 回使い切りのユニットドーズ形態．

c）ヒアルロン酸ナトリウム（ヒアレイン）

フィブロネクチンと結合し，その作用を介して上皮細胞の接着，伸展を促進すると考えられる．また，その分子内に多数の水分子を保持することによって優れた保水性を示す．ただし涙液減少が著しいケースでは，点眼したメニスカス上のヒアルロン酸が角膜上の涙液を吸水するため（盗涙現象），その保水性が仇になることがあり注意が必要である．5 mL ボトルの 0.1％，0.3％，とユニットドーズ（ヒアレインミニ）0.1％，0.3％がある．1 日 4〜6 回．

d）ステロイド点眼

ドライアイでは炎症が関与することがあり，その際に用いられる．欧米では涙液減少や涙液の浸透圧亢進上昇による眼表面炎症の関与が大きいと考えられている．日本では使用する点眼薬はフルオロメトロン 0.1％（フルメトロン 0.1％）がメイン．炎症の程度により 1 日 1〜4 回．眼圧上昇に注意．

e）人工涙液（ソフトサンティア，マイティアなど）

水分補給や涙液中の debris，眼脂などの wash out に効果を発揮するが，水分補給の効果は一時的とされる．薬局で自己購入可能な点眼液である．

f）涙点プラグ

シリコーン製の固形のもの（パンクタルプラグやイーグルプラグ）と 2 ヵ月程度で吸収されるアテロコラーゲンプラグ（キープティア）がある．重症の涙液減少型には著効する．固形の場合，脱落することもあり，その際はサイズを合わせながら再挿入する．脱落を繰り返す場合は涙点焼灼なども考える．合併症として感染，迷入，ティアメニスカス上昇のための目の潤み，流涙，またそれらに伴う視機能低下などが出現する場合がある．

g）温罨法，リッドハイジーン

MGD の最も基本的な治療法．40℃程度の温タオルや各種眼瞼温め用機器で 10 分程度瞼を温め，凝固したマイバムを融解させる．また温罨法のあとにぬるま湯で洗顔し，睫毛根部やマイボーム腺開口部付近を目元用洗浄液を用い指の腹で優しくマッサージしながら洗浄する．もしくは眼瞼清拭用清浄綿で眼瞼縁を清拭する．これらを 1 日 1〜数回施行する．LIME 研究会のホームページ[6] で詳細および動画が公開されている．

文献

1) 島崎　潤ほか．日本のドライアイの定義と診断基準の改訂（2016年度版）．あたらしい眼科 2017; **34**: 309-313
2) ドライアイ研究会．TFOT（Tear Film Oriented Therapy）眼表面の層別治療
   http://www.dryeye.ne.jp/tfot/index.html（2018年9月21日閲覧）
3) 横井則彦．ドライアイの治療方針：TFOT．あたらしい眼科 2015; **32**: 9-16
4) Yokoi N et al. Classification of Fluorescein Breakup Patterns: A Novel Method of Differential Diagnosis for Dry Eye. Am J Ophthalmol 2017; **180**: 72-85
5) 横井則彦．ドライアイ診療のための涙液層のブレイクアップ分類最前線．あたらしい眼科 2017; **34**: 315-322
6) LIME研究会 HP　http://www.lime.jp/main/mgd/treatment（2018年9月21日閲覧）

第2章. 治療編

2. 花粉症・アレルギー性結膜疾患の治療薬の使い方は？

結論

● アレルギー性結膜疾患に対する薬物治療は，H_1受容体拮抗薬，メディエータ遊離抑制薬が第一選択で，重症例ではステロイドを追加し，更に難治性の際には免疫抑制薬の使用を検討する.

● 点眼が基本であるが，重症度により軟膏，内服，注射薬も症例に応じて選択する.

1. アレルギー性結膜炎の治療薬の分類

　アレルギー性結膜炎の定義は「Ⅰ型アレルギーが関与する結膜の炎症性疾患で何らかの自他覚症状を伴うもの」とされ，非増殖性の季節性アレルギー性結膜炎（SAC），通年性アレルギー性結膜炎（PAC），アトピー性角結膜炎（AKC）と，増殖性の春季カタル（VKC），巨大乳頭結膜炎（GPC）に分類される. いずれも結膜組織内で複雑なアレルギー反応が発生しているが，その一部を薬物で阻害し病勢を抑制することが薬物治療の趣旨である. 現在アレルギー性結膜炎で使用される薬剤には，抗アレルギー薬（H_1受容体拮抗薬，メディエータ遊離抑制薬），ステロイド薬，免疫抑制薬がある. 第一選択は抗アレルギー薬で，重症度によりステロイド薬，慢性疾患においては免疫抑制薬の追加を考慮し，剤形も症例に応じて軟膏，内服，結膜下注射などの選択肢を検討する.

2. 各薬剤について

a）H_1受容体拮抗薬

　H_1受容体拮抗薬は，その名のとおりH_1受容体を拮抗阻害する. H_1受容体はヒスタミン受容体の一種であり，血管内皮，平滑筋，第一次求心性神経線維末端，中枢神経に存在し，それぞれヒスタミンと結合すると毛細血管透過性亢進，平滑筋弛緩，痛み・かゆみの惹起，覚醒レベルの維持・痙攣の抑制などの作用を示す. H_1受容体拮抗薬はこれらを阻害するため，アレルギー疾患においては充血や浮腫，瘙痒感を抑制する目的で用いられる. H_1受容体拮抗薬は中枢移行し鎮静性のある第一世代と，鎮静性の弱い傾向のある第二世代に分類されるが，点眼ではいずれにしても鎮静性はほとんど見られず，また比較的即効性のため使用しやすいため，アレルギー性結膜疾患治療の第一選択である. アレルギー性鼻炎を併発している症例では内服も保険適用になる. 内服では，第一世代は無論，第二世代でも一部中枢作用を示すものがあるので注意が必要である.

b）メディエータ遊離抑制薬

　メディエータ遊離抑制薬は，肥満細胞などの脱顆粒によるヒスタミンなどのケミカルメディエータの放出を抑制する. この反応は即時相の早期に生じるため，メディエータ遊離抑制薬は発症や発症後の増悪に対して予防的に働くという見方ができる. 実際花粉症など，特定の時期にアレルギー性結膜炎を発症することがわかっている場合には，数日ないし数週間前からメディエータ遊離抑制薬点眼をする，いわゆる初期療法といわれるような予防的投与をしておくと症状が軽減するとされる. 同様に日中抗原に曝露する前に朝起きたら1回点眼をしておくとよいとの意見も聞かれる.

　現在H_1受容体拮抗とメディエータ遊離抑制の両方の機能を持つ抗アレルギー点眼薬が複数あり，アレルギー性結膜疾患の治療において中心的な役割を担っている.

170

c）ステロイド薬

ステロイド薬は，血管拡張・透過性亢進の抑制，炎症細胞の遊走の抑制など，抗炎症作用，免疫抑制作用を持つが，眼圧上昇，易感染性，白内障などの原因となるので，前述の抗アレルギー点眼薬で効果が不十分な際に，重症度に応じた力価のステロイド点眼薬を併用することが推奨される．内服薬は小児や結膜下注射が困難な症例，角膜上皮欠損がある症例に用い，投与期間は副作用を考慮し1～2週を目処とし，内科や小児科とも連携することも必要である．軟膏はステロイド点眼できない場合や睡眠中の持続的な効果を期待したい場合に使用する．重症例にはトリアムシノロンアセトニドまたはベタメタゾン懸濁液を上眼瞼結膜下に注射することもある．

d）免疫抑制薬

免疫抑制薬は，現在シクロスポリンとタクロリムスとが，抗アレルギー薬で効果不十分な春季カタルに対して使用可能である．これらはともにT細胞内のカルシニューリンを阻害することでIL-2の転写を抑制し，細胞性免疫を抑制する．春季カタルの治療は次項で詳述する．

3．その他考慮すべきこと

点眼一般にいえることだが，添加剤の種類によって角膜上皮障害の発生や，添加剤アレルギーを生じることがある．特にアレルギー性結膜疾患においては瘙痒や炎症により，もともと角膜上皮障害が存在することもあり，主剤だけでなく添加剤についても配慮するとよい．また小児や妊婦や授乳婦については薬剤ごとに投与の判断が異なるので，注意が必要である．実際の患者さんでは，点眼のしみ具合，ボトルの押しやすさ，一滴の量などに関連した点眼の好みや，効果の自覚が違うので，薬剤の選択に関しては上述した事項などを踏まえながら患者さんと相談して決めていくのがよいと考えられる．

文献
1) アレルギー性結膜疾患診療ガイドライン編集委員会．アレルギー性結膜疾患診療ガイドライン（第2版）．日眼会誌 2010; **114**: 829-870

第2章. 治療編

3. 春季カタルはどう治療するか？

結論
- 春季カタルの治療として，抗アレルギー点眼薬（メディエータ遊離抑制薬・ヒスタミン H_1 受容体拮抗薬），免疫抑制薬点眼，ステロイド点眼，ステロイド眼瞼結膜下注射・内服，外科治療を重症度に応じて考慮する．

1. 春季カタルについて

　春季カタルは，結膜の増殖性変化が見られるアレルギー性結膜疾患である．病型は，眼瞼型，輪部型，混合型に分けられる．眼瞼型では通常両上眼瞼結膜に硬く平たい敷石状の乳頭増殖が見られ，重症例ではカリフラワー様の巨大乳頭となることがある．輪部型では輪部結膜の肥厚と混濁が見られ，ゼラチン様で時に融合性の輪部乳頭が見られることもある．混合型は両者の特徴を併せ持つ．眼瞼結膜が瞬目の度に結膜をこするため角膜障害を合併することがあり，点状表層角膜炎，上皮びらん，フィブリンや粘膜を含んだ角膜プラーク，シールド潰瘍，上皮下混濁，角膜血管侵入，瘢痕形成，偽老人環など様々見られる．

　鑑別として重要なのはアトピー性結膜炎であるが，アトピー性結膜炎は典型的には20歳代から50歳代に発症し下眼瞼結膜の関与もある一方，春季カタルは10歳未満での発症で主に上眼瞼結膜に生じ，年齢が上がるにつれて自然と軽快し，思春期にはよくなっていることが多い．また春季カタルは女性に比べ男性に多い傾向がある．これらの春季カタルに特徴的な兆候は，以下に述べるように，抗アレルギー薬の次にステロイドを使用するか免疫抑制薬を使用するか判断する際に有用である．

2. 春季カタルの治療 （図1）

　治療は，アレルギー性結膜疾患として前項で述べたように抗アレルギー薬，免疫抑制薬，ステロイドを組み合わせて行う．

　ごく軽症例においてはまず抗アレルギー点眼薬の単独使用を試みる．特に季節性が明らかな場合には，増悪が見られる前にあらかじめメディエータ遊離抑制薬を投与しておくのは合理的である．

　軽症から中等症においては，抗アレルギー点眼薬に免疫抑制点眼薬を追加することが推奨される．現在日本で使用できる免疫抑制薬点眼は，シクロスポリン点眼液0.1％とタクロリムス点眼液0.1％の2つである．薬効の強さの違いから，シクロスポリン点眼液0.1％はどちらかというと軽症例に，タクロリムス点眼液0.1％は中等症やシクロスポリン抵抗例において用いる．

　抗アレルギー薬点眼と免疫抑制点眼薬で効果が十分でない場合や急性増悪時にはステロイドを追加する．ステロイドは副作用を考慮し，使用期間をなるべく短くするため症状の改善とともに漸減・中止することが望ましい．

　難治例においては，上記3種の点眼に加え，ステロイドの瞼結膜下注射もしくは内服を追加する．症状が改善するようであれば，ステロイド点眼を漸減・中止する．

　実際の診療では，通常のアレルギー性結膜炎で行われるように，抗アレルギー薬点眼とステロイド点眼で治療を先に行っていることも多い．そのようなときに効果が十分でない場合にはやはり免疫抑制薬点眼を導入するが，シクロスポリン点眼液0.1％とタクロリムス点眼液0.1％

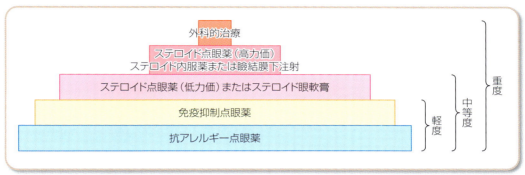

図1 アレルギー性結膜疾患の治療：増殖性（春季カタル）
（アレルギー性結膜疾患ガイドライン編集委員会．アレルギー性結膜疾患診療ガイドライン（第2版）．日眼会誌 2010; 1114: 829-870 を参考に作成）

とでは，効果に差があるため，異なる導入の仕方が推奨されている．シクロスポリン点眼液0.1％の場合には，ステロイド点眼は残したまま導入し，効果が出てきたら徐々にステロイド点眼を漸減・中止する．タクロリムス点眼液0.1％の場合にはステロイドを単純に切り替える治療変更が可能とされている．

薬物治療では症状が軽快せず，結膜乳頭増殖や角膜上皮障害が進行する症例に対しては，乳頭を含む瞼結膜切除術を行うことがある．また角膜プラークが生じた場合には，上皮化を促すために外科的搔爬や羊膜移植を行うこともある．

3. 免疫抑制薬について

春季カタルで使用される免疫抑制薬は，シクロスポリンとタクロリムスの2つであるが，これらはともにT細胞内のカルシニューリンを阻害することでIL-2の転写を抑制し，その結果細胞性免疫を抑制する．これらを全身投与する場合には腎毒性などの副作用に注意するが，点眼剤の場合では腎毒性が発生するリスクは極めて低い．薬理学的に見られる免疫抑制効果はタクロリムス0.1％点眼液がシクロスポリン0.1％点眼液より強いため，上述したように重症度による適応やステロイドの置き換え方が少し異なる．

臨床現場においては，製剤に含まれる防腐剤の有無や，製剤特有の眼刺激感などの使用感もあるので，重症度や角膜の状態，年齢，各人の使用感，効果の自覚，患者の経済状況などに応じてどちらを使用するか決めることになると考えられる．

免疫抑制薬点眼が登場する以前は，ステロイドを軸としていたが，長期にわたる使用で眼圧上昇や易感染性，白内障などの副作用が問題となるうえ，十分な効果を得ることは困難であった．免疫抑制薬点眼が登場して，ステロイドの使用を軽減できるようになり，また今まで難治性で，外科的切除が必要であったような症例においてもかなり治療効果を得ることができるようになった．

文献
1) 春季カタル治療薬研究会．免疫抑制点眼薬の使用指針．あたらしい眼科 2013 **30**: 487-498

第2章. 治療編

4. 眼瞼炎はどう治療するか？

結論
● 眼瞼炎は睫毛根部付近の眼瞼縁に炎症を起こす眼瞼縁炎と眼瞼皮膚に炎症を起こす眼瞼皮膚炎に分けられる.
● 炎症の原因を見極めたうえで，治療法を選ぶことが重要であるが，基本はよく洗浄して清潔に保つこと（リッドハイジーンの徹底）である.
● LIME 研究会のホームページからリッドハイジーンをはじめとする治療についての詳細が参照できる. (http://www.lime.jp/main/mgd/treatment)

　眼瞼炎は眼瞼皮膚炎と眼瞼縁炎に分けられ，それぞれ感染性，非感染性のものがある（第1章-Ⅱ-C-2 の図1参照）. そして発症が急性か慢性か，両側性か片側性か，有痛性か無痛性かを問診することが重要である. それぞれの病態についての詳細は第1章を参照.

1. 眼瞼皮膚炎の治療

a) 感染性
　細菌性やウイルス性の頻度が高い. 細菌による急性化膿性炎症を引き起こすものは麦粒腫と呼ばれ，毛嚢に炎症が生じる外麦粒腫とマイボーム腺を主座とする内麦粒腫に分類される. 多くは表皮ブドウ球菌や黄色ブドウ球菌が原因である. 数日で膿点が現れ，自壊，排膿して治癒する. 抗菌薬内服3日から5日程度，オフロキシン眼軟膏の塗布1日3回，セフェム系やニューキノロン系点眼薬1日4回で治療を行う. 自壊，排膿がなかなか起こらない場合は経過を短縮する目的で穿刺・切開により排膿を促す. ウイルス性では水痘単純疱疹ウイルス，単純ヘルペスウイルスによる片側性の皮疹を伴う眼瞼皮膚炎が見られ，皮膚科との連携が重要である. アシクロビル眼軟膏の塗布1日5回，バラシクロビルの内服により治療する. ヘルペスウイルスによる眼瞼皮膚炎に続発して，しばしば結膜炎や角膜炎を生じることがあり注意を要する.

b) 非感染性
　アトピー性皮膚炎，接触性皮膚炎が代表的であり，眼瞼皮膚を清潔に保つことが重要である. アトピー性が疑われる場合には，皮膚科専門医と連携を取りながら保湿目的の白色ワセリン，ステロイド軟膏，タクロリムス軟膏などを組み合わせて治療を行う. 重症のアレルギー性結膜炎を高頻度で合併するため，結膜炎に対する点眼治療も考慮する必要がある. 一方，接触性が疑われる場合には，原因を特定して接触を避けることが基本となる. 点眼薬や眼軟膏，化粧品，植物，動物，食品，金属などが原因となり問診が重要である. 炎症に対する対症療法としてステロイド眼軟膏を1日3回程度用いる. ただし，ネオメドロール EE 軟膏に含有するフラジオマイシンに対する接触型アレルギーが知られており，接触性皮膚炎に用いる際は注意を要する.

2. 眼瞼縁炎の治療

a) 感染性
　高齢者ではブドウ球菌が，若い女性では *P. acnes* が原因となることが多い. これらの細菌に対する遅延型アレルギー反応と考えられており，角膜フリクテンなど角結膜所見を伴うことがある. 治療はブドウ球菌に対してはセフェム系抗菌薬内服，*P. acnes* にはクラリスロマイシンの内

服を行う．また，リッドハイジーンも効果的である．

Demodex（毛囊虫，ニキビダニ）は睫毛根部に寄生する *Demodex folliculorum* とマイボーム腺や皮脂腺に寄生する *Demodex brevis* が知られている．診断には光学顕微鏡による睫毛の観察が必要である．Demodex による眼瞼縁炎では抗菌薬やステロイド眼軟膏に抵抗性のことが多い．アイシャンプーなどを用いて眼瞼縁を朝晩清拭する．ティーツリーオイルによるリッドハイジーンが効果あるとされるが，日本では高濃度のものは入手困難であるため，低濃度の洗顔フォームを用いるか，通常のリッドハイジーンにタリビット眼軟膏 1 日 2 回塗布を併用することで改善する例が多い．

b）非感染性

マイボーム腺機能不全に伴う病態があげられ，特に分泌過剰型は脂漏性眼瞼炎と呼ばれる．治療はリッドハイジーンと，脂肪，アルコール，炭水化物などの摂取を控えるような食事指導，これで改善しない場合は低濃度ステロイド点眼 1 日 2 回，抗菌薬点眼 1 日 4 回，眼軟膏眠前 1 回を併用する．

第2章. 治療編

C. 角膜の疾患

1. 角膜内皮細胞が少ない場合は？

結論
- 現時点では角膜内皮細胞の減少を抑制する治療法はない.
- 白内障手術時には術後の角膜内皮細胞の減少を最小限に抑えるために，ボトルの高さや各種設定を低くし，ソフトシェルテクニックで内皮の保護を行う.
- 水疱性角膜症に対する治療は，角膜内皮移植術が第一選択であり，高度の実質混濁を伴う場合は全層角膜移植術を選択する.
- 移植までの待機期間に高張食塩水（5%NaCl など）点眼やクロスリンキングの有効性も報告されている.
- 培養角膜内皮細胞の前房内注入療法の臨床試験が注目を集めている.

　角膜内皮細胞は，幅 $20\,\mu m$，厚さ $5\,\mu m$ の1層の六角形細胞からなる．生下時における角膜内皮細胞密度は 3,500〜4,000 cells/mm²，自然減少率は年 0.6% である[1]．加齢変化の範囲内であれば通常，100 歳でも 2,000 cells/mm² を下回ることはなく，久米島スタディにおける 80 歳以上の平均密度は 2,700 cells/mm² と報告されている[2]．内皮細胞層はバリア機能，ポンプ機能を有し，角膜の水分含有量を調節する役割を果たしており，角膜の透明性維持に寄与している.

　角膜内皮細胞は臨床的にはスリットランプで観察可能であり，観察される細胞の大きさからおおよその細胞密度を推測することができる．また，スペキュラマイクロスコープを用いることにより，細胞密度，六角形細胞率，大小不同の変動係数などを測定することができる.

　角膜内皮細胞の減少する主な原因を以下にあげる.

①**原発性**：角膜内皮変性疾患（Fuchs 角膜内皮ジストロフィー，後部多形性角膜ジストロフィー，先天性遺伝性角膜内皮ジストロフィー），ウイルス性角膜内皮炎（ヘルペスウイルス性，サイトメガロウイルス性），虹彩角膜内皮症候群（Chandler 症候群，Cogan-Reese 症候群，進行性先天性虹彩萎縮）

②**続発性**：コンタクトレンズ装用，各種内眼手術後，レーザー虹彩切開術後，前房内の炎症性疾患，分娩時外傷

　日本角膜学会のワーキンググループが 2013 年に作成した角膜内皮障害の重症度分類[3] は次のとおりである.

　正常：角膜内皮細胞密度 2,000 cells/mm² 以上.

　Grade 1：角膜内皮細胞密度 1,000 cells/mm² 以上，2,000cells/mm² 未満．正常の角膜における生理機能を逸脱しつつある状態.

　Grade 2：角膜内皮細胞密度 500 cells/mm² 以上，1,000 cells/mm² 未満．角膜の透明性を維持するうえで危険な状態．わずかな侵襲が引き金となって水疱性角膜症に至る可能性がある.

　Grade 3：角膜内皮細胞密度 500 cells/mm² 未満で角膜浮腫を伴っていない状態.

　Grade 4：水疱性角膜症．角膜が浮腫とともに混濁した状態.

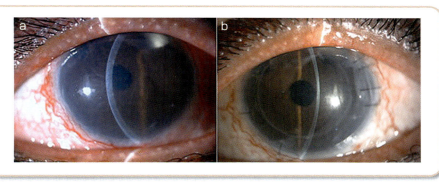

図1　角膜内皮移植術
　a：複数回内眼手術後の水疱性角膜症.
　b：角膜内皮移植後1ヵ月. 角膜浮腫が改善.

　角膜内皮機能活性は個々の内皮細胞の活性と内皮細胞数の積であると考えられ，内皮細胞密度の測定と同時に，角膜全体の内皮機能を反映する角膜厚の定期的な測定も病態進行の指標として参考になる．角膜内皮細胞密度が500 cells/mm^{2}程度にまで減少すると角膜厚が徐々に増大し，角膜実質の浮腫が生じる．角膜上皮下に水疱ができる状態にまで進行したものを水疱性角膜症と呼び，著しい視力低下とともに角膜上皮びらんに伴う眼痛が生じる．痛みに対する対症療法として治療用ソフトコンタクトレンズ装用やオフロキサシン眼軟膏の点入などを行う場合がある．

　視力低下を伴う高度な浮腫に対しては角膜内皮移植術が第一選択であり（図1），比較的強い混濁を伴う場合には従来どおり全層角膜移植術を選択する．移植までの待機期間には高張食塩水（5% NaCl）点眼が実質浮腫の軽減に有効なことがある．ステロイドはポンプ機能を活性化することが知られており，ステロイド点眼を試みる場合もある[4]．また，実質浮腫の軽減には角膜クロスリンキングが有効であるとの報告がある[5]．最近では，日本発の培養角膜内皮細胞の前房内注入療法が国内で臨床試験されており世界的に注目を集めている[6]．

　白内障手術は国内で年間130万眼程度施行されている最多の内眼手術であり，角膜内皮をなるべく減少させない手技が望まれる．その方法として，凝集型粘弾性物質と低分子型粘弾性物質を組み合わせて使うソフトシェルテクニックがあり，前房内を舞う処理中の核片の挙動をコントロールする目的で超音波乳化吸引装置の各種設定値を下げることが有効である．

文献

1) Krachmer J et al. Cornea, 3rd Ed, 2010
2) Higa A et al. Corneal endothelial cell density and associated factors in a population-based study in Japan: the Kumejima study. Am J Ophthalmol 2010; **149**: 794-799
3) 木下　茂ほか．角膜内皮障害の重症度分類．2014; **118**: 81-83
4) Hatou S et al. The effects of dexamethasone on the Na,K-ATPase activity and pump function of corneal endothelial cells. Curr Eye Res 2009; **34**: 347-354
5) Sharma N et al. Outcomes of corneal collagen crosslinking in pseudophakic bullous keratopathy. Cornea 2014; **33**: 243-246
6) Kinoshita S et al. Injection of Cultured Cells with a ROCK Inhibitor for Bullous Keratopathy. N Engl J Med 2018; **378**: 995-1003

第2章. 治療編

2. 円錐角膜に対する角膜クロスリンキングとは？

結論
● 角膜クロスリンキングはリボフラビン（ビタミン B_2）を点眼し，角膜に浸透させたのちに長波紫外線（UV-A）を照射することにより角膜のコラーゲンを架橋し，円錐角膜の進行を止める治療法である
● 角膜クロスリンキングの術式には効果の強い上皮を剥ぐ方法（epi-off）と合併症の少ない上皮を剥がない方法（epi-on）がある
● 有効性，安全性ともに優れた方法であるが，進行を抑えられないケースや，角膜深層の混濁，感染症など合併症の報告もある.

1. 角膜クロスリンキングとは

　円錐角膜は進行性に角膜が菲薄化，突出してくる疾患であり，正乱視とともに不正乱視が強くなり，ハードコンタクトレンズ（HCL）による矯正が必要になる疾患である. 従来円錐角膜に対する治療は，HCL での矯正が効かないような高度進行例や，急性水腫から回復しない重症例において角膜移植を行っていたが，近年角膜クロスリンキングが新たな治療法として期待されている. この角膜クロスリンキングは，Theo Seiler らにより開発された円錐角膜の進行を抑制する治療である[1]. 最初にリボフラビン（ビタミン B_2）を点眼し，角膜実質に十分浸透させたのちに，長波紫外線（365 nm）を照射し，角膜実質のコラーゲンを架橋させて，角膜の強度を増強し，円錐角膜の進行を止める治療法である.

2. 角膜クロスリンキングの術式と変遷

　角膜クロスリンキングはスタンダードな術式として，Dresden protocol というものがある[1]. 中心7 mm の上皮を掻爬し，リボフラビン点眼液を30分間点眼し，角膜実質に十分浸透させる. その後，長波紫外線（波長365 nm）を3 mW 30分間照射し，術終了時にソフトコンタクトレンズを装用する方法である. Dresden protocol での術後成績は十分な進行停止効果が得られたが，リボフラビンの点眼および照射に時間がかかり，術者および患者に負担がかかるという問題点も持ち合わせるものであった. そこで Roscow-Bunsen の光化学の法則により[2]，同じエネルギー量を与えるのに照射強度を上げて短時間照射で行う方法が開発され，高速角膜クロスリンキング Acceralated CXL と呼ばれるようになった. 有効性・安全性ともに優れた手技であるが，より短い時間で行ったときには Dresden protocol と比較し効果がやや弱くなる場合がある[3].

　また，Dresden protocol では角膜上皮を剥離することにより，術後疼痛，角膜混濁，遷延性角膜上皮欠損などの合併症を呈することが知られており[4]，これらの合併症を防ぐために，ベンザルコニウム塩化物や trometamol など上皮の tight junction を破壊して，リボフラビンを浸透させる強化リボフラビンを用いた経上皮角膜クロスリンキング（Transepithelial CXL：epi-on）も登場することになった. Transepithelial CXL は角膜混濁などの合併症の頻度は低いが，架橋された体積を示すとされている Demarcation line の位置が浅く[5]，RCT を統合したメタアナリシスにおいても epi-on の CXL のほうが，Dresden protocol と比較して架橋効果が弱いことが報告されている[6].

　最近では，両術式を組み合わせた高速経上皮角膜クロスリンキング Accelerated transepithelial CXL も行われるようになっている[7].

C. 角膜の疾患

表1　角膜クロスリンキングの適応

1) 年齢：14歳以上
2) 角膜形状解析で円錐角膜もしくは円錐角膜疑いと診断されること
3) 手術時紫外線照射直前の角膜厚の最薄部が epi-off で 400μm 以上，epi-on で 380μm 以上あること
4) 施術直前 24 ヵ月以内に以下の基準を満たす進行性の円錐角膜であること
　・角膜形状解析における角膜屈折力最大値（Kmax）が 1.0D 以上増加
　・自覚乱視度数が 1.0D 以上増加
　・自覚屈折度数（等価球面度数）が 1.0D 以上増加
　・使用するハードコンタクトレンズの後面光学部曲率半径が 0.1mm 以上減少
5) Descemet 膜破裂の既往がないこと

3.　角膜クロスリンキングの適応

表1 に当院での円錐角膜に対する角膜クロスリンキングの適応を示す.

角膜クロスリンキングは進行を止める治療のため，進行性の円錐角膜が適応となる. また，角膜厚について，UV-A 照射直前の角膜厚が epi-off の術式で 400μm，epi-on の術式で 380μm 必要である. ただし術前値がそれを下回る場合でも，低浸透圧のリボフラビンを用いることで適応にできる場合がある. なお，急性水腫の既往がある場合は適応外としている.

4.　角膜クロスリンキングの長期成績について

角膜クロスリンキングの長期成績では，epi-off の術後 10 年の成績において，術前と比べ平均裸眼屈折力，角膜屈折力の有意な改善が示されている[8]. また，進行が強いと予想される 18 歳以下に対する epi-off の術式での術後 10 年においても，約 75%以上で進行を抑制したと報告されている[9]. epi-on の術式は歴史が浅いため epi-off の術式ほどの長期の成績は見られないが，術後 2 年の結果において，epi-off の術式と比べて弱いものの，強主経線方向の角膜屈折力の改善や眼鏡矯正視力の改善が報告されている[10].

文献

1) Wollensak G et al. Riboflavin/ultraviolet-a-induced collagen crosslinking for the treatment of keratoconus. Am J Ophthalmol 2003; **135**: 620-627
2) Bunsen RW, Roscoe HE. Photochemical researches. –Part V. On the measurement of the chemical action of direct and diffuse sunlight. Proc R Soc Lond 1862; **12**: 306-312
3) Medeiros CG et al. Accelerated corneal collagen crosslinking: Technique, efficacy, safety and applications. J Cataract Refract Surg 2016; **42**: 1826-1835
4) Evangelista CB, Hatch KM. Corneal Collagen Cross-Linking Complications. Semin Ophthalmol 2018; **33**: 29-35
5) Filippello M et al. Transepithelial corneal collagen crosslinking: bilateral study. J Cataract Refract Surg 2012; **38**: 283-291
6) Kobashi H, Rong SS. Corneal Collagen Cross-Linking for Keratoconus: Systematic Review. Biomed Res Int 2017; **2071**: 8145651. Doi:10.1155/2017/8145651.
7) Aixinjueluo W et al. Accelerated transepithelial corneal cross-linking for progressive keratoconus: a prospective study of 12 months. Br J Ophthalmol 2017; **101**: 1244-1249
8) Raiskup F et al. Corneal collagen crosslinking with riboflavin and ultraviolet-A light in progressive keratoconus: ten-year results. J Cataract Refract Surg 2015; **41**: 41-46
9) Mazzotta C et al. Corneal Collagen Cross-Linking With Riboflavin and Ultraviolet A Light for Pediatric Keratoconus: Ten-Year Results. Cornea 2018; **37**: 560-566
10) Rush SW, Rush RB. Epithelium-off versus transepithelial corneal collagen crosslinking for progressive corneal ectasia: a randomized and controlled trial. Br J Ophthalmol 2017; **101**: 503-508

179

第2章. 治療編

3. 選択的層状角膜移植（角膜パーツ移植）とは？

> **結論**
> - 選択的層状角膜移植（角膜パーツ移植）は上皮・実質・内皮の問題となっている部位のみを移植する．
> - レシピエント角膜の健常な部分を残すため，侵襲や合併症が少ない，術後回復が早い，再手術が容易であるなど多くの利点を持つ．
> - 代表的な術式に角膜内皮移植，深層層状角膜移植，培養上皮シート移植などがある．

　角膜移植は，従来透明組織である角膜が様々な疾患によって混濁，変形，穿孔などが生じたケースに対して，光学的，治療的に角膜の機能回復を目的に行う手術であり，臓器移植のなかで最も古い歴史を持つ．

　その長い歴史のなかで，角膜移植は長らく全層角膜移植が行われてきた（図1）．全層角膜移植はレシピエント角膜全層を切除し，死体より摘出した強角膜片から作製したドナー角膜全層を縫合により移植する術式である．確立された術式である一方，レシピエント角膜全層を切除する際に生じる，いわゆるオープンスカイに起因する駆逐性出血，術後眼球壁硬度低下，術後感染症，術後眼圧上昇，不正乱視の惹起，内皮型拒絶反応など，様々なリスクが存在する．また角膜上皮幹細胞疲弊症では移植後すぐに拒絶反応が生じ，移植片機能不全となることから，全層角膜移植が禁忌と考えられる症例も存在した．

　これらの欠点を克服するために，上皮・実質・内皮の問題となっている部位のみを移植する選択的層状角膜移植（角膜パーツ移植とも呼ばれる）が行われるようになった（図2）．レシピエント角膜の健常な部分を残すため，侵襲や合併症が少ない，術後回復が早い，再手術が容易であるなど，全層角膜移植が持つ多くの欠点を解決した．

1. 内皮障害に対する選択的層状角膜移植　角膜内皮移植 （図3）

　角膜内皮移植は，角膜内皮障害により生じた水疱性角膜症に行う術式である．Descemet膜を

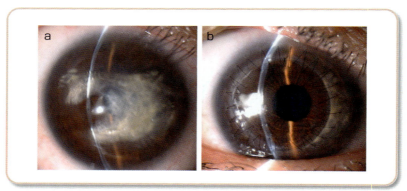

図1　全層角膜移植術
　a：移植前の角膜混濁
　b：全層角膜移植後

C. 角膜の疾患

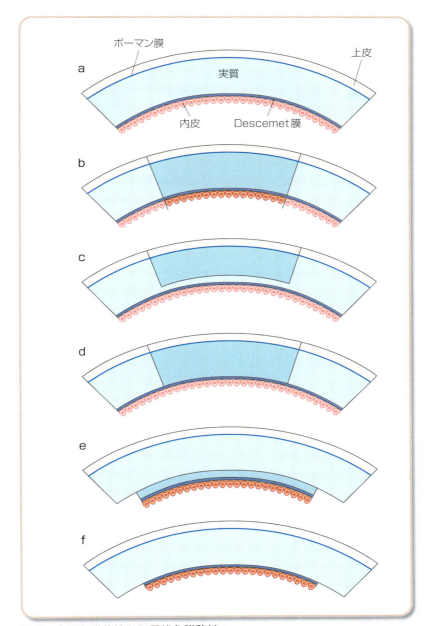

図2 全層角膜移植から層状角膜移植へ

　a：角膜の5層構造．上皮・ボーマン膜・実質・Descemet膜・内皮から構成される．
　b：全層角膜移植．レシピエント角膜全層を打ち抜き，ドナー角膜全層を移植する．
　c：前部層状角膜移植（表層角膜移植）．レシピエント角膜の混濁が比較的浅いときに行う．
　d：深層層状角膜移植．Descemet膜と内皮のみ残して実質全層を移植する．
　e：角膜内皮移植（DSAEK）．約100～150ミクロンの実質・Descemet膜・内皮細胞を前房内に入れ空気で接着させることにより内皮を移植する手術．
　f：角膜内皮移植（DMEK）．Descemet膜と内皮細胞のみを前房内に入れ空気で接着させることにより内皮を移植する手術．

181

第 2 章. 治療編

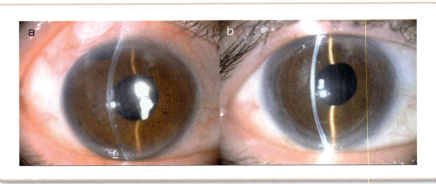

図3 角膜内皮移植術（DSAEK）
a：白内障術後，線維柱帯切除術後の水疱性角膜症．
b：DSAEK 術後．8mm の薄切した移植片が前房内に移植し，角膜浮腫は改善した．

　逆向きシンスキーフックを用いて Descemet 膜と内皮細胞を剝離（descemetorhexis）するところまでは同じであるが，ドナー角膜を用手的またはマイクロケラトームを用いて薄切した 150 ミクロン前後の実質と内皮細胞を前房内に挿入し，空気により接着させる術式が DS（A）EK（descemet's stripping (automated) endothelial keratoplasty）であり，Descemet 膜と内皮細胞のみを前房内に挿入し，空気により接着させる術式が DMEK（descemet's membrane endothelial keratoplasty）である．Descemet 膜を剝離せずに移植片を挿入する non stripping DSAEK や DMEK（nDSAEK，nDMEK）という術式もある．
　これらの内皮移植では全層移植と比較し，①切開創が小さい，②乱視が少なく視力の回復が早い，③駆逐性出血などオープンスカイに関連する合併症が生じにくい，④拒絶反応のリスクが低い，といった多くのメリットを持つ．DMEK は解剖学的に正しい術式であり，DSAEK よりもさらに良好な術後視機能が期待できる一方，グラフト作製時の Descemet 膜破損，DSAEK より高頻度に生じる術後のグラフト接着不良に加えて，進行した角膜浮腫で茶色虹彩・浅前房といった日本人によくある水疱性角膜症では，術中における移植片の視認性や操作性が容易ではなく，ラーニングカーブがきついことが知られている．よって日本では DSAEK が依然として内皮移植のスタンダードであるが，様々な解決策も報告されてきており，今後日本でも DMEK の普及が予想される．

2．実質混濁に対する選択的層状角膜移植　表層角膜移植（図4）

　表層角膜移植は，内皮細胞は正常範囲だが実質の変形や混濁を呈する症例に行う実質に対する層状角膜移植である．また角膜穿孔に対して穿孔創閉鎖を目的に行われることもある．本術式では内皮型拒絶反応がないこと，術後眼球の強度が保たれるメリットがある．
　術式として，角膜混濁が実質浅層～中層に存在するケースに対する前部層状角膜移植（anterior lamellar keratoplasty：ALK）や，ホスト角膜実質をすべて除去して Descemet 膜を露出し，Descemet 膜を除去したドナー角膜を移植する深層層状角膜移植 deep ALK（DALK）がある．ALK では，角膜切開にマイクロケラトームやフェムトセカンドレーザーを用いる ALTK（anterior lamellar therapeutic keratoplasty）という術式もある．ALTK は無縫合で行うことも可能とされており，術後の乱視を軽減できることが大きなメリットである．しかし ALK や ALTK では，混濁を取り切れない可能性や，術後ドナーとホスト間の実質層間混濁により術後視力が期

C. 角膜の疾患

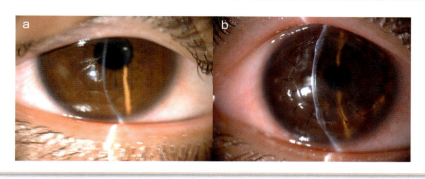

図4　深層層状角膜移植（DALK）
　a：円錐角膜による強度乱視，角膜の菲薄化，角膜混濁を認める．
　b：DALK術後．Descemet膜と内皮はホスト角膜のままである．

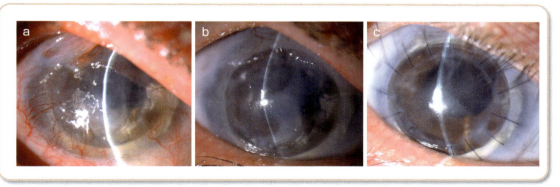

図5　培養口腔粘膜上皮移植
a：酸外傷による幹細胞疲弊症．視力(0.05)．
b：本症例に対して，眼表面に被覆していた結膜組織を除去し，自己の口腔粘膜上皮で眼表面を再建した．
c：実質混濁が残っていたため，その後全層角膜移植後を行った．現在矯正視力(0.5)．

待どおりにならないケースもある．DALKでは，ALKと比較して術後の層間混濁が少なく，全層角膜移植に匹敵する視機能を得ることができると考えられている一方，Descemet膜露出やDescemet膜穿孔なく移植することへの難易度が高く，成功率の低さが問題である．

3. 上皮に対する層状角膜移植（図5）

　化学外傷，Stevens-Johnson症候群や眼類天疱瘡などによる角膜上皮幹細胞疲弊症（輪部機能不全）では，血管を伴う結膜組織が角膜表面を覆い結膜化する．このような角膜に全層移植を行ってもすぐに拒絶反応を生じ，術後短期間で移植片機能不全となるため，健常な上皮で眼表面を再建する必要がある．以前は結膜移植，角膜上皮形成術などが行われていたが，近年羊膜を眼表面細胞の基質として使用されるようになったことを契機に，培養上皮細胞移植が行われるようになった．片眼性症例であれば，自己の正常角膜輪部を採取し，羊膜上で培養し重層化した細胞シートを眼表面に移植する．両眼性症例では，自己の代替上皮細胞として口腔粘膜上皮や結膜上皮を用いる手法が開発された．また温度応答性培養皿を用いることで，羊膜を使わないシート移植も可能となっている．

183

第 2 章. 治療編

4. 人工角膜とは？

結論
● 人工角膜は，通常の角膜移植では予後不良な症例に対して使用される．生体ドナー角膜と比較して光学的に優れているが，様々な合併症を生じるため経過観察には注意を要する．
● 日本では主に Boston Keratoprosthesis と歯根部利用人工角膜（OOKP）が臨床応用されている．

1. 人工角膜とは

　　人工角膜移植術は，通常の角膜移植では予後不良と考えられる症例に対する治療法として行われている．日本では，主に Boston Keratoprosthsis（Boston KPro）と歯根部利用人工角膜（osteo-odonto-keratoprosthesis：OOKP）が臨床応用されており，いずれも長期における良好な術後成績が報告されている．

a）Boston Keratoprosthesis（Boston KPro）

　　Boston KPro は，1960 年代に Massachusetts Eye and Ear Infirmary（MEEI）の Dohlman らによって開発された人工角膜で[1]，良好な視機能回復と長期の安定性が報告されている[2~4]．眼瞼，涙液分泌が保たれている例には Type I，そうでない例には Type II が使用される．特に Type I は手術が容易で患者に負担が少なく，これまでに 1 万例以上行われている．本項では，Type I について解説する．

　　手術適応は MEEI が推奨する基準があり，0.1 未満の視力で僚眼も視力が低下し，自己免疫性疾患のない移植片不全例が最もよい適応とされている．移植片不全例においては Boston KPro のほうが全層角膜移植術と比較して生存率が高いことが報告されている[5]．また，涙液分泌がない症例，自己免疫性疾患（Stevens-Johnson 症候群（SJS），眼類天疱瘡（OCP），ぶどう膜炎，Sjögren 症候群など）や重篤な炎症がある症例は，人工角膜の脱落や周辺組織の融解のリスクが高いため避けるべきとされている．末期緑内障や網膜剥離がある症例も適応とはならない．

● Boston KPro の手術方法

　　まず人工角膜の組み立てを行う．Boston KPro は，光学部となる polymethylmethacrylate（PMMA）製のフロントパーツ，ドナー角膜移植片，バックプレート，チタン製ロッキングリングから構成される（図 1）[6]．フロントパーツとバックプレートでドナー角膜移植片を挟み込み，ロックリングで固定する．バックプレートは PMMA 製とチタン製があり，後者はロッキングリングが不要となる．チタン製のほうが後面の増殖膜が生じにくいことが指摘されている．

　　患眼への移植は，真空トレパンでホスト角膜を打ち抜いたあと，組み立てた人工角膜を 10-0 ナイロン糸にて端々縫合で移植する．縫合糸による乱視調整は必要ない．術後は通常の管理に加えて，周辺組織の融解予防にソフトコンタクトレンズの連続装用と感染予防として抗生剤の継続点眼が必要となる．

b）歯根部利用人工角膜（OOKP）

　　OOKP は，1963 年にイタリアの Strampelli[7] によって考案され，のちに Falcinelli[8] により改良された人工角膜手術で，患者自身の歯根部を人工角膜の光学部の固定に利用する方法である（図 2）．両眼の視力が光覚以上指数弁以下であり，重症の SJS，OCP，角膜化学熱傷，トラコーマ，ドライアイあるいは複数回の移植片不全例で，さらなる角膜移植や輪部移植，Boston KPro

C. 角膜の疾患

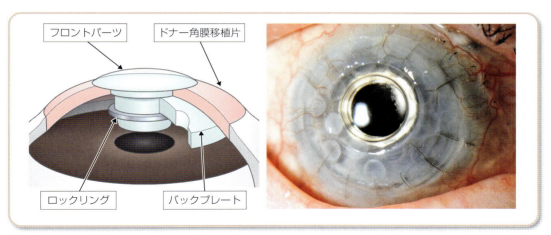

図1 Boston KPro
フロントパーツ，ドナー角膜移植片，バックプレートおよびロックリングの4つのパーツから構成され，組み立てた人工角膜を通常の全層角膜移植術と同様に移植する．
（森 洋斉ほか．あたらしい眼科 2010; 27: 645 [6] より一部引用）

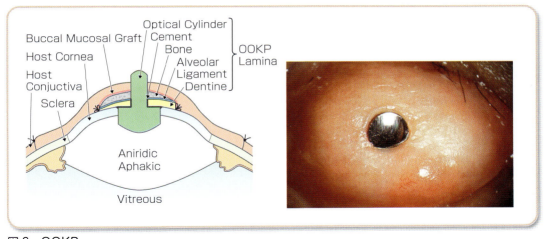

図2 OOKP
OOKP術後の横断面の模式図と前眼部写真．角膜，強膜上には口腔粘膜が移植されており，角膜と口腔粘膜の間にOOKP laminaが固定されている．水晶体は切除されている．
（文献9, 10より引用）

などの適応にならない症例が対象となる．ゆえに瘢痕性角結膜上皮症における視力回復の最後の手段とされている．網膜疾患や視神経疾患などのために術後視力不良と考えられるものは適応外となる．また，患者の犬歯が少なくとも1本利用可能であることが必須条件となる．

● OOKPの手術方法

手術は口腔外科の協力を要し，2期的に行う．まず，摘出した骨および歯根部を薄い板状に加工し，ドリルで3～4mm径の穴を開け，PMMA製の光学部をはめ込んで歯科用セメントで固定する（OOKP lamina）．これを眼輪筋内に埋没させる．同時に口腔粘膜を採取し，余分な筋や脂肪組織を除去する．次に角結膜の表層切除を行って強膜を露出し，採取した口腔粘膜を外眼筋付着部で強膜に縫着して眼表面を形成する．2～3ヵ月後に，埋没したOOKP laminaを摘出

第2章. 治療編

する. 口腔粘膜を切開し, 角膜を露出して3〜4mm径に穴を開け, 虹彩と水晶体を摘出し, 前部硝子体切除術を行う. その後, 光学部の後方から開けた穴に挿入して, 強膜および角膜に縫着する. 最後に, 切開した口腔粘膜を戻して, 光学部の大きさに合わせて粘膜を切除して手術を終了する.

2. 人工角膜の合併症・問題点

人工角膜手術は, 以前と比べて術後合併症の頻度が減少しているとはいえ, 周辺組織の融解, 感染性眼内炎, 緑内障など重篤な合併症のリスクを伴う. 特に緑内障は高頻度に合併するものの, 通常の眼圧測定ができないため, 触診による眼圧評価と視神経乳頭の解析, 視野検査を行って進行を評価せざるを得ない. また, OOKP特有の合併症として, laminaの吸収・分解があり, 人工角膜の脱落や眼内炎の原因となるため再置換を検討する. 重篤な術後合併症の予防には, 慎重な適応判断と注意深い経過観察が必要である.

文献

1) Dohlman CH et al. Prosthokeratoplasty. Am J Ophthalmol 1974; **77**: 694-700
2) 森　洋斉ほか. 人工角膜 Boston keratoprosthesis の術後長期成績. 日眼会誌 2013; **117**: 35-43
3) Lee WB et al. Boston Keratoprosthesis: outcomes and complications: a report by the American Academy of Ophthalmology. Ophthalmology 2015; **122**: 1504-1511
4) Srikumaran D et al. Long-term outcomes of Boston Type 1 Keratoprosthesis Implantation: a retrospective multicenter cohort. Ophthalmology 2014; **121**: 2159-2164
5) Ahmad S et al. Boston Type 1 Keratoprosthesis versus Repeat Donor Keratoplasty for Corneal Graft Failure: A Systematic Review and Meta-analysis. Ophthalmology 2016; **123** 165-177
6) 森　洋斉ほか. 人工角膜 Boston Keratoprosthesis. あたらしい眼科 2010; **27**: 645
7) Strampelli B. Osteo-odonto-keratoprosthesis. Ann Ottalmol Clin Ocul 1963; **89**: 1039-1044
8) Falcinelli G et al. Modified osteo-odonto-keratoprosthesis for treatment of corneal blindness: long-term anatomical and functional outcomes in 181 cases. Arch Ophthalmol 2005; **123**: 1319-1329
9) Liu C ほか. 改良型歯根部利用人工角膜の紹介. 日本眼科紀要 2002; **53**: 474-475
10) Fukuda M et al. A case of severe Stevens-Johnson syndrome successfully treated by osteo-odonto-keratoprosthesis surgery. Jpn J Ophthalmol 2005; **49**: 424

D. ぶどう膜の疾患

D. ぶどう膜の疾患

1. 非感染性ぶどう膜炎はどう治療するか？

結論
- ぶどう膜炎の原因診断（感染性か非感染性か，病名は何か）をつけたのち，長期的な治療法戦略を練ることが重要である．安易な対症療法は診断を困難にすることがある．
- 非感染性ぶどう膜炎の全身投与薬は現在，ステロイドが中心である．効果不十分例や減量が必要な症例には，免疫抑制薬や生物学的製剤の使用も考慮するが副作用に十分留意する必要がある．

1. 局所治療

　全身検査に影響が少ない局所治療から開始しつつ診断のための検査を進める．治療開始前に前眼部から後眼部まで所見を取ることは当然であるが，特に角膜後面沈着物の性状，隅角所見（隅角結節・隅角蓄膿の有無）などの所見も忘れずにとり，鑑別診断を絞り込んでおく．

　通常は消炎目的にベタメタゾン0.1%点眼を1日4～8回（適宜増減），虹彩後癒着防止目的にミドリンP点眼1～3回程度（適宜），から開始する．高眼圧を伴っている場合は眼圧下降点眼・内服を適宜使用するが，隅角結節・虹彩前癒着・隅角新生血管の有無の確認，隅角開大度の評価を必ず行い，眼圧上昇の原因を見極めておく．膨隆虹彩のときはレーザー周辺虹彩切開が必要である．リンデロン0.1点眼を使用中に消炎が得られているのに高眼圧が継続する場合はステロイドレスポンダーの可能性を考え，リンデロン点眼を中止もしくはリンデロン0.01に切り替えて眼圧の経過をみる．

　活動性の高い網膜血管炎や黄斑浮腫などの後眼部炎症に対し，トリアムシノロンのテノン囊下注射を行うことがある．同処置は，1回の投与で3ヵ月程度薬剤の効果が持続するため，ステロイドレスポンダーや感染性ぶどう膜炎の可能性が残る症例では，ステロイド内服や免疫抑制薬などの全身投与を考慮したほうが，必要な際に中止ができるので安全である．

2. 副腎皮質ステロイド（全身投与）

　現在も非感染性ぶどう膜炎の全身投与の中心はステロイドである．ステロイド全身投与により結果に影響の出る検査もあるため（原田病の髄液検査，悪性リンパ腫の硝子体生検など），投与開始前に十分な原因検索がされ診断の目途が立っていることが必要である．

　局所治療で効果不十分な症例（活動性の高い急性前部ぶどう膜炎や，濃厚な硝子体混濁・黄斑浮腫・広範な網膜血管炎などの後眼部炎症），Vogt-小柳-原田病のような早期にステロイドの全身投与が標準治療となっている疾患，トリアムシノロンのテノン囊下注射が困難（感染症が否定できない，ステロイドレスポンダーなど）で後眼部の消炎が早急に必要な症例はステロイドの全身投与が考慮される．

　サルコイドーシスぶどう膜炎では，ステロイド全身投与の適応は，主に広範な滲出性網脈絡膜炎および網膜血管炎，黄斑浮腫，視神経乳頭の肉芽腫などで視機能障害のリスクのある症例

187

第2章. 治療編

表1　ステロイドの副作用

重篤なもの	軽微なもの
感染症誘発・増悪	ニキビ様発疹
骨粗鬆症	多毛症
糖尿病	満月様願望
動脈硬化，脂質異常症	食欲亢進
無菌性骨壊死	体重増加
精神障害	月経異常
消化性潰瘍	皮下出血
高血圧	紫斑
副腎不全	多尿
白内障，緑内障	多汗
ステロイド筋症	不眠
	浮腫
	低カリウム血症

で，通常，プレドニゾロンを，30〜40mg程度連日（重症例は60mg/日連日）から開始し2週間〜1ヵ月継続し1〜2ヵ月ごとに5〜10mgずつ減量し最終投与量を2.5〜5mg/日相当とし，1〜数ヵ月続けて終了する．全投与期間は3ヵ月〜1年以上減量は病勢をみて慎重に行う[1]．

　Vogt-小柳-原田病や交感性眼炎では，早期にステロイドを大量に投与する必要があり，ステロイドパルス療法もしくはステロイド大量漸減療法を行う．ステロイドパルス療法は，メチルプレドニゾロン500mgまたは1,000mg/日を3日間投与，効果判定ののちステロイド内服に切り替え，再発の有無を見つつ漸減し半年ほどかけて中止する[2]．

　ステロイドの副作用は全身に多岐にわたる（表1）．開始前に投与可能な全身状態か確認し定期的な採血によるモニタリングと，副作用予防のための粘膜保護薬，消化性潰瘍治療薬などの併用，骨粗鬆症の治療薬の併用を検討する．骨粗鬆症のガイドライン[3]では，少なくともPSL換算7.5mg以上を3ヵ月以上投与予定の場合は骨粗鬆症の薬物治療を併用することとしている．7.5mg以下であっても年齢，既存骨折の有無，腰椎骨密度によってスコアリングし必要な症例には同様の薬物治療が必要である．

3. シクロスポリン（ネオーラル®）

　シクロスポリンはT細胞の活性化に重要な役割を持っている細胞内蛋白であるカルシニューリンを阻害する薬剤で，T細胞に選択的な免疫抑制効果を示す．眼科領域では1987年からBehçet病に，2013年からは非感染性ぶどう膜炎に保険適用となっている．

　Behçet病では，第一選択薬のコルヒチンに効果不十分な場合シクロスポリンに切り替えまたは併用で導入する．シクロスポリンは治療濃度域が狭いため5mg/kg/日1日2回で内服開始し，Behçet病では100〜250ng/mLを目標トラフ値とし投与量を調整する．

　非感染性ぶどう膜炎では，ステロイド投与によっても再燃を繰り返す症例，ステロイドを離脱できない症例には，ステロイドを有効な用量まで増量し消炎を図ったのちにシクロスポリンを併用し徐々にステロイドを減量していく．通常シクロスポリンを3mg/kg/日から開始，血中濃度のモニタリングをしつつ投与量は調整する．

　シクロスポリンの副作用は主に腎機能障害であるので定期的に採血にて腎機能をモニタリングする．トラフ値が150ng/mLを超えると腎機能障害のリスクが上がる．そのほか，高血圧，多毛，歯肉の腫れを生じることがある．Behçet病においては神経Behçetを誘発することがある．

D. ぶどう膜の疾患

表 2　ぶどう膜炎に適応のある生物学的製剤

薬品名（商品名）	投与経路	用法	投与場所	眼科での適応症	眼科以外の適応症
インフリキシマブ（レミケード®）	TNFを捕獲するFab部分がマウス由来のキメラ抗体	点滴静注	5mg/kgを0, 2, 6週, 以後8週間隔	医療機関での投与	Behçet病の難治性網膜ぶどう膜炎（2007年から）	関節リウマチ, 乾癬, 強直性脊椎炎, 腸管型・神経型・血管型Behçet病, 川崎病の急性期, Crohn病
アダリムマブ（ヒュミラ®）	完全ヒト型抗体	皮下注射	初回80mg, 1週間後に40mg, 以降2週間	医療機関での投与. 手技を習得すれば自宅でも投与可能	非感染性中間部後部, または汎ぶどう膜炎（2016年から）	関節リウマチ, 尋常性乾癬および関節症性乾癬, 強直性脊椎炎, 若年性特発性関節炎, 腸管型Behçet病, Crohn病, 潰瘍性大腸炎

4. 生物学的製剤

　ぶどう膜炎で認可されているインフリキシマブとアダリムマブは，炎症の原因となるサイトカインであるTNF（tumor necrosis factor：腫瘍壊死因子）αを標的とした抗体製剤である．両薬剤の概要を表2に示す．インフリキシマブは，Behçet病のぶどう膜炎において強力な眼発作抑制効果が示されており[4,5]，Behçet病ぶどう膜炎においては，コルヒチン，シクロスポリンといった既存治療で効果が不十分な場合にインフリキシマブ導入を考慮するが，Behçet病は1回の発作で不可逆的な視機能障害を起こすこともあるので活動性を見極め早期にインフリキシマブを導入すべき症例もある．

　アダリムマブに関しては，非感染性ぶどう膜炎を対象に行われたVISUAL試験において活動性・非活動性のぶどう膜炎に対し，投与群がプラセボ群に比較しステロイド減量後も優位に再燃までの期間を延長することが示され[6,7]，アダリムマブが日本で認可される根拠となった．これは様々な非感染性ぶどう膜炎が対象となっており，疾患ごとのエビデンスは今後蓄積が必要である．

　TNF阻害薬は重篤な感染症をはじめとした有害事象に留意が必要で，導入前のスクリーニング検査，使用中の定期検査・観察が欠かせない薬剤である．活動性結核を含む重篤な感染症，NYHA（New York Heart Association）分類III度以上のうっ血性心不全，悪性腫瘍を治療中の患者，脱髄疾患およびその既往歴のある患者は禁忌である．さらに副作用が発現しやすい患者への注意事項および安全対策マニュアルが示されている[8]．使用に関しては，医師基準および施設基準があり，眼科専門医かつ日本眼炎症学会員でぶどう膜炎の診療に十分な経験があり，日本眼炎症学会の定めるeラーニングを修了することなどが必要である．施設基準としては重篤な副作用に対して他科と連携して対応可能なことなどの要件を満たし，日本眼炎症学会に登録された施設であることとなっている[8]．

文献
1) サルコイドーシス治療に関する見解-2003　http://www.jssog.com/papers/2003-16.pdf（2018年9月21日閲覧）
2) 北原大州ほか. Vogt-小柳-原田病新鮮例に対するステロイド大量療法とパルス療法の比較. 臨床眼科 2004; **58**: 369-372
3) 日本骨代謝学会ステロイド性骨粗鬆症の管理と治療ガイドライン改訂委員会（編）. ステロイド性骨粗鬆症の管理と治療ガイド2014年改訂版, 大阪大学出版会, 吹田, 2014
4) Ohno S et al. Efficacy, safety, and pharmacokinetics of multiple administration of infliximab in Behçet's disease with refractory uveoretinitis. J Rheumatol 2004; **31**: 1362-1368

第 2 章．治療編

5) Okada AA et al; Ocular Behçet's Disease Research Group Of Japan: Multicenter study of infliximab for refractory uveoretinitis in Behçet disease. Arch Ophthalmol 2012; **130**: 592-598
6) Jaffe GJ et al. Adalimumab in patients with active noninfectious uveitis. N Engl J Med 2016; **375**: 932-943
7) Nguyen QD et al. Adalimumab for prevention of uveitic flare in patients with inactive non-infectious uveitis controlled by corticosteroids (VISUAL II): a multicentre, double-masked, randomised, placebo-controlled phase 3 trial. Lancet 2016; **388**: 1183-1192
8) 非感染性ぶどう膜炎に対する TNF 阻害薬使用指針および安全対策マニュアル（2016 年版）http://jois.umin.jp/TNF.pdf（2018 年 9 月 21 日閲覧）

D. ぶどう膜の疾患

2. 感染性ぶどう膜炎はどう治療するか？

> **結論**
> ● 感染性ぶどう膜炎の治療の基本は，原因となる病原体の駆除と消炎で，疾患によっては硝子体手術が診断的にも治療的にも有効である．
> ● 早期に特異的な治療が必要となるものを鑑別することが特に重要となり，そのような疾患が疑われるも自施設で十分な精査加療ができないと判断された場合は，至急大学病院や総合病院へ紹介する．

1. 感染性ぶどう膜炎治療の基本的な考え方

　病原体の増殖が主体の細菌性眼内炎や真菌性眼内炎，急性網膜壊死など，ほとんどの感染性ぶどう膜炎は，感受性のある薬剤を眼局所あるいは全身に投与する．前房水や硝子体液を採取し培養検査や病原体 DNA-PCR 検査を行う．検査前に治療が開始されていると，病原体を特定できないことがあるため，感染を疑ったら治療前に生検を行うのが好ましい．硝子体生検の際は，可能な限りドライビトレクトミーにてサンプルを採取するが，無灌流では眼球が虚脱するため，強膜圧迫しながら吸引するか，空気灌流下で吸引する（図1）．

　炎症による眼内組織障害を最小限に抑えるためステロイド治療の併用も行う．ステロイド点眼は前眼部炎症に有効であり，また原因病原体への特異的な治療と併用すればステロイド内服も禁忌ではない．

　一方，感染細胞からのサイトカイン放出が主体とされる HTLV-Ⅰぶどう膜炎は，ステロイドのみで十分な治療が可能である[1]．

　眼圧上昇を伴う場合は，眼圧下降薬点眼やアセタゾラミド内服を併用する．詳細は第2章-D-3を参照のこと．

2. 早急な治療を要する疾患

　感染性ぶどう膜炎のなかで，早急な治療が求められるものに細菌性眼内炎，急性網膜壊死な

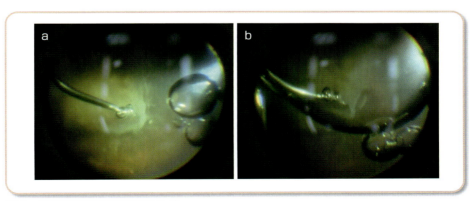

図1　空気灌流下での硝子体生検
　無灌流での硝子体切除吸引は眼球虚脱のリスクがあるため，a→b のように空気置換をしながら空気を吸引しないように硝子体を切除する．

第2章. 治療編

どがある．特に，内眼術後感染性眼内炎は数時間で眼所見が悪化することがあり，細菌培養結果を待たずに治療を開始する必要があるため，他院に紹介する場合は予約受診でなく必ず救急対応を依頼する．

その他の疾患でも黄斑部に病変がある場合は視機能に直結するため，確定診断前に原因を予測して早期に治療を開始する必要がある．

3. 主な感染性ぶどう膜炎の治療 （表1～3）

a) 細菌性・真菌性眼内炎

内因性眼内炎は，血液培養や中心静脈カテーテルの先端の培養などで検出された原因菌に感受性のある抗菌薬・抗真菌薬の静脈注射を行う．強い硝子体混濁で眼底透見不能の場合は全身状態を考慮しながら硝子体手術を検討する．

内眼術後眼内炎は，原因の病原体が同定されるまでは広域抗菌薬のバンコマイシン，セフタジジムの眼局所投与，カルバペネムの静脈注射を適宜行う．硝子体に炎症が波及していなければ抗菌薬の眼局所投与のみでも改善が期待できるが，これらの治療を開始しても急速に悪化する場合や硝子体混濁が強い場合は，早期の硝子体手術の適応となる[2]．

b) ヘルペスウイルス虹彩炎，サイトメガロウイルス虹彩炎

特徴的なヘルペスウイルス性角膜上皮炎がある場合は，原則的に上皮欠損部位が消失するまで虹彩炎があってもステロイド点眼は控え，アシクロビル眼軟膏，混合感染予防の抗菌薬点眼，瞳孔管理のアトロピン点眼を併用する．重症例にはバラシクロビルを内服する．

サイトメガロウイルス虹彩炎にはガンシクロビル点眼が有効とされるが，自家調剤のため倫理委員会の承認を要する．重症例や点眼のみで遷延・再発するものにはバルガンシクロビル内

表1　主な感染性ぶどう膜炎の治療例（ウイルス）

病原体区分	疾患名	治療[*1]
ウイルス	ヘルペスウイルス虹彩炎	アシクロビル眼軟膏，1日2～5回 ときにバラシクロビル内服（例：1,500mg 分3）
	サイトメガロウイルス虹彩炎	0.5～1.0%ガンシクロビル点眼[*2]，1日2～4回 ときにバルガンシクロビル内服（例：900mg 分2）
	急性網膜壊死	アシクロビル 30mg/kg／日を分3で点滴静注 （1～2週後からバラシクロビル内服に切り替え） アスピリン内服 100mg 分1 プレドニゾロン内服（例：0.5mg/kg／日，眼所見に合わせて漸減） ガンシクロビル[*3]　1,000μg 硝子体注射，1回 硝子体手術
	サイトメガロウイルス網膜炎	ガンシクロビル点滴静注　初期療法：10mg/kg／日，分2，2～3週 維持療法：5mg/kg／日，分1 またはホスカルネット点滴静注　初期療法：180mg/kg／日，分2，2～3週 維持療法：90mg/kg／日，分1 またはバルガンシクロビル内服　初期療法：1,800mg／日，分2，2～3週 維持療法：900mg／日，分1 または硝子体注射 　ガンシクロビル[*3]　1,000μg，1～2回／週 　ホスカルネット[*4]　1,200μg，1～2回／週
	HTLV-Ⅰぶどう膜炎	トリアムシノロンアセトニド　テノン囊下注射 またはプレドニゾロン内服（例：0.5mg/kg／日，眼所見に合わせて漸減）

[*1]：すべての疾患において，前眼部炎症があればステロイド点眼を併用し，瞳孔管理に散瞳剤点眼をする．
[*2～4]：保険適用外，自家調剤，倫理委員会の承認必要．

D．ぶどう膜の疾患

表2　主な感染性ぶどう膜炎の治療例（細菌）

病原体区分	疾患名	治療[*1]
細菌	細菌性眼内炎	内因性眼内炎：感受性のある抗菌薬の点滴静注 ときに硝子体手術 術後眼内炎：抗菌薬点眼，頻回 メロペネム 1g/ 日を分2で点滴静注 バンコマイシン 1μg ＋セフタジジム 2μg を硝子体注射 硝子体手術 ときにプレドニゾロン内服併用
	結核性ぶどう膜炎	4剤併用抗結核療法：イソニアジド 300mg 分3，6ヵ月 リファンピシン 450mg 分1，6ヵ月 ピラジナミド 1.2g 分1，2ヵ月 エタンブトール 750mg 分3，2ヵ月 ときにプレドニゾロン内服併用
	梅毒性ぶどう膜炎	ペニシリンG 1回 300万単位を1日6回，点滴静注 またはアモキシシリン内服 1,000mg 分4 全身投与の期間は眼・全身所見に合わせて考慮する
	猫ひっかき病	エリスロマイシン内服 1,000mg 分4 またはドキシサイクリン内服 200mg 分2 またはシプロフロキサシン内服 400mg 分2 健常者は2〜4週，免疫不全者は4ヵ月

[*1]：すべての疾患において，前眼部炎症があればステロイド点眼を併用し，瞳孔管理に散瞳剤点眼をする．

表3　主な感染性ぶどう膜炎の治療例（真菌，原虫）

病原体区分	疾患名	治療[*1]
真菌	真菌性眼内炎	感受性のある抗真菌薬の点滴静注 フルコナゾール[*2]　100μg 硝子体注射，1回 またはボリコナゾール[*3]　100μg 硝子体注射，1回 ときに硝子体手術
原虫	眼トキソプラズマ症	アセチルスピラマイシン内服 1,200mg 分4，6週 反応不良の場合はクリンダマイシン内服 600mg 分4 ときにプレドニゾロン内服併用
	眼トキソカラ症	ジエチルカルバマジン内服 100mg 分1，3日 300mg 分3，次の3日 300mg 分1，その後週1回，8週 プレドニゾロン内服（例：0.5mg/kg / 日，眼所見に合わせて漸減）

[*1]：すべての疾患において，前眼部炎症があればステロイド点眼を併用し，瞳孔管理に散瞳剤点眼をする．
[*2, 3]：保険適用外，自家調剤．倫理委員会の承認必要．

服も有効である[3]．

c）結核性ぶどう膜炎

　呼吸器内科や消化器内科などで全身の結核病変のスクリーニングを行い，他臓器に感染病変があれば各科に治療を依頼する．他臓器に結核病変がなくアレルギー性のぶどう膜炎のみであることも多く，その場合は眼科主体の治療となる．結核治療ガイドラインに応じて，イソニアジド，リファンピシン，ピラジナミド，エタンブトールの4剤併用療法を行う．網膜血管の閉塞により広範囲の無灌流領域があればレーザー網膜光凝固を行う（図2）．

d）梅毒性ぶどう膜炎

　多くの抗菌薬に感受性があるが，第一選択はペニシリンである．皮膚や他臓器の病変の有無

第2章. 治療編

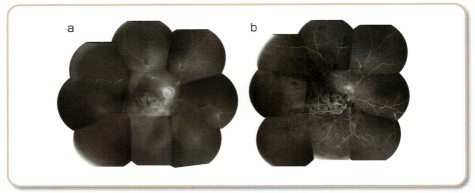

図2　結核性ぶどう膜炎の治療前後の蛍光造影眼底検査像
　　a：治療前
　　b：治療開始約2ヵ月後
　　40歳男性．抗結核剤4剤内服とPSL 20mgの内服を開始し約2ヵ月で硝子体混濁，静脈周囲炎は改善した．無灌流域が広範囲に見られたため，レーザー治療を行った．

や重症度により内服か静脈注射かを検討する．視神経炎が強い場合はステロイド内服を併用する．

e）猫ひっかき病

　エリスロマイシン，ドキシサイクリン，シプロフロキサシンなどの内服が有効である．眼所見に合わせて2～4週間の治療を行うが，免疫不全の患者では4ヵ月程度内服を継続することもある[4]．

f）HTLV-Ⅰぶどう膜炎

　抗ウイルス療法はない．ステロイド治療によく反応するため，炎症の程度に応じてトリアムシノロンアセトニドのテノン嚢下注射やステロイド内服を行う．

g）眼トキソプラズマ症

　アセチルスピラマイシン内服を主体として，炎症所見が強ければステロイド内服を併用する．アセチルスピラマイシンに反応しない症例にはクリンダマイシンを投与することがある．

h）眼トキソカラ症

　眼内の幼虫に対する炎症のためステロイドによる消炎治療のみでよいという考えの一方で，駆虫薬を投与することで他臓器の障害の併発を抑えるとの報告がある[5]．そのため，ジエチルカルバマジンとステロイドの内服の併用が推奨される．

i）サイトメガロウイルス網膜炎

　サイトメガロウイルスアンチゲネミア陽性の場合は，患者の状態に応じてバルガンシクロビル内服やガンシクロビル，ホスカルネットの点滴静注を行う．抗ウイルス薬の副作用により全身投与が続けられない場合や，アンチゲネミア陰性で眼炎症のみ再発した場合などはガンシクロビル，ホスカルネットの硝子体注射を行う．

j）急性網膜壊死

　網膜黄白色病変や血管炎が周辺部のみの場合，アシクロビルの点滴静注，ステロイド内服，抗血小板薬の内服併用の保存的治療で経過観察する．初期治療として，ガンシクロビルやホスカルネットの硝子体注射も有用である[6]．硝子体混濁が強く網膜病変の観察ができない場合や，網膜剝離をすでに生じている場合は硝子体手術の適応である．保存的治療のみで網膜病変が拡

大し続ける場合も，硝子体郭清や薬物移行改善目的に硝子体手術を行う．

文献

1）Terada Y et al. Human T-cell leukemia virus type 1 and eye diseases. J Ocul Pharmacol Ther 2017; **33**: 216-223

2）Endophthalmitis Vitrectomy Study Group. Results of the endophthalmitis vitrectomy study: a randomized trial of immediate vitrectomy and of intravenous antibiotics for the treatment of postoperative bacterial endophthalmitis. Arch Ophthalmol 1995; **113**: 1479-1496

3）Chee SP et al. Corneal endotheliitis associated with evidence of cytomegalovirus infection. Ophthalmology 2007; **114**: 798-803

4）Roe RH et al. Bartonella. Intraocular Inflammation, Manfred Zierhut et al, Springer, 2016: p.1063-1070

5）Barisani-Asenbauer T et al. Treatment of ocular toxocariasis with albendazole. J Ocul Pharmacol Ther 2001; **17**: 287-294

6）Schoenberger SD et al. Diagnosis and treatment of acute retinal necrosis: a report by the American Academy of Ophthalmology. Ophthalmology 2017; **124**: 382-392

第2章. 治療編

3. ぶどう膜炎で眼圧が上昇したらどうするか？

結論
● 眼圧上昇の原因を見極め，病態に応じて治療を行う．
● 炎症性の眼圧上昇であれば消炎を行い，ステロイドレスポンダーであればステロイドを減量する．
● 必要により緑内障点眼を併用する．
● これらの治療で不十分であれば緑内障手術を検討する．

1. ぶどう膜炎患者の眼圧上昇の原因 （表1）

　ぶどう膜炎による続発緑内障には，続発閉塞隅角緑内障と続発開放隅角緑内障に分類され，前者の原因として周辺虹彩前癒着（図1）による隅角の閉塞，虹彩後癒着による瞳孔ブロック・膨隆虹彩（iris bombé）（図2）などがあり，後者の原因は線維柱帯の房水流出抵抗の増加や眼血液柵の破綻による房水産生の増加が関係する．線維柱帯の房水流出抵抗が生じる原因には，炎症性物質の沈着やステロイドの副作用（ステロイド緑内障）などがあげられる．ぶどう膜炎に続発した嚢胞様黄斑浮腫に対して行うトリアムシノロンアセトニドのテノン嚢下注射や硝子体注射は特にステロイド緑内障を起こしやすい[1,2]．各症例で，隅角病変の有無，前房内炎症の有無，ステロイドの使用状況，これまでの眼圧の推移などから，原因を推測することが重要である（図3）．

2. 炎症性に眼圧上昇をきたしやすい疾患

　サルコイドーシス，急性網膜壊死，ヘルペス性虹彩炎，サイトメガロウイルス虹彩炎，Posner-Schlossman症候群などがある．サルコイドーシスは両眼性であることが多く，急性網膜壊死，ヘルペス性虹彩炎，サイトメガロウイルス虹彩炎，Posner-Schlossman症候群は片眼性が多い．

3. ぶどう膜炎の続発緑内障に対する薬物治療

　各種緑内障点眼が適応である．ステロイド点眼や散瞳剤点眼を併用している場合が多いので，

表1　ぶどう膜炎における眼圧上昇機序

続発閉塞隅角緑内障
　　　虹彩後癒着による瞳孔ブロック，膨隆虹彩（iris bombé）
　　　周辺虹彩前癒着（PAS）
　　　新生血管緑内障
　　　虹彩水晶体隔膜の前方移動（原田病）
続発開放隅角緑内障
　炎症時の眼圧上昇（前房内炎症あり）
　　　線維柱帯への炎症性物質の沈着
　　　炎症による線維柱帯の膨隆，隅角結節形成（線維柱帯炎）
　　　眼血液柵の破綻による房水産生の増加
　非炎症時の眼圧上昇（前房内炎症なし）
　　　線維柱帯の貪食細胞減少による線維柱帯のフィルター機能の低下
　　　細胞外マトリックスの増加（ステロイド緑内障）

D. ぶどう膜の疾患

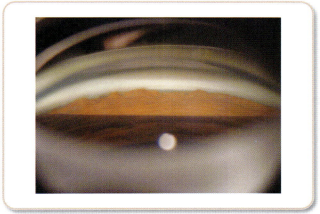

図1 周辺虹彩前癒着（peripheral anterior synechia）
サルコイドーシスぶどう膜炎で認めた周辺虹彩前癒着.

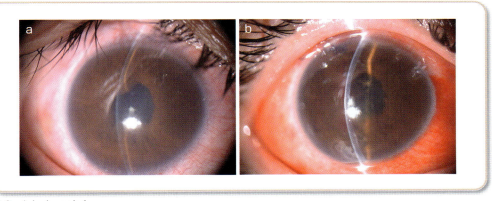

図2 iris bombé
　a：Behçet 病ぶどう膜炎で見られた虹彩後癒着による iris bombé. 虹彩後癒着，膨隆虹彩，浅前房，高眼圧による角膜上皮浮腫を認める.
　b：周辺虹彩切除術後. iris bombé に対して 11 時方向に周辺虹彩切除術を施行し前房が深くなっている.

適宜配合点眼薬を使用するとよい．ピロカルピンは虹彩炎の増悪，虹彩後癒着を引き起こすことから虹彩炎症例には禁忌とされているが，線維柱帯切開術後の症例では虹彩と隅角の癒着防止目的で用いる．プロスタグランジン関連薬については，以前はぶどう膜炎や囊胞様黄斑浮腫などの副作用，ヘルペスによる病変の活性化，逆説的眼圧上昇などが報告されていた．しかし，その後の多症例での研究で，プロスタグランジン関連薬は眼内炎症を増悪させることはなく，ぶどう膜炎の続発緑内障に対して安全で効果的であると報告されている[3〜5]．しかし，虹彩炎のある症例で眼圧上昇する症例や，眼ヘルペス感染の既往のある患者で角膜ヘルペスの再発がまれにあると報告されており，これらの症例では慎重投与となっている．ステロイド緑内障では，ステロイドを減量する．前房内炎症や隅角結節（図4）を認めるなど，炎症性の流出抵抗によると考えられる続発緑内障では，ベタメタゾン 0.1%（リンデロン® 0.1%）点眼による消炎を試みる．ウイルス感染が原因で眼圧上昇をきたしている場合は，抗ウイルス治療も併行して行う．

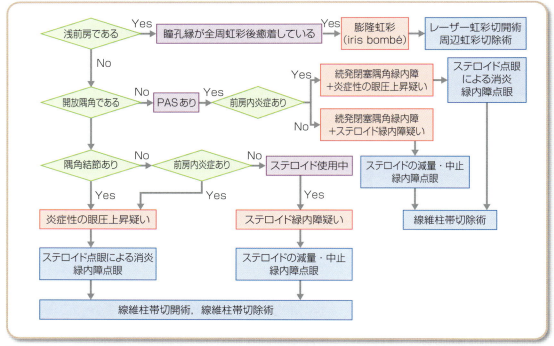

図3 ぶどう膜炎患者で高眼圧を認めた際のフローチャート

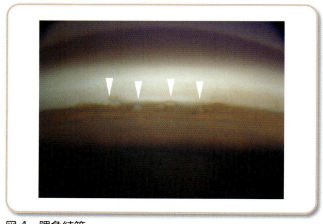

図4 隅角結節
サルコイドーシスぶどう膜炎で認めた隅角結節（矢頭）.

4. ぶどう膜炎の続発緑内障に対する手術治療 (表2)

a）膨隆虹彩（iris bombé）による急性閉塞隅角緑内障に対する治療（図2）

　炎症が沈静化していれば，レーザー虹彩切開術を行う．活動性の前房内炎症がある場合は，レーザー虹彩切開術後に前房内炎症の増悪と切開部の再閉塞をきたす可能性があるため，観血的に周辺虹彩切除術を行うことが望ましい．

D. ぶどう膜の疾患

表2　ぶどう膜炎続発緑内障に対する手術法一覧

術式	適応症例	長所	短所
レーザー虹彩切開術	膨隆虹彩による急性閉塞隅角緑内障	レーザーで治療であり簡便	再閉塞が起こりやすい
周辺虹彩切除術	膨隆虹彩による急性閉塞隅角緑内障	再閉塞しにくい	観血的手術であり，レーザーと比べ侵襲が大きくなる
線維柱帯切開術	隅角癒着が少なく，炎症が落ち着いている症例，ステロイド緑内障	合併症が少なく安全	術後の前房出血，術後の隅角癒着
非穿孔性線維柱帯切除術	あらゆる症例（炎症が落ち着いていることが望ましい）	線維柱帯切除術より合併症が少ない	線維柱帯切除術より眼圧下降効果がやや劣る
線維柱帯切除術	あらゆる症例（炎症が落ち着いていることが望ましい）	眼圧下降効果が高く，手術適応の範囲が広い	脈絡膜剝離，低眼圧黄斑症，濾過胞感染などのリスクがある

b）続発開放隅角緑内障に対する治療

①ステロイド緑内障に対する治療：まずステロイドの減量・中止を行うが，眼圧が十分に下がらない場合は線維柱帯切開術を考慮する．ステロイド緑内障は線維柱帯切開術のよい適応である．線維柱帯切開術が無効の場合は線維柱帯切除術を行う．

②炎症性の房水流出抵抗による続発緑内障に対する治療：消炎，緑内障点眼によっても眼圧が十分に下がらない場合は線維柱帯切除術を考慮する．

c）続発閉塞隅角緑内障の治療

緑内障点眼で眼圧下降が不十分な場合に観血手術を検討する．続発閉塞隅角緑内障の場合は，術式は線維柱帯切除術しか選べない．続発閉塞隅角緑内障に対する隅角癒着解離術は無効であるので行わない．インプラント手術（エクスプレス®）はぶどう膜炎には禁忌である．

文献

1) Jonas JB et al. Intraocular pressure after intravitreal injection of triamcinolone acetonide. Br J Ophthalmol 2003; **87**: 24-27

2) Inatani M et al. Intraocular pressure elevation after injection of triamcinolone acetonide: a multicenter retrospective case-control study. Am J Ophthalmol 2008; **145**: 676-681

3) Sallam A et al. Outcome of raised intraocular pressure in uveitic eyes with and without a corticosteroid-induced hypertensive response. Am J Ophthalmol 2009; **148**: 207-213, e1

4) Markomichelakis NN et al. Efficacy and safety of latanoprost in eyes with uveitic glaucoma. Graefes Arch Clin Exp Ophthalmol 2009; **247**: 775-780

5) Fortuna E et al. Flare-up rates with bimatoprost therapy in uveitic glaucoma. Am J Ophthalmol 2008; **146**: 876-882

第2章. 治療編

4. ぶどう膜炎で黄斑浮腫が遷延するときはどうするか?

結論

● ぶどう膜炎における黄斑浮腫の治療には、原疾患の治療に加え、薬剤の局所投与や全身投与と、硝子体手術がある.

● 一般的には、薬物全身投与の副作用や手術侵襲の面から、薬物局所投与から治療を開始する. まず、ステロイド局所投与の治療を行う. 全身投与では、ステロイド薬の全身投与を行い、従来の治療での無効例や副作用が出現した症例では生物学的製剤を選択することも可能である.

● 硝子体手術は近年では術式や手術器材の進歩により比較的早期から治療法として選択する場合もある.

1. ぶどう膜炎の黄斑浮腫

　ぶどう膜炎の黄斑浮腫は視力障害を起こす大きな原因となる. 黄斑浮腫を合併しやすいぶどう膜炎として、サルコイドーシス、Behçet病、Vogt-小柳-原田病、中間部ぶどう膜炎、HLA-B27関連ぶどう膜炎などがあげられる（表1）. 黄斑浮腫は臨床的には網膜厚の増加として認められ、細隙灯顕微鏡と前置レンズなど駆使した立体的な網膜の観察蛍光眼底造影検査、光干渉断層計（OCT）により病勢の進行度や治療効果を評価する.

表1　黄斑浮腫をもたらすぶどう膜炎

疾患	症例数	黄斑浮腫の合併数（合併率%）	黄斑浮腫における割合（%）
中間部ぶどう膜炎（すべて）	332	128 (38.5)	20.8
特発性中間部ぶどう膜炎	234	87 (37.2)	14.2
特発性慢性汎ぶどう膜炎	199	78 (39.2)	12.7
サルコイドーシス	292	69 (23.6)	11.2
トキソプラズマ症	206	47 (22.8)	7.6
HLA-B27関連ぶどう膜炎	135	31 (23.0)	4.4
結核性ぶどう膜炎	99	28 (28.3)	4.6
特発性慢性前部ぶどう膜炎	197	28 (14.2)	4.6
Behçet病	81	27 (33.3)	2.2
散弾状脈絡網膜炎	36	25 (69.4)	4.0
点状脈絡膜内層症	83	24 (28.9)	3.9
急性後部多発性斑状色素上皮症	31	23 (74.2)	3.7
交感性眼炎	33	17 (51.5)	2.8
原発性網膜血管炎	63	15 (23.8)	2.4
若年性関節リウマチに伴うぶどう膜炎	112	15 (13.4)	2.4
Vogt-小柳-原田病	23	13 (56.5)	2.1
Fuchs虹彩異色性ぶどう膜炎	345	5 (1.4)	0.8
その他	831	82 (9.9)	13.3

（Jones NP et al. Ocul Immunol Inflamm 2014; 23: 127-134 より引用）

2. 薬剤の眼局所投与

a）ステロイド薬のテノン嚢内注射

　眼局所注射に使用できるステロイド薬としては，リン酸デキサメタゾンナトリウム注射液（デカドロン注射液®）とトリアムシノロンアセトニド（ケナコルト®，マキュエイド®）があるが，ステロイド薬のテノン嚢内注射にはトリアムシノロンアセトニドを用いることが多い．本薬剤は一度投与すると数週間から数ヵ月の効果が期待できる．オリジナルの投与法は 25G 鋭針を用い結膜円蓋部より投与する方法[1]であったが，眼球穿孔や眼動脈への薬剤誤注入に伴う網膜動脈閉塞症の懸念があり[2]，それに代わる方法として，角膜輪部から 6～7 mm の結膜テノン嚢切開部から 23～24G の鈍針を球後まで挿入し薬剤を注入する方法が Okada らにより報告された[3]．投与量については施設ごとに異なり現状では規定はないが[4]，注射後の合併症として主に白内障の進行と眼圧上昇があり，20 mg 投与群と 40 mg 投与群を比較では黄斑浮腫軽減効果は同等であるにもかかわらず，副作用は 40 mg 群が有意に高かった報告[5]もある．筆者らの施設では通常 1 回につき 20 mg 投与を行っている．

b）ステロイド（トリアムシノロンアセトニド）硝子体内注射

　トリアムシノロンアセトニド（ケナコルト®）硝子体内注射は網膜剥離手術後の増殖性変化の抑制目的で提案され[6]，以降，ぶどう膜炎の黄斑浮腫に対しても行われてきた．投与量については現状では規定はないが[4]，既報では 1 回あたり 4 mg 投与が多い．合併症では眼圧上昇や後嚢下白内障の発現頻度は高く，眼内炎などの感染のリスクもある．従来のケナコルト®は関節注射用のため硝子体内への投与は適応外使用であり，また，眼組織に有害なベンジルアルコールなどの添加物が問題であった．最近，添加剤を含まない硝子体内注入専用のトリアムシノロンアセトニドであるマキュエイド®が糖尿病黄斑浮腫に対して適応された．

c）抗 VEGF 抗体硝子体内投与

　ぶどう膜炎の黄斑浮腫では適応外使用であるが，網膜血管閉塞症や糖尿病黄斑症の治療と同様にぶどう膜炎の黄斑浮腫に対しても抗 VEGF 抗体硝子体内投与を行い，病状軽減を得た報告が散見され，今後の長期的評価が期待される．

3. 薬剤の全身投与

a）ステロイド全身投与

　ステロイド薬局所投与で効果が不十分である場合などは全身投与を行う．黄斑浮腫を早期に軽減させたい場合はプレドニゾロンを 1～1.5 mg/kg/day を内服させゆっくり漸減させることが奨励される．しかし，黄斑浮腫を再発防止するために長期間の投与を要することとなり，ステロイドの全身副作用のリスク，また白内障や緑内障などの眼科的な副作用も問題となる．

b）TNF 阻害薬全身投与

　TNF 阻害薬は，2007 年にインフリキシマブ（レミケード®）が Behçet 病による難治性網膜ぶどう膜炎に，また 2016 年にアダリムマブ（ヒュミラ®）が既存の治療に抵抗する非感染性のぶどう膜炎の治療薬として認可され，遷延するぶどう膜炎の黄斑浮腫に対しても有効である[7,8]．日本眼炎症学会が提唱するガイドラインに沿って使用する[9]．

c）その他の薬物全身投与

　アセタゾラミド（ダイアモックス®）はぶどう膜炎の黄斑浮腫にある程度の効果があるが，3 割と限定的である[10]．また，非ステロイド性抗炎症薬の経口投与もステロイドの局所注入と同様の効果があるが少なくとも数ヵ月の持続投与が必要である．

4. 硝子体手術

　近年，手術器具・システムの進歩により，安全で効率的な硝子体手術が可能になった．眼内炎症性液性因子によってもたらされていると考えられる遷延性黄斑浮腫や，物理的牽引によりもたらされる網膜前膜を伴う黄斑浮腫は，いたずらに薬物療法を強化するよりも硝子体手術に踏み切るほうが賢明である．

文献

1) Nozik RA. Periocular injection of steroids. Trans Am Acad Ophthalmol Otolaryngol 1972; **76**: 695-705
2) Moshfeghi DM et al. Retinal and choroidal vascular occlusion after posterior sub-tenon triamcinolone injection. Am J Ophthalmol 2002; **134**: 132-134
3) Okada AA et al. Trans-Tenon's retrobulbar triamcinolone infusion for the treatment of uveitis. Br J Ophthalmol 2003; **87**: 968-971
4) 坂本泰二ほか．眼科領域におけるトリアムシノロン使用状況全国調査結果．日眼会誌 2007; **111**: 936-945
5) 三條さなえほか．黄斑浮腫に対するトリアムシノロンのテノン嚢下投与 20mg と 40mg の有効性の比較．臨床眼科 2014; **68**: 1177-1181
6) Machamer R et al. Treatment of intraocular proliferations with intravitreal steroids. Trans Am Ophthalmol Soc 1979; **77**: 171-180
7) 長澤真奈ほか．ベーチェット病による嚢胞様黄斑浮腫にインフリキシマブが著効した 1 例．眼科 2015; **57**: 1589-1593
8) Schaap-Fogler M et al. Anti-TNF-α agents for refractory cystoid macular edema associated with noninfectious uveitis. Graefes Arch Clin Exp Ophthalmol 2013; **252**: 633-640
9) 日本眼炎症学会 TNF 阻害薬使用検討委員会．非感染性ぶどう膜炎に対する TNF 阻害薬使用指針および安全対策マニュアル（2016 年版）．日眼会誌 2017; **121**: 34-41
10) Cox SN et al. Treatment of chronic macular edema with acetazolamide. Arch Ophthalmol 1988; **106**: 1190-1195

E. 網膜硝子体の疾患

E. 網膜硝子体の疾患

1. 網膜剥離の手術適応は？

結論
- 眼科一般外来においては網膜剥離の正確な診断と緊急性の判断が求められる．特に急激な飛蚊症を主訴に受診した患者には必ず散瞳による周辺部網膜の詳しい診察と所見の記載が必須である．周辺部網膜裂孔や限局性網膜剥離を見落とした場合，後日網膜剥離が進行する可能性がある．
- 裂孔原性網膜剥離の代表的な術式である強膜バックリング手術と硝子体手術にはそれぞれ利点と欠点があり，治療方針決定には後部硝子体剥離の有無を診断することが重要である．

1. 網膜剥離の発見要因と緊急性の判断，診断のポイントは？

a）急激な飛蚊症の自覚

　中高年で急激な飛蚊症の自覚があった場合，多くは加齢による急性後部硝子体剥離による飛蚊症である．飛蚊症そのものは硝子体液化に伴う硝子体線維の拡散や網膜表層からの小出血による硝子体混濁によると思われる．ほとんどの症例で特に加療を要しない生理的変化であるが，まれに網膜裂孔，網膜剥離などの所見を呈する場合がある．網膜裂孔に対しては予防的凝固処置，保存的経過観察などの選択肢があるが，確立されたエビデンスはない．一般的に網膜光凝固術，網膜冷凍凝固術などが適用されるが，凝固直後の網膜剥離進行による裂孔拡大，新裂孔形成などの可能性は否定できず，エビデンスの確立が望まれる．現時点では予防的凝固処置を否定する根拠もない．

　初診時，一定の範囲以上の網膜剥離を認めた場合はほとんど手術適応であり緊急手術の実施ないしは専門施設への搬送を要する．ただし，限局性網膜剥離に関してはその程度によって対処が異なる場合があり，おおむね1乳頭径以内であれば予防凝固，経過観察となることが多いと思われる．

b）無症候性に検診などで発見される場合

　緩徐に進行する慢性的な視力低下，あるいは自覚症状なくコンタクトレンズ検診などで偶然に網膜剥離を指摘される場合がある．ほとんどの場合，網膜剥離の原因は網膜格子状変性内に生じた網膜萎縮円孔であるが，まれに若年性鋸状縁断裂，アトピー性皮膚炎に伴う毛様体扁平部から皺襞部付近の毛様体無色素上皮裂孔によるものも見られる．この場合の網膜剥離の進行の程度は様々であり，周辺部に限局したものから黄斑直近まで迫るものまで多様である．場合によっては片眼性で自覚しておらず，すでに全剥離となり失明状態で発見される例もある．網膜剥離が黄斑部に及んでおり視力低下が明らかな場合は明確な手術適応であり，緊急手術または専門施設への転送が必要である．周辺部に限局した網膜剥離の場合もあるが，このような症例では通常は後部硝子体未剥離であり網膜剥離の進行は緩徐である．緊急性は低いが可及的速やかな加療または紹介が望ましい．一方で，緩徐な進行とはいえ黄斑剥離が生じた直後の受診，あるいは停止性の病状が後部硝子体剥離の発生により急速に進行した場合などは緊急性がある．

203

第2章. 治療編

　もしも後部硝子体剥離の有無が判然とせず緊急性の判断が難しければ緊急扱いで加療または転送するのが無難である．

c）網膜剥離の診断のポイント

　若年者の緩徐に進行する網膜剥離は前眼部，中間透光体に所見が少ない場合もあり，扁平な網膜剥離は単眼では見落とされる例もある．したがって，症状から網膜剥離を疑った場合には双眼倒像鏡による入念な眼底検査が必要である．中高年以上で急激な飛蚊症の自覚を主訴に受診した患者に対しては必ず散瞳による眼底検査を実施する．まず細隙灯顕微鏡にて前眼部を詳しく観察して前房内炎症がないか調べる．網膜剥離に伴い前房内炎症を認める場合がある．次に水晶体後面の前部硝子体に色素散布がないかを観察する．硝子体中に色素が出現していれば網膜に裂孔を生じている可能性が高い．その後，90Dなどの前置レンズを用いた細隙灯顕微鏡による眼底検査で後部硝子体剥離の有無を確認する．これは網膜剥離があった場合の術式選択における重要な情報となる．

　以下に裂孔原性網膜剥離の代表的な2つの病態を示す．

①網膜格子状変性内の萎縮円孔による扁平網膜剥離（図1，図2）

　前述のように無症候性であることも多く，通常は後部硝子体未剥離である．非常に扁平な網膜剥離は単眼のボンノスコープでは見落とす可能性があり，常に双眼倒像鏡による眼底検査が必須である．扁平網膜剥離の原因は格子状変性内の萎縮円孔であることが多い．進行は緩徐で段階的であり，網膜下のdemarcation lineが複数見られることがある．

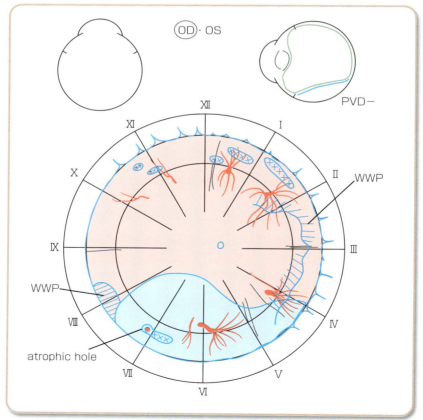

図1　網膜格子状変性内の萎縮円孔による扁平網膜剥離

E. 網膜硝子体の疾患

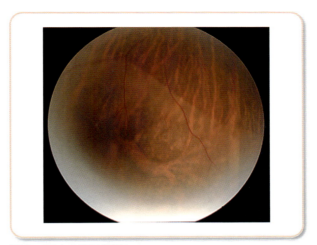

図2　図1の眼底写真
網膜剥離は丈が低く扁平である.

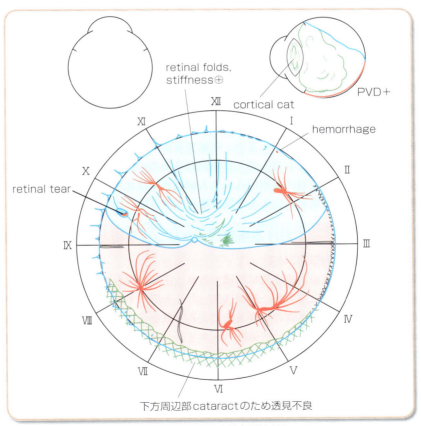

図3　比較的小型の網膜弁状裂孔による胞状網膜剥離

②後部硝子体剥離に伴う網膜弁状裂孔による胞状網膜剥離（図3, 図4）
典型的には急激な飛蚊症の自覚に続いて，1週間前後で視野異常を生じて眼科を受診する．種々

第2章. 治療編

3. 眼外傷後の結膜下出血を見たらどうするか？

> **結論**
> ● 眼外傷後に結膜下出血を見た場合は，眼球破裂に特に注意を要する．
> ● 治療としては，創口の一次縫合手術が最優先となる．

　眼球打撲などの眼外傷後に結膜下出血を伴い外来受診する患者は日常診療でしばしば経験する．多くの症例では，眼内に前房出血，硝子体出血，網膜振盪などを伴わなければ視力低下などの症状はなく，経過観察でよいことが多い．前房出血などがある場合には，鈍的外傷による隅角からの出血の可能性が高く，その後の眼圧の変動に注意が必要である．受診時眼圧によって，眼圧下降薬の点眼，内服を考慮する．

　眼外傷後の患者で特に注意を払う必要があるのは，高度の結膜下出血を伴い眼球破裂などが疑われる症例である．当科においても，交通事故，労働災害，スポーツ外傷，さらには転倒などによる外傷後に眼球破裂を生じ救急外来を受診する症例を経験する．

　眼球破裂は職業や娯楽の嗜好性の理由から多くは男性に生じるとされる．一方で，女性は年齢も高く，鈍的外傷の頻度が高いと報告されている[1]．視力予後は受傷時術前視力と正に相関し，鈍的外傷よりも穿孔性眼外傷のほうが予後がよいとされる[2,3]．これは鈍的外傷のほうがより後極まで穿孔創が広がることがあるためと考えられる．鈍的外傷による眼球破裂は強膜の薄い部位で最も生じやすく，外眼筋の付着部，角膜輪部などに好発する．穿孔性眼外傷では異物により生じ，受傷後眼内に異物が残存している可能性を考慮すべきである．また，眼内レンズ挿入眼や角膜移植眼といった眼科手術歴のある患者では，術後の創口が離開している可能性も考慮しなければならない．

　眼球破裂症例では細隙灯顕微鏡検査，眼底検査にて前房出血や硝子体出血が見られることが多く，水晶体，眼内レンズの有無が確認できない場合もある．眼圧が低値であることも診断の一助となる[4]．CT検査やMRI検査なども眼球形状の把握に有用であるが，鉄片異物が眼内に残存する可能性がある場合にはMRI検査は禁忌と考えるべきである．

　治療としては，感染の予防もあり創口の一次縫合手術が最優先となる．また，眼内異物が示唆される場合には，硝子体手術と併せて異物除去も考慮する．当科にて眼球破裂症例に一次縫合手術を行う場合には，できる限り全身麻酔下にて手術を施行している．これは，手術時に患者の疼痛などの影響から眼内容物が創口から脱出する可能性を減らすためである．眼球破裂症例では，強膜に穿孔創があるために脈絡膜出血を生じていることが多い．脈絡膜出血は術後早期には凝血しており手術的に除去することは困難なため，当科では一次縫合手術から10日から2週間程度の間隔を置いて硝子体手術を施行することが多い．

症例 1

　64歳，女性．転倒時に右眼を打撲，救急外来受診．光覚＋．

　細隙灯検査にて全周に結膜下出血，前房出血認めた（図1）．前房浅く眼圧もTd＝3と低いことから眼球破裂の診断で全身麻酔下にて強膜縫合施行することとなった．術中結膜全周切開し，強膜を露出した際，上方から耳側にかけて角膜輪部から2mmの位置に約6mmの強膜裂創を認めた．術中水晶体脱臼は認めなかった．

E. 網膜硝子体の疾患

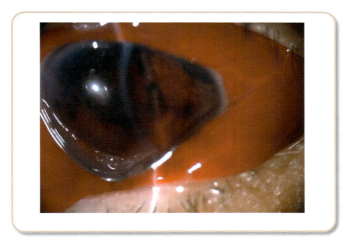

図1 症例1

一次縫合より2週間経過したところで硝子体出血も残存し眼底透見困難であったため右眼硝子体茎離断術，超音波水晶体乳化吸引術を施行した．術中眼底は外傷による網膜剥離などは見られず，術後特に合併症もなく，無水晶体眼にて術終了とした．さらに半年後，眼内レンズ縫着術を施行した．最終受診時術後8ヵ月の時点で右眼矯正視力0.8となっている．

症例2

1歳3ヵ月，男子

左眼に針金のようなものが刺さり，痛がっているとのことで近医受診するも特に目立った所見がないとのことでヒアルロン酸点眼と抗生剤眼軟膏を処方され経過観察の方針となっていた．翌日に症状軽快せず当院救急外来受診した．

結膜下出血は軽度であったが，角膜輪部近くの強膜にぶどう膜の嵌頓が見られ，前房内には前房蓄膿を認めた．眼球穿孔，眼内炎の診断にて当日硝子体手術施行した．術中硝子体出血，感染によると思われるフィブリンなどを可能な限り除去するも完全には除去できず，眼底も透見困難であった．

術後感染による発熱なども続き，眼内の炎症も遷延していたため4日後に左眼眼球内容除去術を施行した．感染による発熱なども認めていたが，術後落ち着いたため退院となった．左眼は術後義眼でフォローされている．

小児あるいは事故などで意識障害をきたしているような患者では問診ができないので，このような症例では眼圧検査，散瞳下での眼底検査などできる限り可能な検査は施行すべきであると考える．

文献

1) Koo L et al. Gender differences in etiology and outcome of open globe injuries. J Trauma 2005; **59**: 175-178
2) Rahman I et al. Open globe injuries: factors predictive of poor outcome. Eye (Lond) 2006; **20**: 1336-1341
3) Agrawal R et al. Prognostic factors for vision outcome after surgical repair of open globe injuries. Indian J Ophthalmol 2011; 59: 465-470
4) 眼科診療プラクティス Ⅶ 救急と眼外傷．p.1355, 1361

第2章. 治療編

F. 硝子体外科

1. 黄斑上膜の手術適応は？

結論
● 黄斑上膜は自然経過の個人差が大きいため，手術時期に明確な基準はない．
● 進行速度，OCTでの形態異常，変視症または視力低下の程度を勘案して，その症例が日常動作で要する見え方の質や希望などを考慮して手術時期を決定する．
● 予後・術後経過にかかわる因子として病因，進行速度，病型，および眼合併症などを考慮に入れる必要がある．

1. 黄斑上膜の手術適応について

　黄斑上膜（黄斑前膜，網膜上膜または網膜前膜）の症状悪化や，それによる視力低下に対しては硝子体手術が確立している．黄斑上膜の進行により全失明する可能性はほぼない一方で，手術の合併症は網膜裂孔・剥離1％，眼内炎0.05％などとされ失明もまったくないとはいえないこと，進行しないまたは緩徐な例もあるため，視力低下に乏しい状況では経過観察が希望されることが多い．しかしながら，視力低下・変視は進行すればするほど術後の改善も乏しくなるため，よりよい見え方の質が求められる場合には早期の手術が検討される．

2. 手術の施行時期に際し考慮すべき事項（表1）

a）病因
　多くの黄斑上膜は特発性である（図1）が，なかには続発性がある．網膜裂孔または網膜剥離の有無，糖尿病網膜症および網膜静脈閉塞症，またはぶどう膜炎などについて評価する．

b）進行速度（図2）
　多くはOCTでの異常所見→変視症の自覚→視力低下と進むが，個体差は大きい．急速に進行する場合手術が望ましい．発症1年以内であれば比較的良好な改善が見込まれる可能性がある．一方で発症後時間が経過していると改善が乏しい．

c）病型（図3）
　硝子体黄斑牽引症候群（vitreomacular traction syndrome：VMTS），層状黄斑円孔（lamellar macular hole：LMH），または近視性牽引性黄斑症（myopic traction maculopathy：MTM）では，経過や予後が異なる．

表1　黄斑上膜の手術適応検討時に考慮すべきこと

　1）病因：特発性か，続発性（裂孔，炎症，網膜血管疾患）か
　2）進行速度：視力・変視症・OCT上の構造変化
　3）病型：典型例，VMTS，LMH，MTM
　4）眼合併症：緑内障・ほかの黄斑疾患（加齢黄斑変性）・白内障

VMTS：硝子体黄斑牽引症候群，LMH：層状黄斑円孔．MTM：近視性牽引性黄斑症

F．硝子体外科

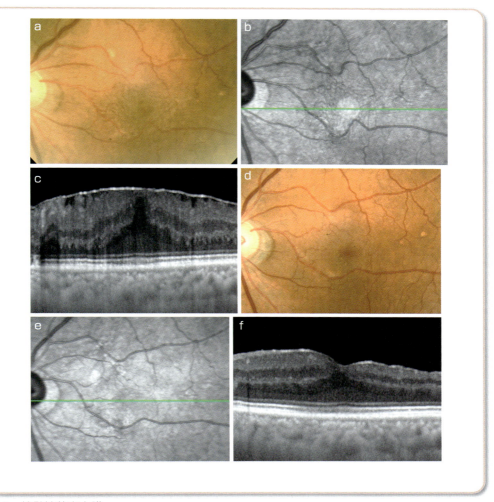

図1　特発性黄斑上膜
78歳男性．6ヵ月前に変視症自覚も視力(1.2)であった．2ヵ月前視力(0.9)に低下．
a：術前画像．眼底写真では，黄斑部のセロハン様膜形成・周囲の皺襞形成と網膜血管の蛇行を認める．
b：術前画像．赤外SLO画像でも同様の所見である．
c：術前画像．OCT画像ではERMとその牽引による網膜の膨化・変形を認める．
d, e：術後3ヵ月画像．眼底写真(d)および赤外SLO画像(e)では術前の所見が改善した．
f：術後3ヵ月画像．OCTにても同様に改善している．術後3ヵ月における視力(1.2)．

d）眼合併症

　緑内障または加齢黄斑変性などは術後に悪化する可能性がないか慎重に検討する．白内障については，術後の核白内障進行を見越して同時手術を行うか，調節機能の維持・不同視の予防のため水晶体温存とするかを検討する．

文献

1) Idiopathic Epiretinal Membrane and Vitreomacular Traction PPP - 2015. American Academy of Ophthalmology 2015　https://www.aao.org/preferred-practice-pattern/idiopathic-epiretinal-membrane-vitreo-

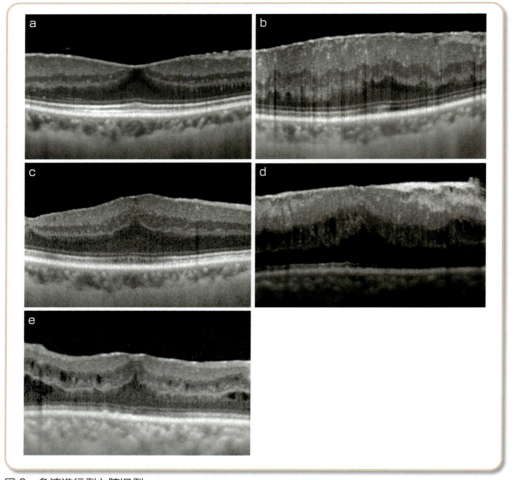

図2 急速進行例と陳旧例

a〜c：急速進行例の 74 歳女性．1 年前より ERM を認めていた．
a：OCT 画像上の網膜の変形は乏しかった．視力 (1.0)．
b：2 ヵ月前より視力低下し，OCT 上急激な網膜の膨化を伴う変形を認め，中心窩の同定も困難となった．術直前視力は (0.2)．
c：術後網膜形態は改善し，視力は (0.9) に回復した．
d, e：陳旧例の 84 歳男性．発症時期不詳．術前視力は (0.2)．
d：OCT 画像にて網膜の変形著明であり，囊胞様変化も生じている．
e：術後 OCT 上膨化は改善したが，囊胞様変化の残存を認める．術後 3 ヵ月における視力は (0.3) にとどまる．

macular-tract（2018 年 9 月 21 日閲覧）
2) 長谷川琢也ほか．特発性黄斑上膜における内境界膜剝離術後の長期成績．日眼会誌 2004; **108**: 150-156
3) Panozzo G, Mercanti A. Optical coherence tomography findings in myopic traction maculopathy. Arch Ophthalmol 2004; **122**: 1455-1460
4) Pang CE et al. Epiretinal proliferation seen in association with lamellar macular holes: a distinct clinical entity. Retina 2014; **34**: 1513-1523

F. 硝子体外科

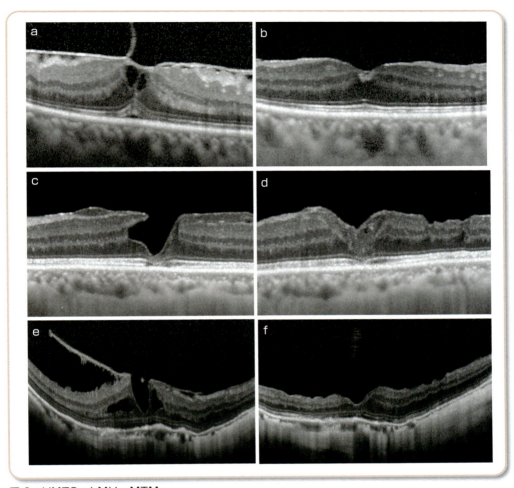

図3 VMTS, LMH, MTM

　a, b：VMTS の 68 歳女性.
　a：術前視力(0.5). 中心窩に後部硝子体皮質および ERM による牽引性変化を認め, 漿液性網膜剥離を呈している.
　b：術後牽引は解除され網膜形態は改善した. 最終視力(1.0).
　c, d：LMH の 73 歳女性. 初診時視力(0.4).
　c：OCT 画像にて LMH を認め, Lamellar hole-associated epiretinal proliferation (LHEP) を伴う. 中心窩の Ellipsoid Zone は不鮮明化している.
　d：術後, 円孔内は LHEP 組織で充填されている. 視力(0.4).
　e, f：myopic traction maculopathy の 68 歳女性.
　e：術前視力(0.3).
　f：術後視力(0.6).

219

第2章. 治療編

2. 硝子体手術とはどのような手術か？

> **結論**
> ● 硝子体手術は近年飛躍的に進歩し適応疾患の拡大，手術成績の向上が見られる．
> ● 小切開化，広角観察システム，手術補助剤などの改良が近年のトピックである．
> ● 様々な手術手技を臨機応変に用いることが必要となる．

　硝子体手術は1955年に広島大学の百々次夫教授により世界ではじめて行われた[1]（開放式硝子体手術）．現在，一般的には1971年にMachemerにより報告された閉鎖式硝子体手術（経毛様体扁平部硝子体切除術ともいう）のことを指す[2]．当初硝子体の切除，吸引，眼内灌流の3ファンクションを1つの器具に搭載しており，創口は1箇所のみであったが17Gという大きな創が必要であった．やがて灌流のファンクションを独立させ，3箇所により小さい創口を作製する3ポート手術が開発され今日にいたる．

1. 硝子体手術の目的

　開発当初は硝子体出血による混濁の除去が目的であったが現在は多岐にわたる．

a）出血・混濁の除去

　糖尿病網膜症，網膜血管病変，Terson症候群などによる硝子体出血を切除吸引し眼底透見を改善させることにより視機能の回復，術後の経過観察や追加治療（レーザーなど）を容易にする．

b）硝子体検体の採取

　当院では主に悪性リンパ腫の確定診断のため行うことが多い．極力無灌流下で硝子体を採取し，病理組織診断や各種検査を行う．抗癌薬眼内投与を行うためには必須である．

　感染性眼内炎において起炎菌（細菌，真菌）の同定や薬剤感受性を調べることも重要な目的である．

c）牽引の解除

　網膜に対する硝子体や増殖膜の牽引が病態に影響する疾患は数多く存在する．網膜剝離（裂孔原性，牽引性），増殖性硝子体網膜症，増殖糖尿病網膜症，未熟児網膜症が代表的である．網膜への牽引をなくすことにより術後の合併症を軽減することが可能となるため硝子体手術の主たる目的といっても過言ではない．

d）網膜付着組織の剝離除去

　黄斑上膜，黄斑円孔に対し網膜に付着した膜組織を剝離除去する．今日では内境界膜（ILM）も剝離除去することが一般化している．インドシアニングリーン（ICG）やブリリアントブルージー（BBG）といった薬剤で内境界膜を染色する手技により確実性が向上した[3,4]．その他に増殖性疾患に対して網膜上，網膜下の増殖組織を剝離除去することもある．

e）異物の除去

　角膜や強膜を貫通し金属片などが眼内に飛入した場合，硝子体手術により摘出することが必要となる．白内障手術時に挿入された眼内レンズ（IOL）が偏位したり，硝子体腔内に落下した場合にIOLを摘出し新しいものを縫着する（既存のものを眼内で縫い付けることもある）．

f）網膜復位

　裂孔原性網膜剝離や糖尿病網膜症による牽引性網膜剝離に対して空気やガス，シリコンオイ

ルなどの眼内タンポナーデ物質を用いて網膜を復位させる.

g）レーザー光凝固

　糖尿病網膜症をはじめとした網膜血管病変の無血管野に対して新生血管形成を予防する目的で行う．手術中には術前術後には凝固が困難である網膜最周辺部（鋸状縁）まで照射することが可能である．また，網膜剝離症例の裂孔および変性巣の周囲を凝固する目的で行う.

2. 近年の進歩

a）手術器械

　1980 年代から 2007 年くらいまでは 20G の器具を用いた手術が主流であった．より安全に硝子体を切除するためにはカッターの切除速度（カットレート）を高速にし，吸引口をより小さくする必要がある．また，吸引口がカッターの先端に近い場所に開口していればより網膜表面に近い場所で切除することが可能となる．カッターの駆動方式を新たに開発し，カッターをより細くし開口部の形状を改良することにより現在はカットレートが毎分 1 万サイクル程度まで高速化可能な機種が使用できるようになり，より網膜表面での切除が可能となった．25G システムが主流となり，27G を使用する症例も増えつつある.

　20G より細い器具を使用する手術を小切開硝子体手術（micro incision vitreous surgery：MIVS）と呼び，創口が小切開化されたとともにトロカールシステムが導入されたことにより裂孔形成や前部増殖性硝子体網膜症といったポート関連の合併症は減少した．小切開化に伴い眼内照明が不十分となるデメリットはハロゲン光源からキセノン，水銀蒸気，LED といった光源にシフトし，シャンデリア照明を併用することなどにより安全に硝子体操作をするのに十分な照明が可能となっている．近年デジタル処理した映像を見ながら手術を行うシステムが開発され，これまでより網膜光毒性を減らしつつ視認性を確保することが一般化する日も近いと思われる.

b）観察系

　顕微鏡をそのまま覗いても眼底を観察することは不可能であるため，従来はフローティングレンズを角膜の上に乗せて硝子体手術を行っていた．術野が狭く，眼内をくまなく観察するためには複数のレンズを入れ替え，場合により強く眼球を圧迫し内陥させる必要があった．広角観察システムが普及したことにより，広い術野で操作を行うことが可能となり，また結果としてよりよい術野を得るためには眼球を正位に保ちながら手術することになるので 20G と比較し器具の剛性がやや劣る MIVS にとってはこの点でも相性がよい.

c）手術補助剤

　手術中に使用する補助剤としては可視化剤とタンポナーデ物質があげられる.

　①ステロイド懸濁液（マキュエイド®）

　眼科用に開発された薬剤であり硝子体腔内に散布することにより白色の粒子が有形硝子体の界面に付着する．硝子体の局在が視認しやすくなり，より確実に効率よく硝子体剝離や増殖膜の除去が可能となる.

　②ILM 染色剤

　黄斑疾患などにおいて ILM を剝離除去する手技は必要不可欠のものといってよいが，ICG や BBG といった薬剤を用いて ILM のみを染色することで手技の安全性，確実性が飛躍的に向上した.

　③パーフルオロカーボン（パーフルオロン®）

　灌流液よりも比重が重い性質を利用し，かねてより巨大裂孔網膜剝離や眼球破裂などの重傷症例に用いられていた．近年では増殖糖尿病網膜症や網膜剝離の症例で眼球後方の網膜を安定させる目的で使用する場合もある．手術終了時には確実に除去しておく必要がある.

④シリコンオイル

長期間眼内をタンポナーデする目的で用いる．空気置換を行ったあとに注入する場合は眼底後極部から充填される．巨大裂孔網膜剝離などで網膜のスリッページが懸念される場合はパーフルオロカーボンで網膜を復位させた状態からシリコンオイルに直接置換する．その場合周辺部からオイルは充填される．操作中は常に眼圧上昇に留意する必要がある．MIVSではシリンジを使用して用手的に注入することは困難であり，新たに20Gのポートを作製するか，硝子体手術器械を通じて機械的に陽圧を加えて注入する．原則として数ヵ月以内に抜去する必要がある．

3. 疾患別の手術手技

筆者が通常行っている方法を示す．（MIVS（25G）を用いる場合）

a）共通の手技（図1）

角膜から3.5～4mm離れた強膜に結膜上から直接クロージャーバルブ付きのトロカールを斜めに刺入する方法で3ポートを作製し，必要に応じて白内障手術を行う．その後灌流チューブをポートに接続し広角観察システムを用いてコアビトレクトミーを施行しマキュエイド®を散布，カッターの吸引モードで後部硝子体剝離（PVD）を起こしたのちに再び硝子体を切除する．

b）黄斑疾患

フローティングレンズに替えてから硝子体鉗子などで可視化された黄斑上膜や残存硝子体皮質を除去する．その後にILMを染色し25G針で作製したマイクロフックトニードルを用いて小切開を行い，そこをきっかけに硝子体鉗子でILMの剝離除去を行う．円孔径が大きい場合や再手術症例ではinverted flap techniqueや自己遊離弁ILM移植を行う場合がある．黄斑円孔の場合は液空気置換が必要となり，術後は仰臥位安静を指示する．ポートは無縫合で終了することが多い．

c）裂孔原性網膜剝離

PVDはすでに生じていることが多いが完全に硝子体皮質が除去されていることを確認するためにマキュエイド®を散布しフローティングレンズ下で確認を行う．硝子体は可及的に切除する必要があり，眼球を綿棒や圧迫子を用いて内陥しながら硝子体基底部の硝子体をなるべく薄くなるまで切除する．この際，眼内灌流圧は低めに設定する．直視下で行うよりも広角観察システム下で行ったほうが内陥量は少なくなり患者さんの苦痛が少ない．内陥の操作は助手に眼球を圧迫してもらうかシャンデリア照明を用いて術者本人が行う．硝子体による網膜牽引が解除

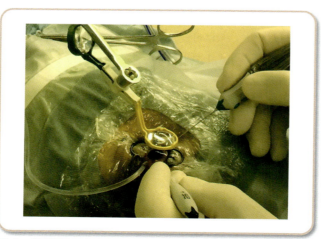

図1 手術手技

されたら眼内ジアテルミーで裂孔周囲を凝固する．マーキングと出血の予防が目的である．原則として原因裂孔から眼内排液し硝子体腔内を空気に置換したあとに裂孔および網膜変性巣の周囲に対してレーザー光凝固を行う．丈の高い網膜剥離の場合やすでに増殖性変化が生じている場合には前述したようにパーフルオロカーボンで後極部網膜を安定させた状態で周辺部の操作を行うことでより安全で効率的な操作が可能となる．終了時ポート部からのリークが見られれば躊躇なく8-0吸収糸で縫合を行う

d）増殖糖尿病網膜症

　カッターの吸引だけで周辺部までPVDを起こすことができるケースは多くない．コアビトレクトミー後にマキュエイド®を散布し基本的には視神経乳頭からPVDを拡大していくことになるが，増殖膜と網膜血管が強固に癒着した部位（エピセンター）を過度に牽引すると医原性裂孔形成の原因となる．高回転低吸引で切除し増殖膜を丹念に処理する必要がある．最新のカッターを使用することでより網膜近傍で切除することが可能となり，かなりの増殖膜処理をカッターのみで行うことができるが，網膜剥離を併発している場合や，増殖膜が面状に存在する場合はシャンデリア照明を使用する．ライトガイドを硝子体鉗子に持ち替えて膜を把持しもう片手でカッターもしくは硝子体剪刀を使用して処理を行う．マキュエイド®は複数回散布して残存硝子体がないか確認を行う．増殖膜を処理し，PVDを周辺部まで拡大したら眼球圧迫を併用しながら周辺部硝子体の郭清を行い，鋸状縁までレーザーを施行する．網膜出血を生じた場合は灌流圧を一時的に上昇させる，眼内ジアテルミーで出血点を軽く凝固するなどで対処を行う．黄斑部に浮腫や皺襞を生じている場合はILM剥離を併用し，牽引性網膜剥離や医原性裂孔による網膜剥離がある場合は空気置換して終了する．

e）IOL落下

　IOL挿入後に長期経過した症例の増加，白内障手術の進歩によるIOL挿入適応の拡大に伴い増加している印象がある．

　縫着部位をマーキングし結膜切開および強膜フラップを作製する．共通の手技を行うがマキュエイド®は使用しないことが多い．広角観察システム下でIOLに絡んでいる硝子体を切除し硝子体腔内でフリーな状態とする．硝子体鉗子を使用してIOLのhapticsを把持し虹彩裏面近くまで挙上する．反対側のポートからカッターなどを利用してopticsを持ち上げるようにして虹彩上にIOLを脱臼させる．操作に慣れない場合は網膜損傷を避けるためにパーフルオロン®を滴下しIOLを虹彩裏面まで移動させてもよい．10-0ポリプロピレン糸を縫着部位角膜輪部より2mmの強膜フラップ下に針を強膜に対して垂直に立てて対面通糸する．自己閉鎖創を強角膜切開で作製しIOLがPMMA製の場合は創口を拡大，アクリル，シリコン製の場合は前房内で折り曲げるか切断して除去する．強角膜創より糸を眼外に導き出し，半分に切断したうえで各々を縫着用7mm径IOLに結びインジェクター使用，もしくは半分に折り畳んで眼内に挿入しフラップ下で縫着する．

文献

1）百々次夫．硝子体混濁の経瞳孔路切除術について．日眼会誌 1955; **59**: 1737-1747

2）Machemer R et al. Vitrectomy: a pars plana approach. Trans Am Acad Ophthalmol Otolaryngol 1971; **75**: 813-820

3）Kadonosono K et al. Staining of internal limiting membrane in macular hole surgery. Arch Ophthalmol 2000; **118**: 1116-1118

4）Enaida H et al. Brilliant blue G selectively stains the internal limiting membrane/Brilliant blue G-assited membrane peeling. Rerina 2006; **26**: 631-636

第2章．治療編

G. 網膜の疾患

1. 網膜静脈閉塞症（RVO）の治療方針は？

結論
●網膜静脈閉塞症（RVO）の治療としては，内科的治療，レーザー治療，抗VEGF療法，硝子体手術が選択される．

　網膜静脈閉塞症（retinal vein occlusion：RVO）は，網膜疾患のなかでも網膜剝離，糖尿病網膜症や加齢黄斑変性とならび眼科診療で頻度の高い疾患である．高齢者に多く見られ，高血圧，糖尿病，高脂血症などが基礎疾患としてあり，動脈硬化性変化の強い場合に網膜動静脈交叉部において静脈内血栓による静脈閉塞が生じる．交叉部の位置により網膜中心静脈閉塞症（central retinal vein occlusion：CRVO），網膜静脈分枝閉塞症（branch retinal vein occlusion：BRVO）に分類される．
　一般的にCRVO，BRVOともに治療の基本方針は類似している．

1. 内科的治療

　先に述べたように，基礎疾患として高血圧を認める場合，まず血圧のコントロールを図ることは重要である（図1）．Kidaらは，少数例ではあるがRVO発症早期に血圧をコントロールすることで，良好な視力，OCT所見が得られた症例を報告している[1]．発症初期には高血圧の治療を行うが，あまりRVO症例で黄斑浮腫が遷延すると視力予後に影響が出るとされており，2〜3ヵ月のうちには浮腫に対して加療を開始する[2,3]．
　薬物療法としては，血栓を溶解させ血流改善を図る目的に線溶療法を早期に行う，あるいは血栓の拡大，再発を予防する目的に抗凝固療法を行う．線溶療法として，ウロキナーゼの点滴静注，抗凝固療法としてヘパリンナトリウムなどが用いられる．その他に止血療法として血管壁強化薬（アドナ®など）が用いられる．また，CRVOは若い世代に生じることもあり，そのような場合，ぶどう膜炎などの炎症が原因となっていることも考慮する必要がある．診断には蛍光眼底造影検査により網膜血管からの造影剤のリークなどの検出が有効である．若年でぶどう膜炎などの合併を疑う症例の治療としては，ステロイド局所投与あるいは内服による消炎を考慮すべきである（図2）．

2. レーザー治療

　CRVOはBRVOに比べ，視力予後不良であり早期治療が重要であると考えられている[4]．また，CRVOでは蛍光眼底造影（最近ではOCTアンギオグラフィーでも診断可能）にて10乳頭面積以上の網膜血管無灌流領域が存在する場合には虚血型，10乳頭面積以内であれば非虚血型CRVOと分類される．虚血型であれば新生血管緑内障や硝子体出血の予防目的に無灌流領域に対して網膜光凝固を検討する．非虚血型CRVOも時間経過とともに1/4程度で虚血型CRVOに移行することが知られており，定期的な蛍光眼底造影検査，隅角検査，眼圧検査を施行する

G. 網膜の疾患

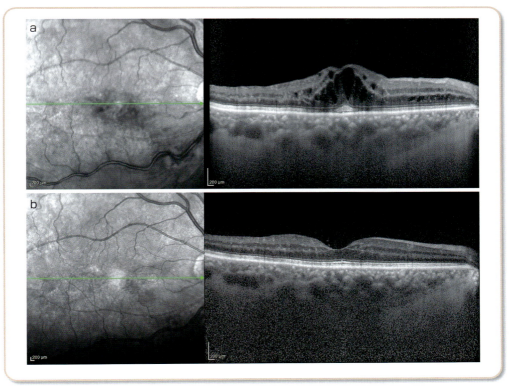

図1 80歳男性
　右眼網膜下方にBRVOを認め当科紹介となった．初診時黄斑浮腫を認め，右眼視力(0.3)と低下していたが(a)，収縮期血圧200mmHg台とコントロール不良であったため，内科に血圧コントロールを依頼した．1ヵ月後再診時，血圧は130mmHg台に改善し，黄斑浮腫も軽快し視力(0.7)に改善し，発症後6ヵ月となる最終受診時まで黄斑浮腫の再燃なく，視力(0.9)と落ち着いている(b)．

など注意してフォローする必要がある．

3. 抗VEGF療法

　CRVO，BRVOどちらにおいても黄斑浮腫を伴う症例は重篤な視力低下をきたし得るため，治療適応となる．以前はRVOに伴う黄斑浮腫に対して硝子体手術，網膜光凝固など施行されることが主流であったが，最近では抗VEGF薬硝子体注射が主たる治療となっている．現在，ルセンティス，アイリーアが保険適用のある抗VEGF薬として眼科臨床で用いられている．黄斑浮腫を伴うRVOに対する抗VEGF薬の臨床試験は数多く存在する．BRAVO trialは，BRVOに伴う黄斑浮腫に対するルセンティスの有効性を評価したstudyであり，BRVO患者をランダムに割り付け，ルセンティス0.3mg硝子体注射群，ルセンティス0.5mg硝子体注射群，シャム群の3群で視力改善の比較検討を行った．ルセンティス0.3mg硝子体注射群では6ヵ月の毎月投与でベースライン視力から16.6文字改善し，ルセンティス0.5mg硝子体注射群では18.3文字改善，シャム群では7.3文字改善という結果であり，抗VEGF薬の有効性が示された[5]．CRUISE trialにおいてもルセンティス0.5mg硝子体注射群は6ヵ月で14.9文字改善し，シャム群の0.8文字改善と比較して有意な効果が得られた[6]．

第2章. 治療編

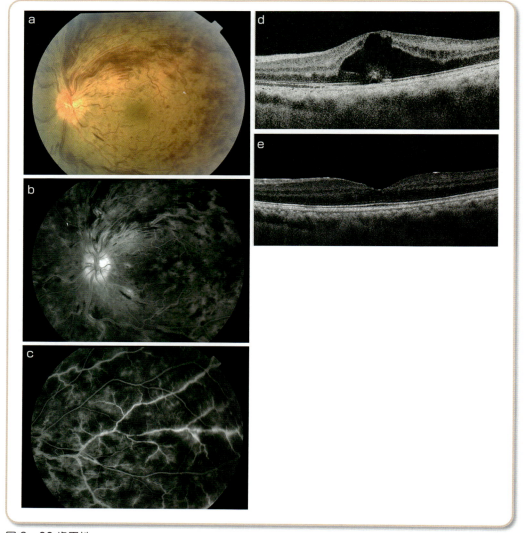

図2　36歳男性
　左眼CRVOにて当科紹介となった症例で，初診時視力(0.5)であった．左眼眼底全体に出血，黄斑浮腫と乳頭浮腫を認め(a, d)，蛍光眼底造影にて乳頭，周辺部血管より蛍光漏出を認めた(b, c)．炎症の影響も考慮し，プレドニン40mg内服を開始した．その後1ヵ月で黄斑浮腫は軽減し，視力(0.8)と改善した(e)．最終受診時矯正視力(1.0)となっている．

4．硝子体手術

　CRVO，BRVO症例で網膜新生血管から硝子体出血が生じた場合や増殖性変化により牽引性網膜剝離が生じた際には硝子体手術が施行される．

　抗VEGF薬が使用されるようになるまで，CRVO，BRVOに伴う黄斑浮腫に対しても硝子体手術が施行されていた．最近では，RVOの黄斑浮腫に対する治療では無硝子体眼で抗VEGF薬硝子体注射の効果が限定的であると考えられる場合に硝子体手術が行われる．

文献

1) Kida T et al. Treatment of systemic hypertension is important for improvement of macular edema associated with retinal vein occlusion. Clin Ophthalmol 2014; **16**: 955-958

2) Bhisitkul RB et al. Predictive value in retinal vein occlusions of early versus late or incomplete ranibizumab response defined by optical coherence tomography. Ophthalmology 2013; **120**: 1057-1063

3) Kondo M et al. Intravitreal injection of bevacizumab for macular edema secondary to branch retinal vein occlusion: results after 12 months and multiple regression analysis. Retina 2009; **29**: 1242-1248

4) McIntosh RL et al. Natural history of central retinal vein occlusion: an evidence-based systematic review. Ophthalmology 2010; **117**: 1113-1123

5) Campochiaro PA et al. Ranibizumab for macular edema following branch retinal vein occlusion: six-month primary end point results of a phase III study. Ophthalmology 2010; **117**: 1102-1112

6) Brown DM et al. Ranibizumab for macular edema following central retinal vein occlusion: six-month primary end point results of a phase III study. Ophthalmology 2010; **117**: 1124-1133

第2章. 治療編

2. 加齢黄斑変性はどう治療するか？

> **結論**
> ● 前駆病変，滲出型加齢黄斑変性，萎縮型加齢黄斑変性に分類される.
> ● 眼底検査，OCT所見，蛍光眼底造影検査所見をもとに診断する.
> ● 滲出型加齢黄斑変性に対しては抗血管内皮増殖因子薬，光線力学療法，あるいはその併用が選択される.

1. 検査・診断

　加齢黄斑変性の分類を表1に示す[1,2]. 加齢黄斑変性は前駆病変，滲出型加齢黄斑変性，萎縮型加齢黄斑変性に分類される. 滲出型加齢黄斑変性の特殊型としてポリープ状脈絡膜血管症（polypoidal choroidal vasculopathy：PCV），網膜血管腫状増殖（retinal angiomatous proliferation：RAP）がある. 加齢黄斑変性の診断において重要なことは鑑別すべきほかの疾患と見分けることと，治療が必要な状態か否か，すなわち滲出性変化があるかないかを正しく判定することである. 診断に必要な検査として眼底検査，OCT検査，蛍光眼底造影検査が重要であり，以下順に述べる.

a）眼底検査

　黄斑部の観察は，細隙灯顕微鏡と接触型の黄斑検査レンズを用いて行うと詳細な所見も確認しやすい. 前駆病変のドルーゼンや網膜色素上皮（retinal pigment epithelium：RPE）異常の有無を確認する. 滲出型加齢黄斑変性の診断のためには，漿液性網膜剝離（serous retinal detach-

表1　加齢黄斑変性の分類

年齢50歳以上
1. 前駆病変
　1）軟性ドルーゼン
　2）網膜色素上皮異常
　　　網膜色素上皮の色素脱失，色素沈着，色素ムラ，直径1乳頭径大未満の漿液性網膜色素上皮剝離
2. 滲出型加齢黄斑変性*
　1）主要所見：以下の4つのうち少なくとも1つを満たすもの
　　　脈絡膜新生血管
　　　漿液性網膜色素上皮剝離（直径1乳頭径大以上）
　　　出血性網膜色素上皮剝離
　　　線維性瘢痕
　2）随伴所見：以下の所見を伴うことが多い
　　　滲出性変化：網膜下灰白色斑（網膜下フィブリン），硬性白斑，網膜浮腫，漿液性網膜剝離
　　　網膜または網膜下出血
3. 萎縮型加齢黄斑変性
　　以下のすべてを満たす地図状萎縮
　　　　直径250μm以上
　　　　円形，卵円形，房状，または地図状の形態
　　　　境界鮮明
　　　　網膜色素上皮の低色素または脱色素変化
　　　　脈絡膜中大血管が明瞭に透見可能
除外規定：近視，炎症性疾患，変性疾患，外傷などによる病変を除外する

*滲出型加齢黄斑変性の特殊型：ポリープ状脈絡膜血管症，網膜血管腫状増殖
（厚生労働省網膜脈絡膜・視神経萎縮症調査研究班による）

G. 網膜の疾患

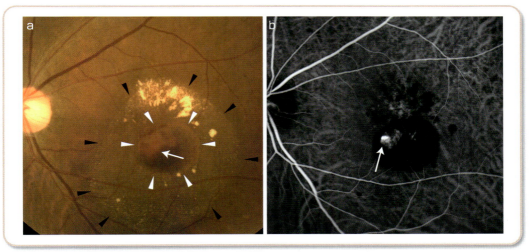

図1 ポリープ状脈絡膜血管症（PCV）
　a：眼底写真．ポリープ病巣を示す橙赤色隆起性病変（白矢印），ポリープ病巣を含む網膜色素上皮剥離（白矢頭），漿液性網膜剥離（黒矢頭）を認める．
　b：インドシアニングリーン蛍光眼底造影写真．造影されたポリープ病巣を認める．

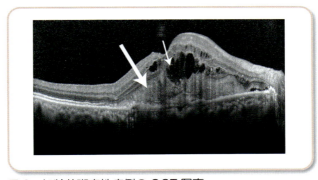

図2 加齢黄斑変性症例のOCT写真
　網膜浮腫（細い白矢印），網膜下のフィブリン，網膜下および網膜色素上皮下の脈絡膜新生血管が一塊となった高反射域（太い白矢印）を認める．

ment：SRD）（図1），漿液性/出血性網膜色素上皮剥離（serous/hemorrhagic retinal pigment epithelial detachment：PED）（図1），網膜下のフィブリンまたは脈絡膜新生血管（choroidal neovascularization：CNV）を示す網膜下灰白色病変，および線維瘢痕の有無を評価する．出血がある場合には出血の深さ（網膜前，網膜内，網膜下あるいは色素上皮下）を見極める．橙赤色隆起病変の存在は，PCVを示唆している（図1）．萎縮型加齢黄斑変性の診断のためには地図状萎縮の有無を確認する．

b）光干渉断層計（OCT）

　OCTは，加齢黄斑変性の診断のみならず，加療の判断をするうえでも重要な検査である．滲出性変化と呼ばれる網膜浮腫（図2），網膜下および網膜色素上皮下のフィブリンまたはCNVを示唆する高反射領域（図2），SRD（図3），PED（図3），PCVの異常血管網を示すと考えられて

第2章. 治療編

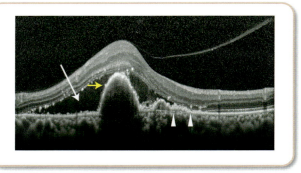

図3 ポリープ状脈絡膜血管症症例のOCT写真
　漿液性網膜剥離（白矢印），ポリープ病巣を示唆する急峻な網膜色素上皮剥離（黄矢印），異常血管網を示唆するdouble layer sign（白矢頭の間）を認める．

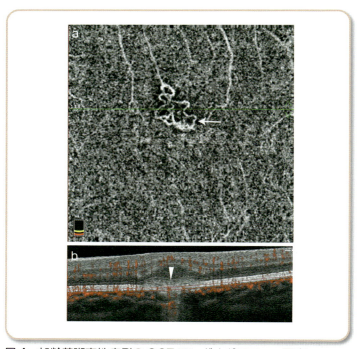

図4 加齢黄斑変性症例のOCTアンギオグラフィー写真
　a：脈絡膜新生血管（白矢印）が描出されている．
　b：Bスキャン画像では網膜下に脈絡膜新生血管を示す高反射域（白矢頭）を認める．

いるdouble layer sign（図3），RPEの萎縮，脈絡膜厚などがOCTで判定すべき主な所見である．近年はOCTアンギオグラフィー（OCTA）が急速に普及し，症例によっては明瞭にCNVを描出できる場合があり（図4），今後その有用性が期待されている．

c）蛍光眼底造影検査
　フルオレセイン蛍光眼底造影（FA）とインドシアニングリーン蛍光眼底造影検査（ICGA）が行われる．FAでは脈絡膜新生血管の存在を示す過蛍光所見を確認する．FA所見により早期から

G. 網膜の疾患

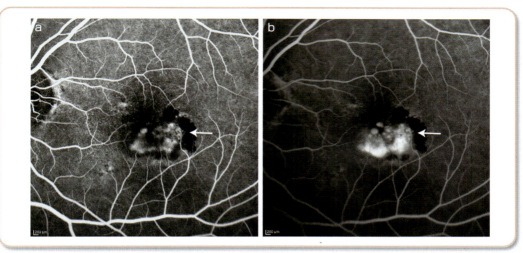

図5　フルオレセイン蛍光眼底造影写真
　a：早期像
　b：後期像
classic CNV（白矢印）が早期から過蛍光として認められ，後期には同部位から旺盛な漏出を認める．

旺盛な漏出を認める classic CNV（図5）と後期にかけて徐々に漏出が拡大する occult CNV に分類される．ICGA は，滲出型加齢黄斑変性の特殊型1である PCV のポリープ病巣や RAP の網膜血管吻合の描出に役立つ．

2．治療

日本眼科学会による加齢黄斑変性の治療指針を図6に示す[3]．

a）前駆病変・萎縮型加齢黄斑変性の治療

広範囲の中程度の大きさのドルーゼンを認める症例や片眼にすでに進行期黄斑変性を発症している症例において，ビタミンC，ビタミンE，亜鉛，銅，ルテイン，ゼアキサンチンの摂取により進行期黄斑変性への進行リスクが軽減することが米国の前向き検討（AREDS, AREDS2）[4,5]により報告されている．これを踏まえて日本眼科学会のガイドラインにおいて前駆病変や現時点で治療法のない萎縮型加齢黄斑変性に対して AREDS の結果に基づいたサプリメントの摂取が勧められている．また，喫煙は加齢黄斑変性発症の確立されたリスク因子であり，禁煙も勧められる．

b）滲出型加齢黄斑変性の治療

抗血管内皮増殖因子（vascular endothelial growth factor：VEGF）薬，光線力学療法（photodynamic therapy：PDT）あるいはその併用療法が主に選択される．抗 VEGF 薬として日本ではペガプタニブナトリウム（マクジェン®），ラニビズマブ（ルセンティス®），アフリベルセプト（アイリーア®）が中心窩下脈絡膜新生血管を伴う加齢黄斑変性に対して承認されている．ペガプタニブナトリウムは病的血管新生に関与するとされている VEGF-A165 に選択的に結合する[6]．ラニビズマブはすべての VEGF-A アイソフォーム[7,8]，アフリベルセプトは VEGF-A のすべてのアイソフォームに加えて加えて VEGF-B，胎盤増殖因子（placental growth factor：PlGF）に結合し[9]，現在はこの2剤が選択されることが多い．滲出型加齢黄斑変性は慢性疾患であり，抗 VEGF 薬

231

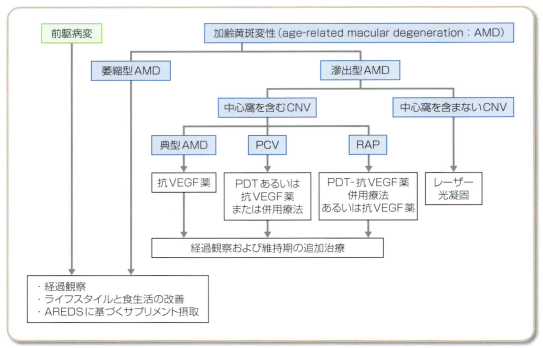

図6 加齢黄斑変性の治療指針
CNV：脈絡膜新生血管，PCV：ポリープ状脈絡膜血管症，RAP：網膜血管腫状増殖，VEGF：血管内皮増殖因子，PDT：光線力学療法，OCT：光干渉断層計，AREDS：Age-Related Eye Disease Study
(髙橋寛二ほか．日眼会誌 2012; **116**: 1150-1155 [3]) を参考に作成)

の投与は継続的に必要になることが多い．抗VEGF薬の投与プロトコールについてproactive投与とreactive投与の2つの考え方がある．proactive投与は滲出性変化がなくても計画的に投与を継続していく方法である．2ヵ月ごとなど間隔を定めて投与して行く固定投与と，treat and extend法といって滲出性変化の有無によって投与間隔を適宜短縮したり延長したりする方法がある．reactive投与は月に1度程度の診察を受け，滲出性変化がある場合に抗VEGF薬の投与を計画するものでPro Re Nata (PRN) 法と呼ばれている．

光線力学療法 (photodynamic therapy：PDT) は，ポルフィリン誘導体であるベルテポルフィンを静脈投与し，その後非発熱性レーザーを照射することで新生血管の閉塞を目指す治療である．抗VEGF薬が使用可能になるまでは中心窩下の脈絡膜新生血管に対しては第一選択の治療法であった．施行後に視力低下や網膜下出血を引き起こす可能性があり，抗VEGF薬単独で十分な治療効果が得られる場合には抗VEGF薬が選択されることが多い．抗VEGF薬に抵抗性の症例では抗VEGF薬とPDTの併用療法を検討する．

文献

1) 髙橋寛二ほか (厚生労働省網脈絡膜・視神経萎縮症調査研究班加齢黄斑変性診断基準作成ワーキンググループ)．加齢黄斑変性の分類と診断基準．日眼会誌 2008; **112**: 1076-1084
2) 髙橋寛二ほか (厚生労働省網脈絡膜・視神経萎縮研究班萎縮型加齢黄斑変性診療ガイドライン作成ワーキンググループ)．萎縮型加齢黄斑変性の診断基準．日眼会誌 2015; **119**: 671-677
3) 髙橋寛二ほか (厚生労働省網脈絡膜・視神経萎縮症調査研究班加齢黄斑変性治療指針作成ワーキンググループ)．加齢黄斑変性の治療指針．日眼会誌 2012; **116**: 1150-1155

G. 網膜の疾患

4) Age-Related Eye Disease Study Research G. A randomized, placebo-controlled, clinical trial of high-dose supplementation with vitamins C and E, beta carotene, and zinc for age-related macular degeneration and vision loss: AREDS report no. 8. Arch Ophthalmol 2001; **119**: 1417-1436

5) Age-Related Eye Disease Study 2 Research G et al. Secondary analyses of the effects of lutein/zeaxanthin on age-related macular degeneration progression: AREDS2 report No. 3. JAMA Ophthalmol 2014; **132**: 142-149

6) Ishida S et al. VEGF164-mediated inflammation is required for pathological, but not physiological, ischemia-induced retinal neovascularization. J Exp Med 2003; **198**: 483-489

7) Rosenfeld PJ et al. Ranibizumab for neovascular age-related macular degeneration. N Engl J Med 2006; **355**: 1419-1431

8) Brown DM et al. Ranibizumab versus verteporfin for neovascular age-related macular degeneration. N Engl J Med 2006; **355**: 1432-1444

9) Ogura Y et al. Efficacy and safety of intravitreal aflibercept injection in wet age-related macular degeneration: outcomes in the Japanese subgroup of the VIEW 2 study. Br J Ophthalmol 2015; **99**: 92-97

10) Photodynamic therapy of subfoveal choroidal neovascularization in age-related macular degeneration with verteporfin: one-year results of 2 randomized clinical trials--TAP report. Treatment of age-related macular degeneration with photodynamic therapy (TAP) Study Group. Arch Ophthalmol 1999; **117**: 1329-1345

第2章. 治療編

H. 糖尿病網膜症

1. 糖尿病網膜症のレーザー治療はどうするか？

結論
● 糖尿病網膜症のレーザー治療は，虚血網膜から血管新生促進因子が産生されるのを抑制する目的で行う．
● 網膜への侵襲を最小限に抑えつつ効果を上げるために，レーザーの波長，スポットサイズ，凝固時間，凝固数，凝固する順番などを適切に選択する必要がある．
● 短時間・高出力凝固によるレーザー治療は，網膜への侵襲が小さく患者の痛みが少ない一方，効果は従来法と同様である，装置があるのならばそちらを選択したい．

　糖尿病網膜症では，高血糖の持続により網膜毛細血管壁が変性し，徐々に閉塞してくる．毛細血管の閉塞域が広がると，網膜血管床閉塞領域（retinal capillary nonperfusion area：NPA）が形成される．NPA の虚血に陥った網膜では血管内皮増殖因子（vascular endothelial growth factor：VEGF）などの様々な血管新生促進因子が放出される．その結果，NPA 辺縁の網膜面上に新生血管が出現し，発達していく．新生血管からはさらに様々な因子が血液中から硝子体腔に漏出していき，硝子体中で細胞の増殖や膠原線維の増生を促進し，増殖膜を形成していく．
　レーザー治療（網膜光凝固術）は糖尿病黄斑浮腫の治療を目的としても施行されるが，それについては別項に譲る．糖尿病網膜症の進展阻止および鎮静化を目的として施行するレーザー治療について解説する．

1. レーザー治療の奏効機序
　糖尿病網膜症に対してレーザー治療が効果あることには数々のエビデンスが存在するが[1]，その奏効機序は完全には明らかとなっていない．光凝固により酸素消費量の多い網膜色素上皮細胞と視細胞が減少し，網膜の虚血が改善するため，虚血網膜から VEGF などの血管新生促進因子が放出されるのを抑止するという説（網膜間引き説）が有力である．

2. 施行時期
　レーザー治療は，虚血網膜から VEGF などの血管新生促成因子が放出されるのを抑制することで，網膜新生血管の発生を防止する，あるいは消褪させることを目的として行われる．海外では網膜新生血管が出現してからレーザー治療を施行するのが一般的であるが，日本では NPA が広がってきた段階でのレーザー治療が広く行われている．NPA に対するレーザー治療には網膜新生血管発生を抑制する効果があることが，日本での研究で明らかとなっている[2]．

3. 施行範囲
　レーザー治療に際しては，NPA の範囲に応じて，選択的網膜光凝固術か汎網膜光凝固術（panretinal photocoaglation：PRP）かを選択する．目安としては，NPA が2象限までならその部分

のみ凝固する選択的光凝固，3象限以上なら黄斑部以外の全体を凝固するPRPを行う．NPAの範囲の同定には，蛍光眼底造影検査が有用である．

4. 合併症

レーザー治療による炎症が黄斑浮腫を引き起こす，あるいはすでに存在した黄斑浮腫を増悪させる可能性がある．また，レーザーエネルギーが硝子体を収縮させるため，すでに網膜新生血管が存在しているところにレーザー治療を行うと，硝子体出血を起こす可能性がある．

5. レーザー治療の実際：従来のレーザー治療 （表1）

a）レーザーの種類・波長

アルゴンレーザー（グリーン）ないしマルチカラーレーザーを使用する．レーザーエネルギーは，波長が短いほど中間透光体の混濁の影響を受けやすく，エネルギーが減衰して網膜面上に届きにくくなる．したがって，白内障や硝子体出血などの中間透光体の混濁が強い場合は，より長波長のレーザーを選択しないと有効な凝固斑が得られない．一方，糖尿病網膜症に対するレーザー治療は網膜色素上皮が凝固されれば目的を達するが，長波長のレーザーは組織深達度が大きいため，網膜外層や脈絡膜まで凝固されてしまい，侵襲が大きい．以上を考慮し，マルチカラーレーザーの場合，一般にはグリーンないしイエローを使用し，硝子体出血が強いなどやむを得ない場合に長波長のレッドを用いる．

b）スポットサイズ

糖尿病網膜症を鎮静化させるためには，ある程度の凝固斑密度が必要である．アーケード内を除く全眼底面積のうち，通常の増殖前糖尿病網膜症および増殖糖尿病網膜症では19%，血管新生緑内障などの重篤な病態では50%の凝固が必要とされる．凝固面積を効率よく稼ぐには，可能な限り大きいスポットサイズで凝固を行うほうがよい．ただし，スポットサイズが大き過ぎると前眼部への影響が大きくなるため，網膜面上で400〜500μmのスポットサイズで行うのがよい．

レーザー治療に際しては接触型のコンタクトレンズを使用する．レンズごとに，レーザー装置上のスポットサイズ設定と網膜面上での実際の凝固径の差（スポットサイズ倍率）があるので留意する．

c）凝固時間

糖尿病網膜症に対するレーザー治療では，凝固時間0.1秒と0.5秒で比較した際，0.5秒のほうが半年後の視力低下が少なく，かつ硝子体出血の頻度が低かったとのデータがある[3]．よって，凝固時間はより長いほうがよいとされる．通常，0.4〜0.5秒で行う．

d）凝固数

術後炎症による黄斑浮腫悪化の合併症を最小限に抑えるため，同一眼に凝固する場合は最低

表1　従来法でPRPを行う場合の凝固条件（筆者の場合）

波長：イエロー（若くて白内障がまったくなければグリーン，白内障が強ければレッドを使用することも）
スポットサイズ：Volk社のSuperQuad™160レンズで設定径200μm（網膜面上400μm），TransEquator™レンズで設定径300μm（網膜面上430μm）
凝固時間：0.4〜0.5秒
出力：100mWから上げていき，網膜に淡い凝固斑が出る最小の出力を選択

第2章. 治療編

2週間，できれば1ヵ月の間隔をあけ，少しずつ施行することが望ましい．1回の凝固数を400発程度に抑えたうえで，PRPでは4～5回に分けて分割照射し，合計1,500発程度照射する．

e）凝固順

硝子体出血を起こされると以後のレーザー治療に支障が出るため，分割照射の際には，なるべく出血を起こしにくい部位からレーザーを入れていく工夫が必要である．新生血管が存在する場合は，新生血管のない象限から先にレーザーする．後部硝子体剝離が部分的に起きている場合は，後部硝子体剝離を生じている象限から先にレーザーする．それらの条件が同一である場合は，下方から先にレーザーしてくのを原則とする．硝子体出血を起こした場合，出血が重力に従って下方に沈殿するため，下方のレーザーがより施行しづらくなるからである．

6. 短時間・高出力照射 （表2）

従来の方法より短時間かつ高出力で照射すると，網膜への侵襲が小さいため黄斑浮腫などの合併症を起こしにくく，患者の疼痛も少なくて済む一方，従来法と同等の効果を得られることが報告され[4～8]，徐々に普及してきた．この短時間・高出力での網膜光凝固法は古いレーザー機種だと出力が安定せず施行が困難であるが，ここ10年の最新型の従来機種なら施行可能である．しかし短時間照射・高出力でのレーザーでは，凝固斑が後に拡大することが少なく従来法と比較して最終凝固斑が小さくなるため，有効な凝固面積を得るために照射数を増やす必要がある．照射数が増えるとPRPに要する時間が膨大となり，医療者にとっても患者にとっても負担が大きい．そこで登場したのがパターンスキャンレーザーである．1回の照射で複数の凝固斑が得られるよう設計されており，短い治療時間で短時間・高出力でのPRPが可能である．

照射時間，照射エネルギー以外に従来法によるPRPと異なる点は以下のとおりである．

a）波長

短時間にエネルギーが集中するため，長波長のレーザーを使用すると脈絡膜出血を起こすことがある．したがって，短時間・高出力照射ではレッドは禁忌である．

b）凝固数

従来法と比較して網膜への侵襲が小さい分，2回ないし3回でPRPを完成させることができる．しかし術後の凝固斑拡大が少ないため，従来法よりも密に凝固する必要がある．従来法では凝固径：凝固間隔が1：1が目安であるが，短時間・高出力照射では1：0.75程度を目安とする．1回の照射数は1,000～2,000発．PRPでは全体で2,500～4,000発の凝固が必要である．

文献

1) The Diabetic Retinopathy StudyResearch Group. Photocoagulation treatment of proliferative diabetic retinopathy. Clinical application of Diabetic Retinopathy Study (DRS) findings, DRS Report Number 8. Ophthalmology 1981; **188**: 583-600

表2　パターンスキャンレーザーでPRPを行う場合の設定（筆者の場合）

波長：イエロー
スポットサイズ：Volk社のSuperQuad™160レンズで設定径200μm（網膜面上400μm），TransEquator™レンズで設定径300μm（網膜面上430μm）
凝固時間：0.02秒
出力：300mWから上げていき，網膜に淡い凝固斑が出る最小の出力を選択
パターン：3×3か4×4を使用し，スポット間隔は0.75（血管新生緑内障など重篤な病態では0.5）

H. 糖尿病網膜症

2) Sato Y et al. Multicenter randomized clinical trial of retinal photocoagulation for preproliferative diabetic retinopathy. Jpn J Ophthalmol 2012; **56**: 52-59

3) Wade EC et al. The effect of short versus long exposure times of argon laser panretinal photocoagulation on proliferative diabetic retinopathy. Graefes Arch Clin Exp Ophthalmol 1990; **228**: 226-231

4) Muqit MMK et al. In vivo laser-tissue interactions and healing responses from 20- vs 100-millisecond pulse Pascal photocoagulation burns. Arch Ophthalmol 2010; **128**: 448-455

5) Muqit MMK et al. Pain responses of Pascal 20 ms multi-spot and 100 ms single-spot panretinal photocoagulation: Manchester Pascal Study, MAPASS report 2. Br J Ophthalmol 2010; **94**: 1493-1498

6) Muqit MMK et al. Randomized clinical trial to evaluate the effects of Pascal panretinal photocoagulation on macular nerve fiber layer: Manchester Pascal Study report 3. Retina 2011; **31**: 1699-1707

7) Muqit MMK et al. Pascal panretinal laser ablation and regression analysis in proliferative diabetic retinopathy: Manchester Pascal Study Report 4. Eye 2011; **25**: 1447-1456

8) A. V. Chappelow et al. Panretinal photocoagulation for proliferative diabetic retinopathy: pattern scan laser versus argon laser. Am J Ophthalmol 2012; **153**: 137-142

第2章. 治療編

2. 糖尿病黄斑浮腫の治療方針は？

結論

● 血糖コントロールを指導し，抗 VEGF（vascular endothelial growth factor）薬であるラニビズマブ（ルセンティス）またはアフリベルセプト（アイリーア）の硝子体内投与を行う．
● 蛍光眼底造影検査を行い，治療が必要な病変を認めた場合，網膜光凝固術による網膜細動脈瘤の直接凝固，びまん性浮腫に対するグリッド凝固，無灌流域に対する選択的光凝固術も行う．
● トリアムシノロンアセトニド（マキュエイド）の硝子体内投与，テノン嚢下投与，また特に OCT にて黄斑前膜や黄斑牽引がある症例は硝子体手術も有効である．

1. 治療の前に

　糖尿病黄斑浮腫（diabetic macular edema：DME）は，糖尿病患者の黄斑部に浮腫が生じた状態であるが，これは，高血糖状態が慢性的に持続することにより，網膜末梢血管壁が損傷され，血管透過性が亢進し，周辺組織に血漿成分が漏出することが原因である．黄斑浮腫により視力低下が起こるが，長引けば網膜萎縮が起こり，視力回復が望めなくなり，特に壮年期の患者の社会復帰が困難になる場合も多い．糖尿病網膜症（diabetic retinopathy：DR）のどの病期にも起こりうるため，眼科医として出会う機会が多く，治療に習熟している必要がある．

　糖尿病は全身疾患であるため，DME の治療方針をたてる際に，眼科医も血中ヘモグロビン量（Hb），HbA1c 値，血清クレアチニン（Cre）の値や，高血圧，脂質異常症，心血管疾患，脳梗塞の既往，人工透析の有無を把握しておく必要があり，DR の悪化予防も考慮に入れて DME の治療を行うべきである．眼科検査として，最高矯正視力（BCVA），眼圧，隅角検査，眼底検査，光干渉断層計（optical coherence tomography：OCT）に加えて，可能であれば，フルオレセイン蛍光眼底造影検査を行い，治療方針を決定する．

2. 内科医との連携

　DR の危険因子として高血糖，高血圧，脂質異常，喫煙，妊娠などがあり，厳格な血糖コントロールが DR の発症率と進行の抑制に重要である（DCCT/EDIC，ACCORD-Eye 試験）．DME は DR が原因であるから，DME 患者を認めた場合，まずは，内科医に，HbA1c 7％未満を目標値とする厳密な血糖コントロールを依頼することが望ましい（熊本宣言 2013）．一方，急激な血糖コントロールにより DR の進行が起こりやすいため，1ヵ月あたり 0.5％以内の HbA1c の是正を推奨するという報告もある[1]が，実際の臨床では，たとえば，糖尿病足壊疽で緊急入院となり糖尿病が発見され，インスリン導入により急速に血糖値が改善されることも多く，そのような場合は，糖尿病発見後から眼科医が慎重に経過観察し，DR の悪化や DME の発症があれば，必要に応じて抗 VEGF 薬硝子体内投与や網膜光凝固術などの眼科的治療介入を行っていく必要がある．

　抗 VEGF 薬およびステロイド局所注入が無効であった DME に対し，透析導入後に DME が軽快し，視力も向上した報告もあり，透析導入を迷うほどの腎機能異常があれば，患者と相談し，腎臓内科医に透析導入を依頼することも，DME 治療のひとつである．

　脂質異常症治療薬であるフェノフィブラート（リピディル，トライコア）内服により，DR に対する網膜光凝固術治療が減少するといわれている[2,3]．また，硬性白斑の中心窩下への沈着が見

H．糖尿病網膜症

られるような DME に対しては，脂質異常症治療薬であるスタチン（リピトール，リバロ）投与が有効であるという報告もあり，このような症例には内科医にスタチン投与の検討を依頼することもある[4]．なお，前述のフィブラート系薬剤とスタチンを併用すると，横紋筋融解症の発生リスクが高まることが知られており，これら 2 剤の併用は原則禁忌とされている．

3．抗 VEGF 薬硝子体内投与

中心窩を含み最高矯正視力が 0.6 以下である場合は，抗 VEGF（血管内皮増殖因子）薬の硝子体内投与を行う．添付文書で推奨されている抗 VEGF 薬の投与方法としては，ラニビズマブ（ルセンティス）は 0.5mg/0.05mL を 1＋PRN（pro re nata），アフリベルセプト（アイリーア）は 2mg/0.05mL を導入期に 4 週ごとに 5 回連続投与後，8 週おきに投与する方法となっている．1＋PRN とは，1 回目の硝子体内投与後，1 ヵ月おきに矯正視力，OCT 検査を行い，視力が 1.0 以上または OCT 上黄斑浮腫が消失した場合に投与中止．または，過去 2 回連続で視力が 0.1（視力 0.5 以下）から 0.2（視力 0.6 以上）程度変化がない場合は，効果がないと判断して，投与を中止するが，それまでは，毎月硝子体投与を行うという方法である[5]．しかし，患者の診察回数，経済的負担からも実際にこのとおりに行うのは困難であることが多い．

抗 VEGF 薬は投与後に血圧が上昇するという報告もあり，緑内障，脳梗塞，脳出血，心血管疾患の既往がある患者は，慎重な投与が望ましく，アフリベルセプトは妊娠中の投与は禁忌であるが，逆に，これらの既往がない DME に対しては，抗 VEGF 薬は第一選択となる．

DME の発症には VEGF が関与している．本治療は眼内の VEGF 濃度を低下させ浮腫を治療する方法であり，矯正視力の上昇，OCT における黄斑部網膜厚（central retinal thickness：CRT）の軽減の割合も高く，多くの症例で第一選択となるが，効果は一時的である．視力 0.4 以下の症例では，アフリベルセプトを用いたほうがラニビズマブと比較して視力予後がよいという報告もある[5]．抗 VEGF 薬の欠点としては，繰り返す注射と診察回数の多さ，3 割負担で 1 回あたり約 5 万円という費用負担である．また，まれではあるが，眼内炎のリスクがあり，注射施行時には，術者，介助者ともにマスクを着用し，十分な消毒が必要である．添付文書には，注射前後 3 日間の広域抗菌点眼薬を投与することとの記載がある．

4．網膜光凝固術（photocoagulation：PC）

DR，DME に対する網膜光凝固術は，①網膜虚血部位に対する網膜光凝固，②局所性黄斑部浮腫内の網膜毛細血管瘤（microaneurysm：MA）に対する直接凝固，③びまん性黄斑部浮腫に対する格子状凝固，④びまん性浮腫に対する閾値下網膜光凝固の 4 つに分類される．

検鏡的に明らかな網膜新生血管や硝子体出血，増殖膜を認めた場合は，DME の有無にかかわらず汎網膜光凝固術（PRP）の適応となるが，それ以外の場合は，蛍光眼底造影検査（fluorescein angiography：FA）を行い，網膜光凝固術の適応を決定する．なお，過敏症の既往歴，全身衰弱，コントロール不能な高血圧，肝機能低下の患者は FA を行うことはできない．また，狭心症，心筋梗塞発作の既往を持つ症例については，発作後 6 ヵ月以内の新鮮例は避けるのがよいとされている[6]．FA の撮影方法としては，後極部は黄斑浮腫の詳細の確認のために画角 45° にて早期と後期に撮影し，さらに，画角 200° の超広角走査型レーザー検眼鏡 Optos を用いて撮影すると周辺部の無灌流領域の確認が容易である．

a）網膜虚血部位に対する網膜光凝固

網膜虚血部位，すなわち FA での無灌流領域（nonperfusion area：NPA）からの VEGF の供給が，DME の発症，悪化の原因となっている可能性があるため，NPA に網膜光凝固術を行い，

239

第2章. 治療編

特に酸素需要の多い視細胞を破壊することにより VEGF などの血管新生因子の供給を抑制し,DME を治療する方法である.アルゴンレーザー装置の場合,中間周辺部網膜の PC には,点眼麻酔下に TransEquator レンズを患者の眼球に設置し,出力 170 mW,凝固径 300 μm,凝固時間 200 msec,波長 577 nm から開始し,出力と凝固時間を調整して凝固斑が薄白く出る程度の出力で行う.周辺部網膜は Super Quad 160 レンズ装着下で凝固径 240 μm に設定し,同様に出力を調整して PC を行う.PC による DME の悪化が懸念されるため,一般的には 1 回の PC あたり 500 shots 程度に抑え,以降,3 週間程度間隔をあけて PC することが望ましい.高出力短時間レーザー照射が可能なパターンスキャンレーザー装置(PASCAL,MC-500 Vixi)の場合は,Super Quad 160 レンズ装着下で,300 mW,200 μm,20 msec,Pattern 3×3 にて開始し,出力は 700 mW 程度まで調整して行うが,こちらは,1 回の PC にて PRP を完成させることができる.

PRP 後に DME の悪化が誘発されることが懸念されるため,DME を有する非増殖性糖尿病網膜症では,FA にて無灌流領域(NPA)が認められた場合は,NPA が広範囲の場合は,トリアムシノロンテノン嚢下注射を行ったあと,PRP を行う[7].FA にて限局した NPA が認められた場合は,抗 VEGF 薬硝子体注射後に選択的光凝固(targeted retinal photocoagulation:TRP)を行う.白内障が強く凝固斑が出にくい場合は白内障手術も必要となるが,網膜虚血の強い DR においては術後の血管新生緑内障の発症を抑えるため,白内障術前に可能な限り PC を行っておくことが望ましい.

b)局所性黄斑部浮腫内の網膜毛細血管瘤(microaneurysm:MA)に対する直接凝固(direct treatment)

OCT にて網膜厚が肥厚している部位に一致して,カラー眼底写真にて輪状硬性白斑(circinate hard exudate)とその内部に赤い点を認めるような場合がある.この赤い点のうち,FA 初期相にて高輝度となり,FA 後期相にてその周囲で透過性が亢進しているような部位があれば,その部位に浮腫の原因となっている毛細血管瘤(MA)があることになり,それを直接凝固する.Area Centralis レンズ下にて,中心窩から径 1,500 μm 以上離れている箇所では出力 80~100 mW,凝固径 100 μm,凝固時間 100 msec,波長 577 nm(黄色)にて MA に白色凝固斑が出る程度で行う.中心窩から径 500~1,500 μm 内の MA に対しては,より小さい凝固径,短い凝固時間で行うが,術後に凝固斑が拡大して視力障害をきたす危険を考え,最小限度の凝固数に抑え,乳頭黄斑線維束への凝固は避ける.なお,術後に暗点を自覚する危険性もあるが,効果があれば,PC 後 1~2 ヵ月間で,ME が劇的に軽減される.

ナビゲーション機能搭載レーザー光凝固装置 Navilas は,事前に FA やインドシアニングリーン蛍光眼底造影検査(IA)結果を入力して凝固プランニングを行い,実際のレーザー照射は機械が自動的に正確に行うことができる.Navilas による局所凝固は DME に対する抗 VEGF 薬注射回数を減らすことができたという報告もある[8].

c)びまん性黄斑部浮腫に対する格子状光凝固(grid treatment)

FA で MA が明らかでないが,網膜浮腫が認められる部位に対して,中心窩から 500~3,000 μm(耳側のみ 3,500 μm)の部位(ただし,視神経乳頭から 500 μm 以内を除く)に,凝固径 50 μm,凝固時間 50~100 msec,波長 577 nm にてごくわずかに凝固斑が認められる程度の PC を行う.間隔は凝固斑同士の間が凝固斑の直径の 2 倍になるような間隔で行う(modified-ETDRS technique).

d)びまん性浮腫に対する閾値下網膜光凝固

格子状光凝固の閾値凝固より,さらに弱い設定として閾値下凝固が注目されている.網膜視細胞の破壊ではなく,網膜色素上皮細胞を刺激することにより網膜浮腫が軽減すると考えられ

ている．マイクロパルスレーザー機械（IQ577）や，パターンスキャンレーザー機械（PASCAL Endpoint Management）を用いて行うことができる．

5. トリアムシノロン（マキュエイド®）硝子体注射（IVTA）と，トリアムシノロン（マキュエイド®）テノン嚢下注射（STTA）

マキュエイド硝子体内注射用 40 mg（1 バイアル，粉末）に 1 mL の生理食塩水を注入して懸濁し，4 mg/0.1 mL を硝子体内投与する（IVTA）．テノン嚢下投与の場合は，同様に懸濁し，20 mg/0.5 mL をテノン嚢下に投与する．テノン嚢下投与の方法としては，1 cc シリンジにマキュエイド懸濁液を 0.5 mL 注入後 27G 鈍針を装着し，結膜剪刀で結膜，テノン膜を切開後，鈍針を強膜に沿ってすべらせるように奥まで進めて，片方の手で 27G 鈍針を固定し，もう片方の手でゆっくりマキュエイドを注入する．鋭針を使用する方法もあるが，どちらの方法にしても，しっかり奥まで針先を入れること，眼球穿孔を起こさないように注意することが必要である．ステロイドの副作用として眼圧上昇，白内障を考慮に入れる必要があるが，費用面でほかの治療と比べてメリットは大きく，また，特に PRP 前後の STTA は DME の悪化予防，改善に効果的である．

6. 硝子体手術

OCT にて黄斑牽引または黄斑前膜を合併している DME 症例は，抗 VEGF 薬やステロイドが有効でないことがあり，その場合は硝子体手術が推奨されるが，このような機械的な黄斑牽引がない症例でも，硝子体切除により硝子体内の炎症性物質濃度低下により DME が改善するという考え方がある．硝子体手術後に DR が悪化する症例もあるため，術前後の FA により PC 併用の必要性を検討する必要がある．また，こちらもまれではあるが，術後眼内炎のリスクは考慮に入れる必要がある．

文献

1) Ohkubo Y et al. Intensive insulin therapy prevents the progression of diabetic microvascular complications in Japanese patients with non-insulin-dependent diabetes mellitus: a randomized prospective 6-year study.Diabetes Res Clin Pract 1995; **28**: 103-117

2) Keech A et al; FIELD study investigators. Effects of long-term fenofibrate therapy on cardiovascular events in 9795 people with type 2 diabetes mellitus (the FIELD study): randomised controlled trial. Lancet 2005; **366**: 1849-1861

3) Chew EY et al; Action to Control Cardiovascular Risk in Diabetes Eye Study Research Group. The effects of medical management on the progression of diabetic retinopathy in persons with type 2 diabetes: the Action to Control Cardiovascular Risk in Diabetes (ACCORD) Eye Study. Ophthalmology 2014; **121**: 2443-2451

4) 石田　晋．知っているようで知らない新しい糖尿病網膜症診療．メジカルビュー社，東京，2016: p.104-110

5) Diabetic Retinopathy Clinical Research Network. Aflibercept, bevacizumab, or ranibizumab for diabetic macular edema. N Engl J Med 2015; **372**: 1193-1203

6) 眼底血管造影実施基準委員会．眼底血管造影実施基準（改訂版）．日眼会誌 2011; **115**: 67-75

7) Unoki N et al. Randomised controlled trial of posterior sub-Tenon triamcinolone as adjunct to panretinal photocoagulation for treatment of diabetic retinopathy. Br J Ophthalmol 2009; **93**: 765-770

8) Liegl R et al. Comparative evaluation of combined navigated laser photocoagulation and intravitreal ranibizumab in the treatment of diabetic macular edema. PLoS One 2014; **9**: e113981

第2章. 治療編

3. 糖尿病網膜症に対する硝子体手術の適応は？

結論

● 糖尿病黄斑浮腫に対する硝子体手術は，硝子体牽引が存在する症例，びまん性浮腫（レーザー治療適応外および抵抗例），薬剤局所投与に対する治療抵抗例に対して行う．

● 増殖性糖尿病網膜症では長期間の遷延または反復する硝子体出血，黄斑剝離を生じる可能性のある，または黄斑剝離を生じている牽引性網膜剝離，血管新生緑内障が硝子体手術の適応となる．

1. 糖尿病網膜症に対する硝子体手術

　糖尿病網膜症に対する硝子体手術は，糖尿病黄斑浮腫（diabetic macular edema：DME）のほか，増殖性糖尿病網膜症（proliferative diabetic retinopathy：PDR）による新生血管からの硝子体出血，増殖膜・線維血管増殖（fibrovascular proliferative membrane：FVM）の収縮が原因による牽引性網膜剝離に対して行われる．

　DME に対する硝子体手術は，Lewis らが肥厚した後部硝子体皮質がある症例で有効な成績を収めた報告をはじめ[1]，後部硝子体剝離（posterior vitreous detachment：PVD）のない DME 症例に広がり，その後 PVD を生じている DME 症例に対しても有効であることが報告されてきた．しかし，2014 年に抗血管内皮細胞増殖因子（vascular endothelial growth factor：VEGF）療法が日本で保険適用後，現在第一選択となっている．DME に対する治療は，抗 VEGF 療法と，従来から用いられてきたステロイド局所投与，さらに従来よりも低侵襲照射が可能な閾値下レーザー装置が開発され，近年で多様化している．一方で，硝子体手術は少なくとも DME に対して適応となる機会は著しく減少したといって過言ではなく，実際に欧米では DME に対する硝子体手術が治療選択としてほとんど考慮されていない．

　しかし，抗 VEGF 療法の適応外や治療抵抗例については硝子体手術を検討すべきであるし，硝子体出血や増殖性変化を伴う PDR については手術でないと対応できない．近年の小切開硝子体手術の普及によって，従来よりも低侵襲，短時間の手術が可能となってるばかりでなく，以前は難治とされた増殖性変化に対しても手術補助器具の充実化により，より安全に処理を行うことが可能となっている．表1 に糖尿病網膜症に対する硝子体手術の適応をまとめた．

表1　糖尿病網膜症に対する硝子体手術適応のまとめ

糖尿病黄斑浮腫に対する硝子体手術の適応
- a. 硝子体牽引が存在する症例
- b. びまん性浮腫，薬剤治療抵抗例

増殖性糖尿病網膜症に対する硝子体手術の適応
- a. 長期間の遷延または反復する硝子体出血
- b. 黄斑剝離のリスク，すでに黄斑剝離を生じている症例
- c. 網膜光凝固術が不可能な血管新生緑内障

2. 糖尿病黄斑浮腫に対する硝子体手術の適応

前述のとおり現在は DME の治療は抗 VEGF 療法が第一選択となっているが、やはり限界がある。実臨床において硝子体手術で改善する症例もしばしば経験され、DME の治療成績の向上に寄与すると考えられる硝子体手術の適応について解説する。

a) 硝子体牽引が存在する症例

近年の光干渉断層計（optical coherence tomography：OCT）の進歩に伴い、網膜硝子体界面異常を詳細に捉えることが可能となった。黄斑上膜や硝子体牽引を伴っている DME では抗 VEGF 療法の効果が乏しく[2]、このような症例では牽引解除のために硝子体手術を選択すべきであり、よりよい視力を得るためには早期決断が重要である。効果の乏しい抗 VEGF 療法を一定期間介入させることによって硝子体手術の選択が遅れると、網膜外層や視細胞に不可逆的障害が生じる可能性があり、その後の手術加療によって浮腫が消褪しても視力改善が得られないこともある。

b) びまん性浮腫（レーザー治療適応外および抵抗例）、薬剤局所投与に対する治療抵抗例

最初に、局所性浮腫の DME であれば、レーザーを用いた毛細血管瘤に対する直接凝固のよい適応となることを追記しておく。

びまん性浮腫のうち、黄斑格子状凝固（閾値下レーザー含む）や抗 VEGF 療法、ステロイド局所投与に対する治療抵抗症例に対しては硝子体手術を選択する。ただし虚血性黄斑症や中心窩の ellipsoid zone がすでに欠損している症例では、術後の視力回復が乏しいことが予測され、手術適応を慎重に考慮する必要がある。

3. 増殖性糖尿病網膜症に対する硝子体手術の適応

増殖期の糖尿病網膜症では、虚血網膜領域において新生血管が後部硝子体膜を足場として生じ、硝子体腔方向へ伸展する。次に新生血管は線維増殖をきたし、その FVM が収縮して硝子体出血、ならびに牽引性網膜剥離を生じる。PDR に対する手術では、この網膜硝子体牽引を分離、解除することによって眼底を鎮静化させる。さらに硝子体出血や VEGF を含むケミカルメディエーターなどを除去することによって網膜症の活動性の低下、安定を目的とする。PDR の手術適応をまとめると以下のものがある。

a) 長期間の遷延または反復する硝子体出血

硝子体手術装置の高性能化と技術向上により、1ヵ月以上継続する硝子体出血に対して積極的に治療介入する傾向にあり、従来よりも比較的早期に手術を行うようになった。これには術中や術後の合併症が少なくなっていることもあげられるが、遷延する硝子体出血によって状況が把握できないまま DME が出現、残存するケースや、増殖性変化によって予後不良な黄斑剥離を放置してしまうおそれも否定できないからである。患者の全身状態にもよるが、速やかに硝子体出血を取り除き、必要に応じて DME の早期治療や、網膜光凝固術による網膜虚血の改善を考慮すべきである。

b) 黄斑剥離を生じる可能性のある、または黄斑剥離を生じている牽引性網膜剥離

牽引性網膜剥離の遷延によって網膜が萎縮し、裂孔を生じると網膜剥離が急速に増悪するため、早急に手術が必要となる。増殖性変化を伴う眼底の場合には、カラー眼底写真を用いて経時的に比較するなど FVM の拡大傾向の有無に注意し、さらに黄斑部 OCT 撮影を行って黄斑剥離の傾向がないかをチェックすることが重要である。

第2章. 治療編

c）網膜光凝固術が不可能な血管新生緑内障

PDRに伴う血管新生緑内障では，可及的速やかに汎網膜光凝固術を行うことが鉄則であるが，散瞳不良，眼圧上昇による角膜上皮浮腫，硝子体出血によって眼底の透見不良のためレーザーが施行できない場合がある．高眼圧による不可逆的な視神経萎縮をきたす前に硝子体手術（術中眼内レーザー併用）を行い，それでも網膜症の鎮静化，眼圧下降が得られない場合には緑内障手術も検討すべきである．また，硝子体術前処置，汎網膜光凝固術の効果が得られるまでの一時的な効果を期待して，アバスチン®の硝子体注射（適応外使用）も有効とされ，現在ではDME合併症例においてはルセンティス®やアイリーア®が使用可能である．

4. 硝子体手術の問題点

a）DMEに対する硝子体手術の無効症例が存在する

DMEに対して硝子体手術を施行した症例において，術後のDME残存割合を示したReviewでは，persisted（術後改善がまったく見られないもの）の割合は0〜30％であり，partially（部分的に残存）では，さらにこの割合が増加する[3]．つまり硝子体手術を行っても一定の頻度で術後も継続加療を要する．硝子体術後の無硝子体眼では抗VEGF薬を硝子体内注射してもクリアランスが亢進し，効果期間が短縮するという報告と[4]，効果時間に影響を及ぼさない[5]という報告もあり，いまだ一定の見解が得られていない．ただし，硝子体術後のDMEに対してトリアムシノロンのテノン嚢下投与が有効であるとの報告があり[6]，ステロイドレスポンダーの既往がない症例であれば，積極的に行ってもよいと考えられる．

b）糖尿病網膜症に対する硝子体手術の合併症

硝子体手術で生じうる一般的な網膜剥離や感染症などの合併症のほかに，糖尿病網膜症では硝子体切除によって虚血網膜から誘導されるVEGFが前房内に移行し，術後に血管新生緑内障をきたす合併症がある．このリスクを軽減するために，術前の蛍光眼底造影検査を推奨する．すでに網膜無灌流領域がある，もしくはレーザー後に残存しているケースでは，術前にあらかじめ網膜光凝固術を行っておく．術後経過中，血管新生緑内障の発症が疑わしい場合には散瞳前の虹彩および隅角を必ずチェックする．ルベオーシスが確認された場合には，可及的速やかにアーケード血管内を除いた高密度での汎網膜光凝固術を行い，VEGF産生抑制と，視神経障害の進行予防のため眼圧下降が必要である．また同時に，内頸動脈閉塞に伴う眼虚血症候群をルールアウトするために頸動脈エコーを行うことも必要である．

文献

1) Lewis H et al. Vitrectomy for diabetic macular traction and edema associated with posterior hyaloidal traction. Ophthalmology 1992; **99**: 753-759

2) Wong Y et al. Vitreoretinal interface abnormalities in patients treatedwith ranibizumab for diabetic macular oedema. Graefes Arch Clin Exp Ophthalmol 2017; **255**: 733-742

3) Grigorian R et al. Pars plana vitrectomy for refractory diabetic macular edema. Semin Ophthalmol 2003; **18**: 116-120

4) Kakinoki M et al. Effect of vitrectomy on aqueous VEGF concentration and pharmacokinetics of bevacizumab in macaque monkeys. Invest Ophthalmol Vis Sci 2012; **53**: 5877-5880

5) Ahn SJ et al. Intraocular pharmacokinetics of ranibizumab in vitrectomized versus nonvitrectomized eyes. Invest Ophthalmol Vis Sci 2014; **55**: 567-573

6) Sato H et al. Efficacy of sub-Tenon's capsule injection of triamcinolone acetonide for refractory diabetic macular edema after vitrectomy. J Med Invest 2008; **55**: 279-282

I. 涙器の疾患

1. どうやる涙管ブジー（涙管プロービング）

結論
- プロービングは解剖学的知識を念頭に，使用するプローブは No.0 の細いものから始める．
- プロービングは無理に押し進めていくと閉塞部が破綻して仮道ができることがあるので，慎重かつ丁寧に行う．

1．涙管ブジー（プロービング）とは

　涙道内に涙管プローブを挿入して，閉塞部位診断や閉塞部位の解除を行うことである．本項では閉塞解除を目的としたプロービングについて解説する．適応は軽度の涙小管閉塞，総涙小管閉塞，鼻涙管閉塞の症例で，特に，手術に抵抗を持ち，選択されない症例で検討させる治療法と考えられる．

2．涙道の解剖学的構造

　涙管ブジーは盲目的操作となるため，プローブ先端の感触と涙道の解剖学的構造の理解が重要である．涙液は涙小管，総涙小管，涙嚢，鼻涙管を経て，鼻涙管下部開口部から排泄される．涙点（涙小管乳頭，涙小管狭窄部）の長さが約 1 mm，続いて涙小管垂直部が約 1.4 mm で，涙点から涙小管垂直部は約 2.4 mm ある．そこから向きを涙嚢のほうに変え，涙小管水平部が約 10 mm となる．上下の涙小管は内眼角腱の下で合流して総涙小管（約 2 mm）となり，内総涙点を経て涙嚢内へ入る．涙嚢は眼窩の涙嚢窩にあり，涙嚢の頭側上端の涙嚢円蓋部から鼻涙管までが約 10 mm である．涙嚢窩に続く骨性鼻涙管内を膜性鼻涙管といい，膜性鼻涙管は約 17 mm で，下部開口部は下鼻道へ開口している（図 1）．

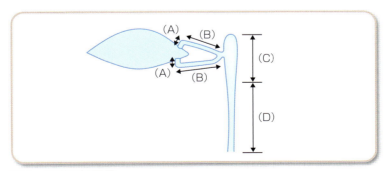

図1　涙道の概要図
　　涙点から涙小管垂直部は約 2.4 mm ある（A）．涙小管水平部（B，約 10 mm）は内眼角腱の下で合流し総涙小管となり内総涙点を経て涙嚢内へ入る．涙嚢（C，約 10 mm）は涙嚢円蓋部（涙嚢の上端）から鼻涙管までで，骨性鼻涙管内の膜性鼻涙管は約 17 mm（D）で下部開口部は下鼻道へ開口している．
　　（大友一義．IOL & RS 2013; 27: 489-494 [1]）より許諾を得て転載）

3. プロービングの準備

　麻酔は基本点眼麻酔のみである．使用する器具はボーマン氏プローブまたは三宅氏プローブである．プローブの番号（太さ）は0から6（表1）までであり，一番細いプローブは1本のプローブの一端が0，他端が01の組み合わせになっており，02-03，04-05と番号が大きくなるにつれ，プローブが太くなる．ボーマン氏プローブの把持部が菱形になっており，プローブの先端を曲げた方向の指標になる．三宅氏プローブは把持部が円柱形になっており，プローブの先端を回転させて軽度に閉塞した部位を拡張しながら進めることができる．また，プローブの番号が印字された面の方向に，先端から10mmのところで10°～15°の曲がりをもたせると涙道に挿入した時の先端の方向を確認でき，抵抗なく涙道内を進めることができる（図2）．涙点が狭い場合はヴィルダー氏涙点拡張針を用いて涙点拡張を行う（図3）．

表1　プローブの番号とサイズ

番号	直径（mm）	番号	直径（mm）
0	0.45	08	0.90
01	0.50	09	1.00
02	0.55	1	1.10
03	0.60	2	1.20
04	0.65	3	1.30
05	0.70	4	1.40
06	0.75	5	1.50
07	0.80	6	1.60

（大友一義．IOL & RS 2013; 27: 489-494 [1] より許諾を得て転載）

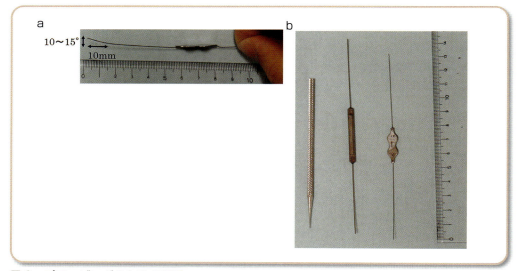

図2　プロービングのための器具
　ヴィルダー氏涙点拡張針（a，上段），三宅氏プローブ（a，中段）は把持部が円柱形になっている．ボーマン氏プローブ（a，下段）は把持部が菱形になっている．
　プローブの番号が印字された面の方向に，先端から10mmのところで10～15°の曲がりをもたせる（b）と涙道に挿入したときの先端の方向を確認でき，抵抗なく涙道内を進めることができる．
　（大友一義．IOL & RS 2013; 27: 489-494 [1] より許諾を得て転載）

I. 涙器の疾患

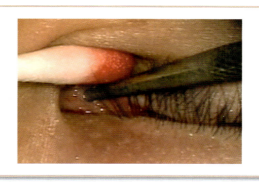

図3　涙点拡張（Surgeon's view）
　涙点を拡張するにはヴィルダー氏涙点拡張針を用いて涙点（眼瞼）に対して垂直に挿入し先端が涙小管垂直部に達したら，先端の向きを涙小管水平部に沿うように水平に変え，総涙小管のほうに進める．
　（大友一義．IOL & RS 2013; 27: 489-494 [1] より許諾を得て転載）

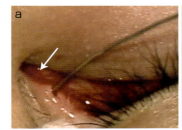 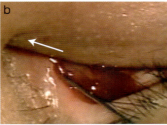 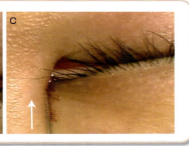

図4　プロービングのステップ（Surgeon's view）
　①点から涙小管垂直部の端に達するまで（a），②涙小管垂直部から涙囊内腔の鼻側壁（上顎骨前頭突起）に達するまで（b），③涙囊内腔から鼻涙管下部開口部・下鼻道まで（c）．矢印は進入方向を示す．
　（大友一義．IOL & RS 2013; 27: 489-494 [1] より許諾を得て転載）

4. プロービングの手順

　プロービングのステップは大きく3つのステップから成る．（a）涙点から涙小管垂直部の端に達するまで，(b) 涙小管垂直部から涙囊内腔の鼻側壁（上顎骨前頭突起）に達するまで，(c) 涙囊内腔から鼻涙管下部開口部・下鼻道まで，である（図4）．
　プロービングはNo.0のプローブから始める．細いプローブは仮道ができやすいと思われがちであるが，これは誤った方向へ無理に押し進めるために生じるものであり，細いプローブで通過しない閉塞部位に対して太いプローブを用いても通過することはない．また，閉塞部位に対して無理に押し進めていくと閉塞部が破綻して仮道ができることがあるので，慎重かつ丁寧に手技を行う必要がある．

a）涙点から涙小管垂直部の端まで

　涙点（眼瞼）に対して垂直に挿入し先端が涙小管垂直部に達したら，先端の向きを涙小管水平部に沿うように水平に変える．涙点閉塞がある場合は必ず顕微鏡下で涙点切開を行う．閉塞の程度にもよるが乳頭部の厚い線維性結合組織の形態が保たれており，軽度に血管が進入してい

る程度であれば27G鋭針で切開を試みる．涙小管垂直部に仮道を形成しないように涙点（眼瞼）に対して垂直方向に刺入し，針のベベルで耳側に切開し，先述と同様に涙点拡張を行う．

b）涙小管垂直部から上顎骨前頭突起まで

涙小管垂直部，水平部，総涙小管，涙嚢までのプロービングは仮道ができないように細心の注意が必要である．上涙点，上涙小管経由のプロービングは総涙小管まで屈曲部はなく，途中狭窄がなければ，上涙小管に沿わせてプロービングを行うことができ，涙嚢内まで容易に進めることができる．下涙点，下涙小管経由のプロービングは総涙小管の手前にある屈曲部が通過しにくいため，曲げたプロービング先端を屈曲方向へ沿わせながら進め，総涙小管に入ったところで総涙小管に沿うように方向を変えると抵抗なく涙嚢内へ入ることが多い．涙小管の閉塞を認める場合は涙点耳側に制御糸をかけて涙小管がまっすぐになるように牽引した状態でプロービングを進めるとよい．

上涙点からのアプローチでは総涙小管を超えて涙嚢内腔に入るとすぐに，上顎骨前頭突起の骨の硬い抵抗が感じられる．このとき，プローブの先端を涙嚢に押しつけたまま進めると上顎骨前頭突起側へ仮道ができることがあるので，上顎骨前頭突起の骨の堅い感覚を知覚したら押し込まずに，鼻筋と平行にして同側鼻翼に向かう（骨性鼻涙管）方向にプローブをゆっくり回旋させる．一方で，このとき涙嚢内に入る手応えがなく弾力性のあるものに当たっている感触が続く場合は総涙小管閉塞である．総涙小管閉塞を認める場合は上涙点からNo.0のプローブを挿入し，閉塞部で回転を加えて進める．総涙小管は皮膚側に内眼角腱が付着しているのみで，周囲は疎な結合組織に取り囲まれているだけなので，闇雲な操作で容易に仮道ができてしまう．ここでNo.0のプローブが総涙小管を通過したら通水検査を試して通水が確認できれば無理な拡張は避けたほうがよい．

c）涙嚢内腔から鼻涙管下部開口部・下鼻道まで

涙嚢内でプローブゆっくり回旋させて骨性鼻涙管方向に向けたら，プローブの先端をゆっくり進める．骨性鼻涙管の硬い手応えとその中心にある手応えが柔らかい部位を探りながら進める．プローブに対する抵抗が強い部位への無理なプロービングは仮道ができるだけでなくプローブが破損することがあるので注意を要する．閉塞部位を穿破するとほとんど抵抗なく先端を進めることができ，鼻内に到達する．プロービング後は通水を行い，通過の有無を確認する．

5．プロービングにおける注意点

処置後は感染予防目的にて抗菌薬を点眼して終了する．筆者はプロービング後の点眼処方としては抗菌薬，低力価ステロイド，トラニラストをセットで出すことが多い．それぞれ感染予防，涙嚢・鼻涙管の消炎，線維化予防を目的として使用している．プロービングおよび通水後の通院間隔は2週間程度とし，症状が軽快してきたら，徐々に通院間隔を広げていく．プロービングの途中で患者が痛みを強く訴える場合は無理をせずにプロービングを終了し，総涙小管閉塞・鼻涙管閉塞がある患者では，涙管チューブ挿入術や涙嚢鼻腔吻合術を勧める．

文献
1）大友一義．手術器具　涙道チューブ．IOL & RS 2013; **27**: 489-494

2. どうやる涙道内視鏡検査

> **結論**
> - 涙道は長さや角度など構造の個人差が大きく[1~4]，盲目的処置が困難な症例もある．
> - 涙道内視鏡により，涙道内の状況を確認しながら検査や手術を行うことが可能となった．
> - 涙道内視鏡検査を円滑に行うには解剖を理解しイメージしながら行うのが大事である．

1. 解剖

図1のように涙道は直線的ではない．チューブ挿入時の仮道をつくらないためには以下に注意する必要がある．

① 総涙小管と涙嚢の隆起．
② 涙嚢の眼窩内壁に対する外側への傾斜．涙嚢に入ったあと90°以上内視鏡を鼻涙管方向へ回転させることが重要．
③ 鼻涙管の下鼻道開口部における内彎．

2. 必要物品

涙道内視鏡，生食，灌流用50 mLシリンジと延長チューブ，涙点拡張針，15度メス，2％キシロカイン，4％キシロカイン点眼液，30G針と2.5 mLシリンジ．

3. 麻酔部位

滑車下神経ブロック（2％キシロカイン），涙道内（4％キシロカイン点眼液）．

4. 涙点拡張から耳側切開，内視鏡挿入（図2）

涙点切開をしたほうが内視鏡の挿入が容易で内視鏡を損傷しにくい．涙小管は水平方向にたわんでいて内視鏡挿入時は瞼を綿棒で耳側に牽引すると涙小管が直線化し内視鏡を進めやすくなる．

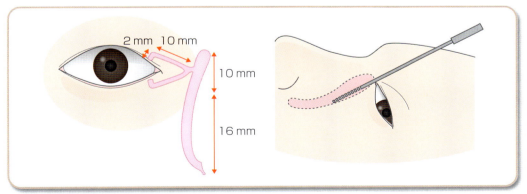

図1 涙道の解剖
① : 涙小管垂直部は約2mm 水平部が約10mm 涙嚢内壁までが約14mm 鼻涙管の長さが約16mm．
② : 涙嚢に比べて鼻涙管はやや顔表面に対しての角度が小さい．

第2章. 治療編

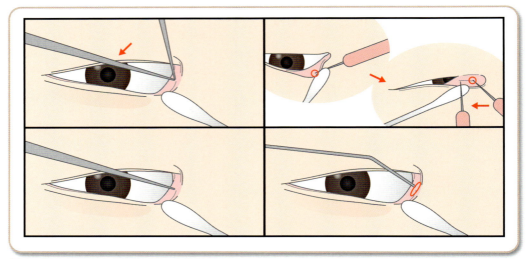

図2 涙点拡張から耳側切開, 内視鏡挿入

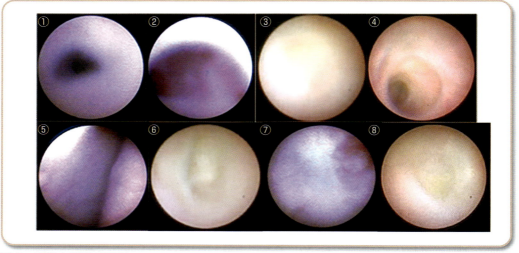

図3 正常と閉塞の所見
　①：涙小管，②：総涙小管から奥に涙嚢内腔が見える，③：涙嚢，④：鼻涙管内腔，⑤：鼻腔内，⑥：総涙小管閉塞，⑦：涙嚢鼻涙管移行部での閉塞，⑧：鼻涙管閉塞

5. 正常所見と各部位での閉塞例（図3）

　涙小管は白色の光沢のある管腔である．涙嚢へ入ると空間が拡大し涙嚢内壁の血管が観察される．鼻涙管は大きな管腔で，蛇腹様の円形管腔や縦長管腔として観察される．
　通水検査で鑑別不能な総涙小管閉塞と涙嚢炎を伴わない鼻涙管閉塞を，内視鏡下に直視し鑑別可能である．総涙小管閉塞は内視鏡下涙管チューブ挿入のよい適応で，鼻涙管閉塞は内視鏡治療か涙嚢鼻腔吻合術を選択する．閉塞の好発部位は総涙小管部と涙嚢鼻涙管移行部である．

I. 涙器の疾患

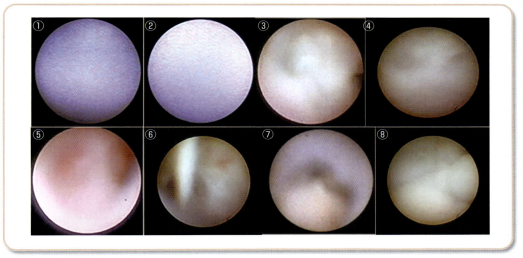

図4 異常所見
①：膿が多くて視界不良，②：内視鏡先端が組織にあたりハレーションしている，③④：ブジー痕，⑤⑥：仮道，⑦⑧：涙石

6. 異常所見（図4）

①膿で見づらいときは灌流を続けると見えてくる．
②ハレーションするときは内視鏡が粘膜と接触しているので少し引いてから再度進める．
③涙石は可能であればシースや内視鏡で直接鼻腔へと排出する．

文献
1) 鎌尾知行，白石　敦．涙道内視鏡手術の基本—涙小管閉塞．眼科手術 2017; **30**: 47-52
2) 鈴木　亨．後天性涙道閉塞の診断と治療．あたらしい眼科 2007; **24**: 579-585
3) 成岡純二．ヌンチャク型シリコーンチューブ挿入術のための臨床解剖の重要性．ヌンチャク型シリコーンチューブ—私のポイント—涙道手術と眼瞼下垂症手術，栗橋克昭（編），メディカル葵出版，東京，2006: p.61-67
4) 栗橋克昭．ヌンチャク型シリコーンチューブ—新しい涙道手術のために．あたらしい眼科 2002; **19**: 1687-1695

第2章. 治療編

3. どうやる涙管チューブ挿入術

> **結論**
> ●盲目的ブジーないし涙道内視鏡を用いたプロービングにより狭窄や閉塞を解除したあと，涙管チューブを挿入する.
> ●涙管チューブ挿入後，抜去後も定期的な通水を行う.

　涙道の狭窄および閉塞はブジーによって解除することは可能だが，再閉塞のリスクが高いためブジーの際は涙管チューブの挿入を併用することが多い．涙管チューブ挿入には涙道内視鏡を用いて盲目的手技を極力減らした sheath-guided intubation（SGI）という方法も知られている[1].

1. 適応

　流涙などの自覚症状を伴った総涙小管や鼻涙管の狭窄および閉塞がよい適応となる.

2. 術前処置

　鼻腔内の麻酔および止血を目的にエピネフリン 0.0002％ ＋外用のリドカイン 4％ を 1：1 で混和して浸み込ませたガーゼを，口蓋に沿わせるようにして鼻涙管下部開口部のある下鼻道に挿入する.

3. 麻酔

　・点眼麻酔（オキシブプロカインまたは 4％ リドカイン）
　・滑車下神経麻酔（2％ リドカイン）

4. 涙管チューブ挿入術

a）狭窄または閉塞の解除

　ブジー針または涙道内視鏡の挿入および狭窄，閉塞の解除の方法は「第2章 I-1. どうやる涙道ブジー（涙管プロービング）」，「第2章 I-2. どうやる涙道内視鏡検査」に述べられているため本項では割愛する.

b）涙管チューブの準備

　涙管チューブおよび付属の専用ブジー針を先端より 15 mm の位置で 15° 曲げる．挿入時，曲げた先端がどちらを向いているかわかるようブジー針の柄が平たく削られている方向に曲げるとよい．次に，涙管チューブにオフロキサシン眼軟膏を塗布してしごき，涙管チューブ表面だけでなく涙管チューブとブジー針の間にも軟膏をなじませる．この処理によって涙管チューブ挿入時の抵抗と外套カテーテルやブジー針を抜去する際の抵抗を減らすことができる.

c）盲目的な涙管チューブ挿入（図 1）

　①涙点切開を追加する場合は鼻側に切開すると涙管チューブで裂けてしまうため，耳側に行う．「第2章 I-1. どうやる涙道ブジー（涙管プロービング）」の項で記載されているように涙管チューブを涙点よりブジー針の付け根まで挿入する．涙小管から涙嚢への屈曲が大きく挿入の比較的難しい下の涙点から挿入するともう片側の涙管チューブが挿入しやすい．
　涙管チューブの先端が下鼻甲介に当たってブジー針の付け根まで挿入できない場合は，曲

I. 涙器の疾患

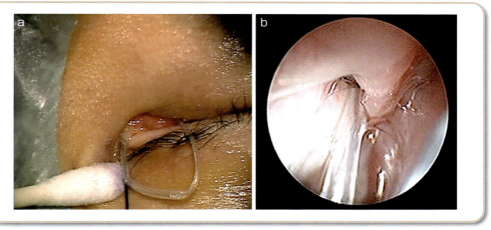

図1　盲目的な涙管チューブ挿入
涙管チューブを涙点から挿入（a）したあと，鼻内視鏡を用いてスリット状の鼻涙管下部開口部から鼻腔に出ている涙管チューブを確認する（b）.

げた先端を耳側に回旋させて押し込むとよい.
②ブジー針の付け根まで挿入したら鼻内視鏡で鼻涙管下部開口部から出ていることを確認し，ブジー針を涙管チューブから抜去する．無鉤鑷子で涙管チューブを把持し，涙管から涙管チューブが抜けないように固定する．有鉤鑷子は涙管チューブを破損する危険があるため使用しない.
③同様に上涙点からもう片側の涙管チューブを挿入する．最初に挿入した涙管チューブが抜けないよう注意する．鼻内視鏡で上下から挿入した涙管チューブの先端が鼻涙管下部開口部から出ていることを確認し，ブジーのみ抜去する.
④最後に涙管チューブ中央のマーカーが内眼角にあることを確認して手技を終了する.

d) SGI
①「第2章-I-2．どうやる涙道内視鏡検査」にある sheath-guided endoscopic probing（SEP）と同様に涙道内視鏡に長さ51 mmの18ゲージサーフロー®留置針（ニプロ社）の外套カテーテルを装着し，涙点より外套カテーテルおよび涙道内視鏡を鼻腔まで挿入する.
②鼻内視鏡で外套カテーテルと涙道内視鏡が鼻涙管下部開口部から出ていることを確認し，外套カテーテルを残して涙道内視鏡のみ抜去する.
③留置した外套カテーテル内に涙管チューブを挿入し，鼻内視鏡で観察しながら鼻腔より鉗子を用いて外套カテーテルを抜去する.

e) G-SGI
鼻腔内操作を減らしたSGIの変法である．外套カテーテルの先端を3 mm程度（先端が細くなる手前）残して根本から切れ込みを一筋入れ，涙管チューブ挿入後に涙点から外套カテーテルの先端をちぎって抜去する[2].

f) 涙管チューブ挿入後
術後は，フルオロメトロン0.1％および抗菌薬の1日4回点眼を処方する．外来受診のたびに涙道洗浄を行い術後2〜3ヵ月程度で涙管チューブを抜去するが，抜去後も定期的に涙道洗浄を行う必要がある.

第 2 章. 治療編

g）手術成績

　涙管チューブ挿入術の涙小管や総涙小管の狭窄および閉塞に対する成績は良好であるが，鼻涙管狭窄および閉塞に対する再閉塞率は高い[3]．また，涙囊炎を伴う鼻涙管狭窄および閉塞では涙囊炎を伴わない場合よりも再閉塞が多く[3]，涙囊炎を伴う鼻涙管狭窄および閉塞では初回から涙囊鼻腔吻合術も検討する．

文献

1）井上　康．テフロン製シースでガイドする新しい涙管チューブ挿入術．あたらしい眼科 2008; **25**: 1131-1133
2）後藤秀樹ほか．涙道閉塞症に対するシース誘導涙管チューブ挿入術においてシースを涙点から摘出する方法の試み．眼科手術 2010; **23**: 51-55
3）Mimura M et al. Indications for and effects of Nunchaku-style silicone tube intubation for primary acquired lacrimal drainage obstruction. Jpn J Ophthalmol 2015; **59**: 266-272

4. どうやる涙嚢鼻腔吻合術（鼻外法）

> **結論**
> ●涙嚢鼻腔吻合術は涙嚢と鼻腔をバイパスして涙液を排出する経路をつくる手術で，総涙小管閉塞，鼻涙管閉塞症や慢性涙嚢炎症例などに対して行われる．
> ●涙嚢鼻腔吻合術は涙道周囲の解剖学的知識・指標を念頭に置くことで，安全かつ正確に完遂することができる．

1. 涙嚢鼻腔吻合術（DCR）とは

涙嚢鼻腔吻合術（dacryocystorhinostomy：DCR）は涙嚢と鼻腔をバイパスして涙液を排出する経路をつくる手術である．流涙症や眼脂症状を訴える総涙小管閉塞，鼻涙管閉塞症や慢性涙嚢炎症例などに対して有効な治療法である．本項ではDCR鼻外法について概説する．

2. 涙嚢周囲解剖

DCRを施行するにあたり，涙嚢周囲の解剖知識は重要となる．涙嚢周囲の骨のならびは鼻側から後頭部の方向に上顎骨，涙骨，篩骨となっている．特に，上顎骨の上顎から前頭骨のほうへ延びる部位を前頭突起と呼ぶ．涙嚢は涙嚢窩という凹みにおさまっており，涙嚢窩の前後隆起縁はそれぞれ前涙嚢稜（上顎骨前頭突起）と後涙嚢稜（涙骨）と呼ばれる（図1）．また，上顎前頭突起と涙骨の間にある骨縫合線を涙骨上顎縫合と呼ぶ．涙嚢窩上端側には内眼角靱帯があり，涙嚢窩下端は骨性鼻涙管に移行し，鼻腔で下鼻道に開口する．つまり，涙嚢は内眼角靱帯，前涙嚢稜，後涙嚢稜，骨性鼻涙管上端で囲まれた組織と認識すると理解しやすい（図2）．

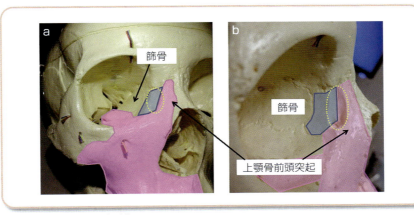

図1　涙嚢周囲の骨解剖
骨のならびは鼻側から後頭部の方向へ順に，上顎骨，涙骨，篩骨となっている．ピンク色の領域が上顎骨，青色の領域が涙骨である．特に，上顎骨の上顎から前頭骨のほうへ延びる部位を前頭突起と呼ぶ．黄色破線の部位は涙嚢窩で，前涙嚢稜（上顎骨前頭突起）と後涙嚢稜（涙骨）という隆起縁の間にある．

第 2 章. 治療編

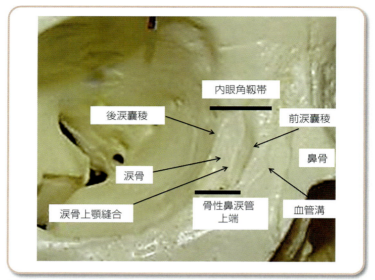

図 2　涙嚢窩周囲の解剖
涙嚢窩上端側には内眼角靱帯があり，前方は前涙嚢稜，後方は後涙嚢稜，下方は骨性鼻涙管上端で囲まれている．また，上顎前頭突起と涙骨の間の骨縫合線を涙骨上顎縫合と呼ぶ．

3. 手術手順

a) 鼻腔内の麻酔

エピネフリン（5,000 倍希釈）とキシロカイン®液「4%」を 1：1 で混合した液体を含ませたコメガーゼを中鼻甲介付着部周辺（図 3a）に押し当てるようにして鼻腔内に留置する．

b) 皮下浸潤麻酔

エピネフリン入りキシロカイン®を上下涙点近傍に 1 mL 程度と上顎前頭突起付近に 2～3 mL 程度，皮下に注入する（図 3b）．特に複数回の急性涙嚢炎の既往を有する症例では組織線維化により麻酔が浸潤しにくいことがあるので，術中は患者の疼痛に合わせて皮下組織への麻酔を追加して行うとよい．

［図説つづき］
　e：bony-flap 法．骨窓の頭側と足側の縁を涙骨上顎縫合に対して垂直に削り，鼻側で両端を涙骨上顎縫合に対して平行になるようにつなぐことで涙骨上顎縫合を基底とした骨フラップを作製する．
　f：bony-flap 法．骨フラップと鼻粘膜の間に骨膜剥離子を挿入し，骨フラップを涙骨上顎縫合で折り曲げるように矢印方向に力を加えると容易に骨縫合線に沿って骨折する．
　g：鼻粘膜切開．鼻粘膜は骨窓に沿ってメスや結膜剪刀などを用いて切開する．切開時に鼻内視鏡で切開部位を確認しながら行うとよい．また，鼻内視鏡の光源方向を狙って切開できるので安全に吻合部を作製できる．
　h：涙嚢切開．上顎前頭突起の対側に剥離した骨膜組織が白色索状に見える．切開部位はその索状組織の下で乳白色に組織が変化・移行している部位（矢印）である．
　i：涙嚢切開．涙嚢壁は頭側と足側にも切開を入れ，コの字状に鼻腔側に倒すように展開する．奥に中鼻甲介が見える（矢印）．
　j：鼻内視鏡にて挿入された涙管チューブの位置確認．涙管チューブが折れ曲がったり，鼻腔内組織に無理に当たっていれば，位置を補正する．
　k：閉創．エピネフリン（5,000 倍希釈）を含ませたコメガーゼ（15cm）を吻合部へ挿入する．
　l：皮膚縫合．6-0 ナイロンで皮膚を 4～5 針程度で縫合する．

I. 涙器の疾患

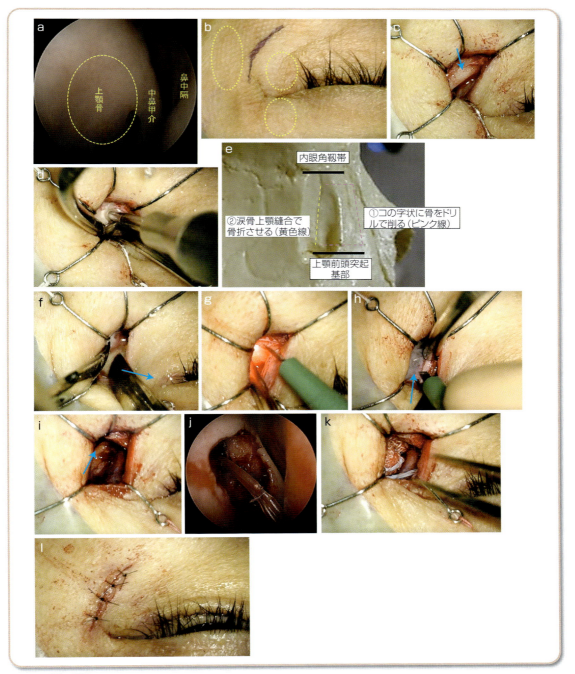

図3 手術手順

　a：鼻内視鏡で観察した右鼻腔．破線内が吻合予定部．執刀前にエピネフリン（5,000倍希釈）とキシロカイン®液「4%」を1：1で混合した液体を含ませたガーゼを中鼻甲介付着部周辺に押し当てるように留置する．
　b：皮下浸潤麻酔．エピネフリン入りキシロカイン®を上下涙点近傍に1mL程度と上顎前頭突起付近に2～3mL程度，皮下に注入する．
　c：術野の展開．骨膜を剝離したあとに，絹糸や鉤で術野を展開する．矢印は上顎骨前頭突起および前涙囊稜．
　d：骨窓作製．骨膜剝離子で組織に当たらないように保護しながら，ドリルを用いて骨窓を作製する．回転数が上がると，骨が焦げつき，骨粉塵が舞うので，生理食塩水をかけ，余分な水分を吸引しながら行う．
　［↖左頁につづく］

257

c）皮膚切開

皮膚切開の位置は前涙嚢稜の位置を指や綿棒で押して確認する．内眼角から2mm内側を始点として前涙嚢稜上を皮膚割線に沿って15mm程度の長さをマーキングし，15番メスでしっかりと真皮組織まで皮膚を切開する．

d）術野の展開

眼科剪刀や2本の骨膜剥離子を用いて眼輪筋の筋線維の走行に平行になるように皮下組織と筋組織を分けていく．常に器具の先端で上顎骨前頭突起の硬い感触を確認して，組織の剥離を行う．また，前涙嚢稜から涙嚢窩へ骨膜剥離子を挿入して，涙嚢を涙嚢窩から分離する．鈍的な操作を心がけることで組織を無駄に傷つけることなく，出血による術野・視界の不良を防ぎ，安全な手術操作を行うことができる．出血した場合はエピネフリン（5,000倍希釈）を含ませたコメガーゼで圧迫止血を行う．骨膜を剥離したあとに，絹糸や鉤で術野を展開する（図3c）．

e）骨窓作製

骨窓は大きく展開したほうがよいとされるが，四方へ広げる際の限界が決まっている．それぞれ，足側，頭側，耳側，鼻側に分けて解説する．まず，足側は前涙嚢稜下の骨性鼻涙管の部位で，上顎前頭突起の基部までとなる．次に頭側は内眼角靱帯までである．内眼角靱帯は強固な組織で容易には剥離できない．また，内眼角を確認することで位置を把握できる．内眼角靱帯下には内総涙点が位置する．耳側は涙骨上顎縫合までである．個体差により深部が十分に展開できない場合は，患者頭部をより僚眼側へローテーションさせ，涙嚢窩から涙嚢を剥離することで，深部の観察ができる．最後に，鼻側は血管溝を越えた部位まで展開する．上顎前頭突起の骨の厚みは眼窩涙骨側・鼻骨側のほうが薄く，前涙嚢稜部がぶ厚い．鼻粘膜になかなか到達しないときは鼻骨寄りに前頭突起を削っていくと到達が容易である．このように展開することで，頭側から足側が内総涙点から骨性鼻涙管までで10mm程度，耳側から鼻側も涙骨上顎縫合から上顎前頭突起までで10mm程度の骨窓を作製することができる．

筆者は骨窓の作製には直径2mm（ダイヤモンドバーラウンド型 OR-1608-6-87：日本ストライカー）のドリル（ハンドピース 5400-015-000：日本ストライカー，アタッチメント 5100-015-272：日本ストライカー）を用いている（図3d）．骨窓の作製方法は栗橋が提案した bony-flap 法を用いるのがよい．まず，骨窓の頭側と足側の縁を涙骨上顎縫合に対して垂直に削り，鼻側で両端を涙骨上顎縫合に対して平行になるようにつなぐことで涙骨上顎縫合を基底としたコの字状の骨フラップを作製する（図3e）．次いで，骨フラップと鼻粘膜の間に骨膜剥離子を挿入し，骨フラップを涙骨上顎縫合で折り曲げるように力を加えると容易に骨縫合線に沿って骨折させられる（図3f）ので，効率的かつ安全に骨窓ができる．骨片は鑷子で摘み上げ，除去する．

f）鼻粘膜切開

骨フラップ除去後に鼻粘膜の裏面が露出される．いきなり鼻粘膜切開を行うと鼻出血が生じ，止血に困窮することがある．切開前には必ず，切開予定部にエピネフリン入りキシロカイン®を局注し，局所組織内圧の上昇・血管収縮を起こさせ，血行をある程度遮断した状態にすると，ほとんど出血しない．切開部近くに中鼻甲介があるので，鼻粘膜を損傷しないように鼻内視鏡で確認しながら，鼻粘膜切開をするとよい．出血した際の圧迫にはエピネフリン（5,000倍希釈）を含ませたコメガーゼを用いる．

涙嚢と鼻粘膜切開・吻合の方法にはいくつかあるが，筆者の場合，前弁を作製しない one flap DCR を行っている．鼻粘膜は骨窓に沿ってメスや結膜剪刀などを用いて切除する（図3g）．

g）涙嚢切開

涙嚢を切開する前にはピオクタニン（100倍希釈）を涙嚢へ注入しておくと，涙嚢が膨らみ，

涙嚢切開時にピオクタニンの排液が見られ，涙嚢上皮が染色されるため，視認しやすい．ピオクタニンは角膜上皮障害を起こすため，十分に希釈して使用する必要がある．切開部位は上顎前頭突起の対側の剥離した骨膜下の組織で通常乳白色に組織が変化・移行している部位である（図 3h）．確認が必要な時はプローブを挿入して，涙嚢壁の切開予定部位を確認しながら切開を行うとよい．涙嚢壁は頭側と足側にも切開を入れ，コの字状に鼻腔側に倒すように展開する（図3i）．

h）涙管チューブの挿入

涙点切開を行い，ヴィルダー氏涙点拡張針にて涙点拡張を行う．上下から涙管チューブを挿入し，皮膚の創口から一度両端を出す．涙管チューブの付属プローブの挿入口に 6-0 バイクリルなどの吸収糸を通糸して縫合し，鼻腔内へ留置する．2～3ヵ月後の抜去時には糸は溶けているので，抜去時は内眼角に出ている涙管チューブを摘み出せばよい．鼻腔内留置後，鼻内視鏡にて涙管チューブの位置を確認する（図 3j）．

i）閉創

エピネフリン（5,000 倍希釈）を含ませたコメガーゼを吻合部へ挿入する（図 3k）．中鼻甲介側へ一部出しておくと抜去時が容易である．出血がないことを確認して，吻合部上の眼輪筋を 6-0 バイクリルで 3 針縫合する．深部を縫合する際は通常の彎曲では縫合が困難であるので，鑷子の後端のヘラ部分で針の中央部分を屈曲させて釣針状にすると深部組織の縫合が容易となる．6-0 ナイロンで皮膚を 4～5 針程度で縫合する（図 3l）．創部はステリーストリップを貼付し，その上からタリビット眼軟膏を塗布し，ガーゼで圧迫する．最後に鼻腔内におさまるように 5～6 cm にカットしたメロセル®（医療用スポンジ）を挿入して吻合部を圧迫する．さらに，メロセル®の上に綿球を詰めて，圧迫して終了する．

j）術後処置

通常，鼻出血は鮮血色からだんだんと鼻汁混じりで薄く透明なり，2～3 日で止まってくる．圧迫が不十分なときは鮮血色が続き，量も減ってこない．その場合は，いったん綿球とメロセルを除去して，圧迫ガーゼを追加して挿入するとよい．吻合部に挿入しているガーゼを早期に抜去すると多量に出血するので，追加の圧迫の際は，吻合部のガーゼの上から圧迫するほうがより効果的に止血できる．ガーゼを再挿入しても弱い出血が続く場合は，カルバゾクロムやトラネキサム酸などの止血剤を併用して止血を促す．術後 10～14 日程度で鼻内のガーゼを除去すると再出血はほとんどない．ガーゼ抜去後に再出血がないかを確認してから帰宅させる．再出血を認める場合はガーゼを再挿入して 2～3 日後に再度ガーゼを除去する．

出血を認めなければ，2 週間後，1ヵ月後と通院間隔を伸ばし，2～3ヵ月後に涙管チューブを抜去する．

投薬に関しては術前から抗菌薬点眼を使用し，術中は抗菌薬点滴，術後は消炎鎮痛薬と抗菌薬の内服を 3 日程度，点眼は抗菌薬と消炎のため低力価ステロイドと瘢痕形成抑制目的でトラニラストを使用する．

4．その他の注意点

特に，抗血栓療法中の患者対応は慎重を要する．周術期の休薬はそのリスクも考慮しつつ，休薬の可否について他科との連携が必要となる．特に近年ではワーファリン®（ワルファリンカリウム）以外の抗凝固薬としてイグザレルト®（リバーロキサバン），プラザキサ®（ダビガトラン），エリキュース®（アピキサバン），リクシアナ®（エドキサバン）などがある．内科，整形外科，その他の診療科から処方されている可能性があるため，患者の既往歴や内服の確認は必須事項で

第2章. 治療編

ある. 抗血栓薬の休薬ができない状態であれば, 循環器内科と協力してヘパリン化してから手術に臨むなどの対策を講じる. また, 肝疾患を有する症例などでは血小板減少症を認めることがあり, 10万個/μL以下の症例では術中・術後で止血が困難になる. 状況によっては血小板輸血を要することがあるので, 術前の検査値には注意が必要である.

J. 眼腫瘍

結論

●眼腫瘍には，眼内および眼付属器に生じる腫瘍があるが，いずれも治療の際には，腫瘍の性状，部位，大きさ，患者の希望などを鑑みて最適な治療を行っていく．

●眼付属器には結膜，眼瞼，眼窩などがある．これらは眼球を保護して視機能を最大限に発揮させるための器官である．ここに生じた腫瘍の治療はただ治すだけでなく，治療後に視機能を保つ機能を最大限に維持させることが大切となる．

1. 眼内腫瘍

a）ぶどう膜腫瘍

原発腫瘍の代表は悪性黒色腫である．良性では血管腫，骨腫などが生じる．転移の場合には，女性は乳癌次いで肺癌，男性は肺癌からが多く，いずれも脈絡膜への転移が多い．

①原発眼内腫瘍の治療

ⅰ）眼球摘出：腫瘍が悪性で大きい場合，例えば悪性黒色腫では高さが5〜6mm以上の症例は眼球摘出の適応となる．眼外浸潤が見られた場合には，眼窩内容除去術などの追加治療を考慮する．

ⅱ）小線源療法：眼内腫瘍部の強膜側に小線源を縫着し，腫瘍局所のみに放射線がかかる様にする方法である．日本では線源としてルテニウムが用いられている．照射有効線量の範囲から，眼内腫瘍の基底部から頂点までの高さが5〜6mm以下のものが適応となる．

ⅲ）リニアック外照射：いわゆる通常の放射線治療で，眼内悪性リンパ腫や，良性でも腫瘍の増生によって視機能低下を生じたものは適応となることがある．

ⅳ）陽子線および重粒子治療：腫瘍の高さが5〜6mm以上となる悪性腫瘍で眼球摘出を望まない症例が対象となる．特に脈絡膜の悪性黒色腫ではリニアック外照射などでは十分な治療効果が得られないため適応となり，各照射設備を持つ施設へ紹介し，施行する．

ⅴ）レーザー治療：腫瘍の活動性を低下させることを目的として，特に良性腫瘍において黄斑部をドライに保つ目的で用いられることが多い．腫瘍の色が薄くなるにつれて吸収率が下がるので，白色に近い腫瘍程，時間および出力を上げる必要がある．凝固斑の状況から微調節を行いながら施行する．通常のレーザー光凝固術は，可視領域である488〜639nmの範囲の波長のアルゴンもしくはマルチカラーレーザーにて腫瘍を凝固する方法である．経瞳孔温熱療法（transpupillary thermotherapy：TTT）は，近赤外線領域である810nmの波長を用いる．

ⅵ）光線力学療法（photodynamic therapy：PDT）：光感受性物質であるベルテポルフィリンを静注15分後に，689nmの赤色波長のレーザーにて600mW/cm²，83秒の照射を行う．網膜には直接作用しないため網膜障害がほとんど見られないことが大きな利点で，黄斑や視神経に近い部位に位置し，上記ⅴ）では副作用が懸念される腫瘍に特に有用である．

②転移性脈絡膜腫瘍の治療

ⅰ）化学療法：乳癌からの場合には，全身転移があって脈絡膜転移も生じる状況がほとんどである．分子標的薬などの効果が望める治療を行っている場合にはそのまま続行とする．

ⅱ）**放射線療法**：化学療法を行っていても脈絡膜転移巣の増大が見られた場合には，放射線治療を行うことが視機能維持には必要となる．通常，リニアック外照射を 20 回，総量 40Gy 程度を施行する．

b）虹彩，毛様体腫瘍

良性の可能性が高い場合には強膜半層切開からの局所切除，悪性が考えやすい場合には視機能維持が期待できてマージンを持っての切除が可能な場合には局所切除，不可能な場合には眼球摘出となる．

c）網膜腫瘍

①網膜芽細胞腫

乳幼児に多く，進行例で視機能が期待できない場合には，眼球摘出となる．視機能維持の可能性がある場合には，メルファランを用いた選択的眼動脈化学療法や，小線源療法を用いて治療し，視機能確保に努める．

②vasoproliferative tumor of ocular fundus（VPTOF）[1]

グリア細胞および血管が良性増殖したものである．黄斑浮腫や黄斑前膜などを生じた場合には積極的な治療の対象となる．腫瘍の栄養血管への凝固なども併用しながら，TTT もしくは PDT などを用いることが多い．

③眼内悪性リンパ腫

眼内悪性リンパ腫は，WHO 分類では中枢神経系リンパ腫に分類され，DLBCL がほとんどである．脳にも病変を生じやすく，眼科医のかかわる疾患のなかで最も生命予後が最も悪い疾患である．しかしながら近年の前向き臨床試験において，メトトレキサートの硝子体注射，全身化学療法，放射線外照射の組み合わせ（図 1）の施行によって，成績の向上がみられている[2]．

2. 結膜腫瘍

結膜腫瘍の主なものには，良性では乳頭腫，悪性では眼表面扁平上皮新生物（ocular surface squamous neoplasia：OSSN）のうち，扁平上皮癌（squamous cell carcinoma：SCC），その前病変である上皮内癌（carcinoma in situ：CIS），および悪性黒色腫などがある．治療は手術による腫瘍摘出が基本であるが，抗腫瘍薬点眼は有用な治療オプションとなる．

a）抗腫瘍薬点眼の適応

①腫瘍の状況

生検にて基底膜を越えていない CIS であること，切除した腫瘍自体は SCC であっても周囲の切除断端部は CIS であるもの，などが基本的な適応となる．

②患者のコンプライアンス

通常は外来通院での使用となるため，本当に点眼をしているかは本人により，患者がきちんと点眼することが可能でなくてはならない．

b）各抗腫瘍薬点眼とその使用方法

①5FU

5-FU は S 期細胞に感受性が高い抗がん剤で，がん細胞の様な高増殖能を有するものに強く作用し，増殖速度の遅いものには効果は低い．そのため正常細胞への作用も比較的少ない．1％の濃度にて 1 日 4 回で 1 週間点眼後に休薬 3 週間を 1 クールとして，平均 4 クールを行う方法[3] などがあるが，確立された使用方法はない．

②MMC

MMC 点眼も確立されたものはなく，0.04％の 4 回/日を 1 週間点眼して翌週は休薬，これを

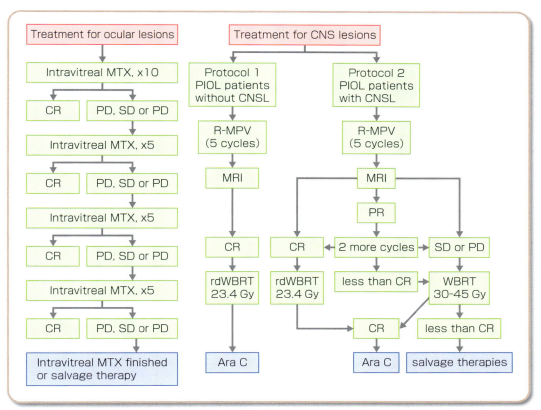

図1 眼内悪性リンパ腫の治療
メトトレキサートの硝子体注射，全身化学療法，リニアック外照射を腫瘍の状況によって組み合わせていく．
(Kaburaki T et al. Br J Haematol 2017; 179: 246-255 [2]) を参考に作成)

1クールとし，筆者は通常，3クール施行している[4]．MMCは細胞周期に依存せず作用可能な抗がん剤であるため，正常細胞への副作用も強く，強膜軟化，穿孔などの可能性もある．そのような症例は多くの場合，切除後早期の使用時，特に結膜が再生して強膜を覆わない状態で使用を開始した場合に多く見受けられる．筆者は術後2週間以上経過し，結膜上皮の創部被覆を確認してから投与開始としている．

③インターフェロン（IFN）

IFN はサイトカインであり，抗ウイルス作用，免疫賦活作用，腫瘍細胞増殖抑制作用などを有する．抗がん剤である5-FUやMMCと比較して，正常組織への影響がとても低く，重篤な副作用も通常はなく，長期投与が可能である．実際の点眼としては，IFN-α2bを100万単位/mLとして4回/日を数週〜半年間点眼することが多い．施設によっては1年以上使用するところもある．副作用が少ないために通常の点眼のように長期使用が可能である．

c) 使用にあたっての留意点

①副作用

抗腫瘍剤の点眼では，充血，結膜および眼瞼皮膚の炎症・腫脹，角膜びらん，角膜幹細胞障害，涙点・涙小管閉塞をはじめとする涙道障害などが見られることがある．個人差がかなりあり，予想は不可能であるため，将来起こりうるものも含め事前に十分なインフォームド・コン

第 2 章. 治療編

セント（IC）を行っておく必要がある．

　②コンプライアンス

　点眼効果のためには結膜嚢にきちんと滴下することが必要である．使用前に家族も含めてコンプライアンスの重要性を伝えることが重要となる．

　③適応外使用の認識

　これらの薬剤の点眼治療については通常は適用外使用となるため，あらかじめ各医療施設における倫理委員会にて使用承認を得ておく必要がある．

3. 眼瞼腫瘍

　上皮性のものでは，良性腫瘍は母斑や脂漏性角化症などが，また悪性腫瘍ではマイボーム腺から生じる脂腺癌と，皮膚より生じる基底細胞癌が代表で，SCC は，皮膚からよりも瞼結膜に多く生じ，皮膚−結膜移行部などにも見られることがある．眼瞼腫瘍の治療は上記の上皮性腫瘍には根治手術としての外科的切除が第一選択となる．良性腫瘍が予想される場合には，腫瘍部切除のみで自然治癒を待つ，いわゆる open treatment（レッセ・フェール法）が有用である（図2）．悪性腫瘍は安全域を保って切除を行うため通常は再建が不可欠である．眼瞼再建のゴールデンルールとして「眼瞼の再建には，可能な限り，眼瞼もしくは眼周囲の近くの組織を用いる」ことを念頭に入れて再建を行う．小さな腫瘍では，眼瞼を五角形に切除し，断端同士を縫合する．必要に応じて外眥切開を併用する．大きな腫瘍，特に悪性腫瘍では，口蓋粘膜で後葉を再

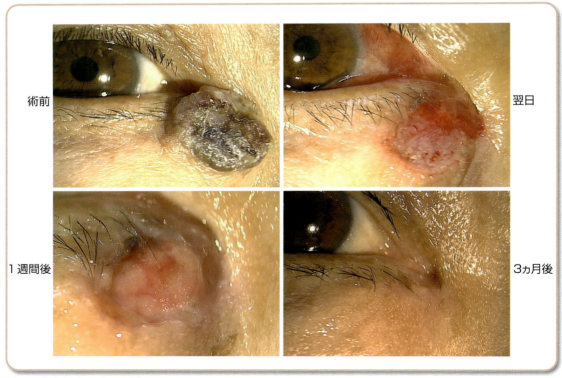

図 2　右内眼角下方の腫瘍

瞼縁近傍の良性腫瘍には open treatment（レッセ・フェール法）が有用である．
病理：脂漏性角化症（seborrheic keratosis）

建し，近隣の皮膚を有茎皮弁とするする方法や，上下反対の非罹患眼瞼を有茎で補塡し，2～4週後に切離する pedicle flap 法など，各症例の腫瘍切除後の状況に応じて術式を決定する．手術希望がない場合には，次善の治療方法として IC のうえ，放射線治療を施行する．これは他の眼腫瘍でも同様である．上皮性ではないものの代表である悪性リンパ腫では，生検を施行してサブタイプを決定し，全身ステージおよびサブタイプに応じた治療が行われる．MALT リンパ腫の場合，放射線治療にて5年生存率はほぼ100％である．結膜や眼窩においても悪性リンパ腫に対する治療方針は同様となる．

4．眼窩腫瘍

a）眼窩腫瘍の治療

①手術

ⅰ）前方アプローチ：眼窩の前方を覆っている眼窩隔膜から腫瘍に至るアプローチ法で，眼窩の前方に存在するもの，深部にも連続するが血管腫など一塊として摘出が見込まれるものなどが対象となる．切開は術後の審美のために，上では重瞼ライン，下では睫毛下切開，など眼輪筋の走行に沿った切開を基本とする．

ⅱ）経眼窩縁眼窩骨開窓併用腫瘍摘出術：眼窩の骨をいったん外して，腫瘍の出るスペースを確保した上で腫瘍を摘出する方法（図3）で，腫瘍が眼窩内で外側寄りに位置し，前方アプローチでは届かない腫瘍が適応となる．いわゆるクレンライン手術である．眼窩外側骨をいったん外して腫瘍摘出後にまた戻す．皮膚切開後，眼輪筋ついで眼窩外側骨膜および側頭筋筋膜を露出し，骨膜切開し，眼窩外側壁を一時的に電動鋸およびノミを用いて切除し，眼窩内側骨膜を切開し，腫瘍を露出し，クライオプローブで腫瘍を接着固定し，若干の牽引をしつつ腫瘍の周囲を丁寧に剝離して摘出する．

ⅲ）眼窩内容除去術：眼窩内容除去術は，眼窩をすべて取り去る手術であり，眼部における悪性腫瘍のうち，安全域を考慮すると眼球を残すことができず，眼窩内容とともに摘出す

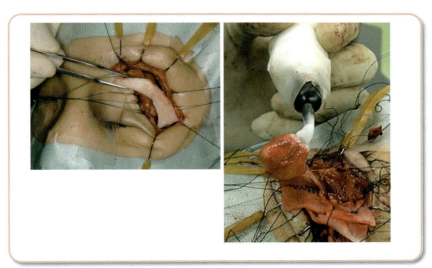

図3　クレンライン法による腫瘍摘出
　眼窩の上方から外側の骨を一時的に切除して腫瘍を取り出すスペースをつくり，クライオプローブを用い腫瘍て摘出後に元に戻す，いわゆるクレンライン法にて腫瘍を全摘．

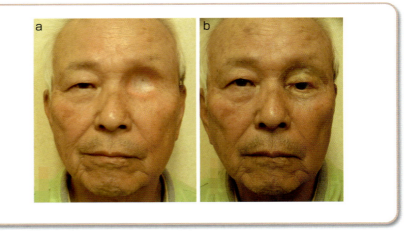

図4　眼窩内容除去術後とエピテーゼ装用
　a：眼窩内容除去術後
　b：エピテーゼ装用時

　る必要がある場合に適応になる．具体的には，眼窩悪性腫瘍，眼瞼および結膜の悪性腫瘍の進行例や再発例で眼窩内に浸潤しているもの，眼内悪性腫瘍が眼外に出て眼窩浸潤を生じた場合，などとなる．

　手技は，可能であれば眉毛を温存し，眼窩縁よりも一回り大きい範囲を円刃刀で骨膜まで切除し，骨膜剝離子を用いて眼窩の全層・全周360°にわたる骨膜剝離を眼窩先端部まで十分に確認後に，先端部において腫瘍を含めて眼窩内組織を一塊として摘出し，眼窩内容を除去する．止血後に鼠径部もしくは腹部より植皮を行う．術後は審美のために義眼付きエピテーゼを装用する（図4）．

文献

1) Shields JA, Shields CL. Intraocular Tumors: An Atlas and Textbook, 3rd Ed, Wolters Kluwer, 2016
2) Kaburaki T et al. Combined intravitreal methotrexate and immunochemotherapy followed by reduced-dose whole-brain radiotherapy for newly diagnosed B-cell primary intraocular lymphoma. Br J Haematol 2017; **179**: 246-255
3) Joag MG et al. Topical 5-Fluorouracil 1% as Primary Treatment for Ocular Surface Squamous Neoplasia. Ophthalmology 2016; **123**: 1442-1448
4) Shields CL, Shields JA. Tumors of the conjunctiva and cornea. Surv Ophthalmol 2004; **49**: 3-24

K. 神経眼科疾患

K. 神経眼科疾患

1. 単神経障害による眼球運動障害とは？

結論

● 動眼神経・滑車神経・外転神経は外眼筋を支配しており，これらの神経麻痺は眼球運動障害を
きたす．
● 最も発生頻度が多いものは外転神経麻痺である[1]．
● 原因不明である場合も多いが，糖尿病や高血圧を背景とした虚血を原因とする場合が多く，外
傷や頭蓋内占拠性病変も原因となる[1,2]．
● 治療は原疾患の治療を行う．虚血の場合には，3ヵ月程度で改善してくる[3]ことが多いため経
過観察を行う．6ヵ月を経過しても複視を訴える場合には，プリズム眼鏡，眼位矯正手術，ボ
ツリヌス毒素療法[4]を検討することがある．

1. 動眼神経麻痺

a）特徴

　典型例では眼球運動障害（内転，外転，下転障害），眼瞼下垂，瞳孔散大が見られる．正面位
では下外斜視となる．頭痛や散瞳を伴う場合には，脳動脈瘤による圧迫の可能性があるため，
緊急に頭蓋内精査が必要となる．

b）動眼神経の経路

　動眼神経核は中脳上丘の高さに位置する．核から出た神経束は髄内を進み，髄外に出る．く
も膜下腔で後交通動脈付近を通り，硬膜を通過する．海綿静脈洞内で上・下枝に分かれ上眼窩
裂を通って眼窩内に入る[5]．

c）障害部位と特徴的な臨床像

　核性の動眼神経麻痺では，眼瞼挙筋核が両眼性支配のため両側の眼瞼下垂を生じる．核から
下の障害では症状は患側のみである．髄内では錐体路，錐体外路が近いため，Weber 症候群，
Benedikt 症候群，Nothnagel 症候群，Claude 症候群といった様々な症候群を呈す[6]．くも膜下
腔では内頸-後交通動脈瘤による圧迫に注意が必要である．瞳孔へ向かう線維は動眼神経の背側
にあるために，圧迫による障害で散瞳が生じやすい[5]．海綿静脈洞部では，海綿静脈洞症候群
（動眼神経・滑車神経・外転神経・三叉神経第1・2枝・眼交感神経の障害）を呈することが多
い．眼窩内では，障害部位により動眼神経上枝麻痺（眼瞼下垂，下斜視，上転制限など），下枝
麻痺（上外斜視，内転障害，下転障害，瞳孔散大など）となる．

d）病因

　虚血が一番多い（33％）．脳動脈瘤（16％），頭部外傷（16％），頭蓋内占拠性病変（7％）と続く[2]．

e）検査

　初診時には発症日時，日内変動，複視の出現方向，外傷の有無，基礎疾患などの問診を詳細
に行う．そのうえで眼位検査，HESS 検査を行う．当科では同時に採血検査（血算，血糖，
HbA1c，甲状腺ホルモン，抗アセチルコリン受容体抗体，各種感染症検査），頭部 CT，MRI 検

第2章. 治療編

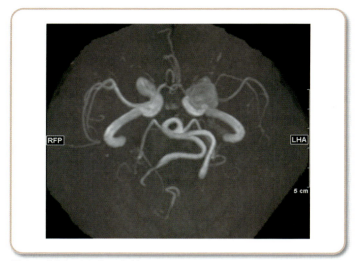

図1　症例. 64歳, 女性

査を行う．特に散瞳を伴う場合には，緊急でCTやMRアンギオグラフィー(MRA)を撮影し，脳動脈瘤の検出に留意する必要がある．

f) 鑑別

「3. 外転神経麻痺」の項参照.

g) 治療・予後

脳動脈瘤による圧迫が疑われるときには緊急で脳神経外科に紹介が必要である．3ヵ月程度で改善することが多いが，6ヵ月以上経っても複視を訴える場合には手術を検討することがある．手術を行っても眼位矯正が十分ではない場合にはボツリヌス毒素療法を併用することもある[7].

h) 症例

首を傾けたくなるとの主訴で来院した64歳女性の症例のMRA画像(図1)．初診時複視の訴えは強くなく，瞳孔径は両眼ともに3mm/3mmであった．1年前に両側眼瞼下垂の手術既往があった．非典型的であったが眼瞼下垂と眼球運動障害があったため，動眼神経麻痺を疑い，同日MRI，MRAを施行した．検査の結果左海綿静脈洞部に内頸動脈瘤が見られたため，同日中に脳神経外科へ紹介，入院となった．

2. 滑車神経麻痺

a) 特徴

上斜筋麻痺による内下転障害・外方回旋が生じる．代償性変化として頭位傾斜が見られる．

b) 滑車神経の経路

滑車神経核は中脳下丘の高さにある．核から出た神経束は中脳水道で全交叉し，下丘の下縁で随外に出る．海綿静脈洞内から上眼窩裂を通り眼窩内に入り，上斜筋を支配する[5].

c) 特徴的な臨床像

上斜筋麻痺は内下転障害と眼球の外方回旋を生じるため，上下複視と像が傾いて見える症状を生じる．麻痺側と反対に頭部を傾けると複視が軽減するため，頭部を健側に傾斜させ，少し顎を引いた姿勢を取る．また，患側に頭部を傾けると障害が著明になり複視が増悪する(Bielschowsky

頭部傾斜試験).

d) 病因

病因で最多は外傷性(37%), 糖尿病などの虚血性(32%)も多い. 先天性(7%)も見られている. ほかの眼神経麻痺に比べ, 脳動脈瘤の発生は少ない[1,2].

e) 検査

初診時には前述の問診や採血を行い, Bielschowsky頭部傾斜試験を行う. HESS検査を含む眼位眼球運動検査を行う(大型弱視鏡では外方回旋が検出される). 眼底写真では視神経乳頭と黄斑中心窩の位置により麻痺側の外方回旋が確認できる場合もある. 必要に応じて頭部CT, MRI検査を行う.

f) 鑑別

「3. 外転神経麻痺」の項参照.

g) 治療

発症後3ヵ月程度で改善することが多いが, 6ヵ月を経過しても複視を訴える場合には, プリズム眼鏡や眼位矯正手術を検討することがある.

h) 症例

上下複視を主訴に来院した78歳の男性. HESS検査の結果を図2に示す. 外傷の既往があった. 左上斜筋麻痺を疑い眼窩のMRI検査を行ったところ図3 (STIR)のように左上斜筋萎縮を呈し, 高信号を示していた.

3. 外転神経麻痺

a) 特徴

患側の外転不全と麻痺性内斜視を生じる. 健側に顔を回転させたface turnが見られる.

b) 外転神経の経路

外転神経核は橋下部に位置する. 神経核から出た神経束は脳底付近を走行後, 斜台を上行す

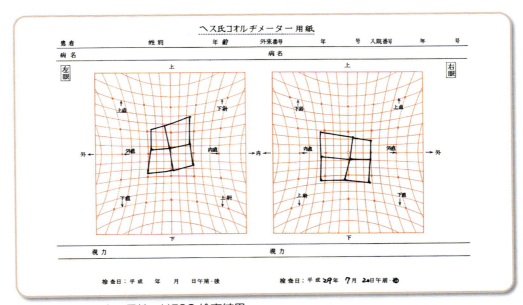

図2 症例. 78歳, 男性. HESS検査結果

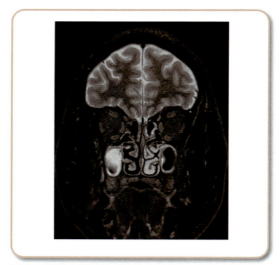

図3 症例. 78歳, 男性. STIR

る. 海綿静脈洞内を走行後, 上眼窩裂を通り眼窩内に入り, 外転筋を支配する. 外転神経核は, 介在ニューロンにより反対側の内直筋の収縮を行い, 両眼の共同運動を可能にしている[5].

c) 障害部位と特徴的な臨床像

外転神経核の障害では側方注視麻痺を起こす. 神経根の障害では付近の錐体路症状(片麻痺など), 錐体外路症状(安静時振戦, 筋強剛など)を伴う. 海綿静脈洞内では内頸動脈海綿静脈洞瘻(CCF)で高率に傷害される. 上眼窩裂通過部では上眼窩裂症候群(動眼神経・滑車神経・外転神経・三叉神経第1枝の障害と, 視力障害, 眼球突出, 結膜充血など)を呈する[5].

d) 病因

虚血性のものが多い(36%)が, 外転神経は脳底を橋まで長い距離を上行することから, 頭蓋内占拠性病変によるもの(22%)が次に多い. その他外傷性(7%), 脳動脈瘤(6%)と続く[2].

e) 検査

初診時には前述の問診や採血, 眼位検査, HESS検査を含む眼位眼球運動検査を行い, 必要であれば頭部MRI検査を行う.

f) 鑑別診断

甲状腺眼症:採血結果や頭部画像で鑑別.

重症筋無力症:採血結果, 日内変動の問診, 日時を変えてのHESS検査, 疲労テスト, 必要に応じテンシロンテストなどにより鑑別.

原発性下斜筋過動:内転時に上方変位が見られる.

眼窩筋炎:頭部画像検査などにより鑑別.

Fisher症候群:全眼筋麻痺・運動失調・深部腱反射消失が見られる.

Duane症候群:特徴的な眼球運動を見落とさないことや複視の訴えがないこと.

篩骨洞嚢胞:頭部画像検査での嚢胞の有無など.

眼窩内壁骨折:頭部画像検査で骨折線の確認や出欠の有無.

g) 治療・予後

虚血や圧迫性のものは原疾患の治療を行う. 発症後3ヵ月程度で改善が見られることが多いが, 6ヵ月を経過しても複視を訴える場合には基底外方プリズム眼鏡を検討する. それでも改善

K. 神経眼科疾患

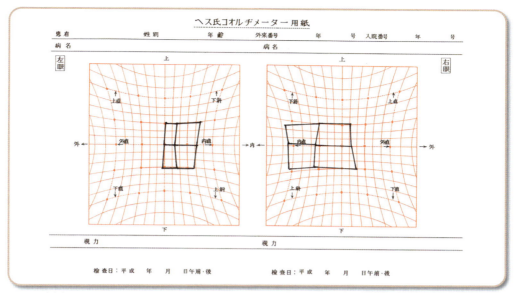

図4 症例. 78歳, 男性. HESS 検査結果

が見られなければ，眼位矯正手術を検討することがある．内直筋の拘縮を防ぎ眼位の改善を目指すため，内直筋にボツリヌス毒素注射を行うこともある[7].

h）症例

左方視での複視を主訴で来院した78歳の症例．発症時のHESS検査で左眼外転障害が見られた（図4）．保存的に経過観察したところ，3ヵ月後には自覚症状も改善し，1年後にはHESS検査で正常範囲内まで改善した．

文献

1) Richards BW et al. Causes and prognosis in 4,278 cases of paralysis of the oculomotor, trochlear, and abducens cranial nerves. Am J Ophthalmol 1992; **113**: 489-496
2) Park UC et al. Cause and prognosis of neurologically isolated third, fourth, or sixth cranial nerve dysfunction in cases of oculomotor palsy. Jpn J Ophthalmol 2008; **52**: 32-35
3) 宮本和明. 眼球運動神経麻痺. 眼科 2010; **52**: 789-796
4) Alan BS. Botulinum toxin injection into extraocular muscles as an alternative to strabismus surgery. Ophthalmology 1980; **87**: 1044-1049
5) 三村 治. 神経眼科学を学ぶ人のために, 医学書院, 東京, 2014: p.162-165
6) 江本博文ほか. 神経眼科, 第3版, 医学書院, 東京, 1991: p.242-254
7) 三村 治. 斜視のボツリヌス毒素療法. 眼科 2016; **58**: 267-277

第2章. 治療編

2. 眼瞼下垂はどう治療するか？

結論
● 眼瞼下垂の治療は，患者の QOV（quality of vision）にかかわるのみならず，QOL にも影響する.
● 下垂により部分的にせよ視界が失われ，また整容的にもハンディキャップとなり，外出，対人関係など患者の社会生活にも影響が及ぶ. 治療者はこのことを十分にわきまえて対処しなければならない.
● 手術を行うにしても，適応，手術法を十分に吟味して行うことが大切である.

1. 眼瞼下垂の原因

a）先天性眼瞼下垂

挙筋機能に乏しい例がほとんどである.

b）後天性眼瞼下垂

挙筋機能が良好であることも多い.

① 腱膜性眼瞼下垂：挙筋腱膜が菲薄化し，伸展してしまう. 加齢性，コンタクトレンズの長期使用などによる.

② 神経原性眼瞼下垂：動眼神経麻痺（外眼筋麻痺），交感神経麻痺（Horner 症候群）による.

③ 筋原性眼筋下垂：筋ジストロフィー，外眼筋ミオパチー，重症筋無力症による.

④ その他：外傷，腫瘍，炎症による圧迫（アレルギー性結膜炎でも眼瞼下垂を起こすことがある）による.

⑤ 偽眼瞼下垂（上眼瞼皮膚弛緩症）

このうち保存的な治療が可能なのは，動眼神経麻痺の一部（自然軽快がありうる），炎症による圧迫，重症筋無力症（後述）のみと考えられる.

2. 手術

先天性眼瞼下垂は上眼瞼挙筋の形成不全によるもので，神経原性ではない. 上眼筋挙筋短縮・前転法，吊り上げ法などが用いられる.

後天性眼瞼下垂はほとんどが手術適応となる. 詳細は成書を参照されたい. 偽眼瞼下垂では皮膚切除・縫縮が行われる. 眼瞼皮膚下の脂肪組織も摘出する.

3. 重症筋無力症の治療

a）薬物療法

抗コリンエステラーゼ薬は最初に用いられることの多い治療である. ただし，重症筋無力症（以後 MG）に対しては補助的に有効であるとの報告[1]もあり，眼筋型でも単に対症療法であって，治療のメインではないとされる. しかし，後述の内服ステロイドや免疫抑制薬に比べて，眼科医としては使いやすいと思われる. 大量・長期投与では効果の減弱が指摘されている.

内服剤にはピリドスチグミン臭化物（メスチノン），ジスチグミン臭化物（ウブレチド），アンベノニウム塩化物（マイテラーゼ），ネオスチグミン臭化物（ワゴスチグミン）がある.

注射剤にはネオスチグミンメチル硫酸塩，塩酸エドロフォニウム（アンチレクス）［検査用］

K. 神経眼科疾患

がある.

内服剤は, 通常は作用時間が短い (クリーゼを起こしにくい) メスチノン1錠から始めて増量していく. 1日3錠までとする. 腹痛・下痢・流涎・発汗などのムスカリン作用に対して硫酸アトロピン頓用 (0.5〜1.4 mg) を合わせて処方する.

クリーゼ (筋無力症性クリーゼ):MG の増悪により球麻痺, 呼吸不全 (呼吸筋の筋力低下) を起こす. 眼筋型に内服薬のみで対応している際でも出現することがあるので, 患者にはよく説明しておくことが必要である.

b) 内服ステロイド

有効量に達したら, プレドニゾロン換算5mg/日以下のステロイドで症状がコントロールできるようにするのが MG 治療の第一目標となる.

内服ステロイド開始時の初期悪化が知られている. また, 長期内服ステロイド連用は糖尿病, 骨粗鬆症, 抑うつなどの原因となり, 抑うつ, 満月様顔貌は7.5〜10 mg/日から明らかになりやすい.

c) 免疫抑制薬

ステロイドの効果が不十分, または副作用のためステロイドが使用できない例に用いる. 副作用を考えると, 眼科医としては敷居の高い薬である.
- タクロリムス (FK506:プログラフ):保険適用あり
- アザチオプリン (AZP:イムラン, アザニン), シクロスポロリン (CYA:サンディミュン), シクロホスファミド (CPA:エンドキサン), ミコフェノール酸モフェチル (セルセプト):保険適用なし

d) 胸腺腫摘出

胸腺腫を有する例には眼筋型でも適応があるが, ステロイドが有効であり, 自然軽快もあるため, 発症後半年〜1年は保存的治療で抑え, 眼症状の強い例, 全身型への移行例への摘出手術を考慮するのが一般的である.

e) その他

免疫グロブリン療法, 血液浄化療法がある. いずれも重症化したとき (クリーゼ) の有効性は報告されている.

MG 患者の約半数が眼筋型 MG として発症し, うち50〜60%が2年のうちに全身型 (骨格筋の易疲労性, 咀嚼・嚥下・構音障害) に移行するといわれる. 全身型に移行した場合は治療は神経内科に任せたほうがよいと考えられる.

文献
1) 日本神経学会. 重症筋無力症診療ガイドライン2014, 南江堂, 東京, 2014

273

第2章. 治療編

3. ステロイドパルス療法および後療法はどうするか？

結論
- ステロイドパルス療法は視神経炎，原田病，甲状腺眼症や眼窩筋炎などに用いられる．
- 成人ではメチルプレドニゾロン（ソル・メドロール® 1,000mg）1日1回3日間の静脈注射がよく用いられる．
- プレドニゾロンを後療法で用いることが多いが病態をみながらの減量が必要である．

1. 眼科領域でのステロイド剤の使用

　ステロイドは強力な抗炎症作用，抗免疫抑制作用を有し，眼科領域では点眼，眼軟膏，結膜下注射，テノン嚢下注射といった局所投与療法や，経口内服，点滴静注といった全身投与療法に用いられる[1]．局所投与療法に関しては結膜炎，虹彩炎，術後の消炎など日々の診療で汎用されている一方，全身投与療法に関しては視神経炎，原田病，甲状腺眼症や眼窩筋炎などの限られた疾患に用いられるため，日常診療でステロイドパルス療法を施行する機会は決して多くはない．しかしながら治療の選択肢のひとつとして知っておく必要がある．本項では筆者らの施設で施行しているステロイドパルス療法と後療法を例にとり概説する．

2. ステロイドパルス療法の実際と特殊な場合の注意点

　当科では原則入院のうえでステロイドパルス療法を行っているが，より安全に施行するためにもステロイドパルス治療開始前に，起こりうる副作用に関する問診や検査をしっかり行う必要がある[2]．当科では下記の確認を行っている．
　①全身疾患の確認：心電図，胸部X線撮影，採血検査（B型，C型肝炎ウイルス，梅毒，真菌を含めた感染症の確認，血糖および糖尿病の確認など）
　②全身既往歴の確認：腫瘍性病変，結核，肝炎，糖尿病，高血圧，心疾患，真菌症，消化性潰瘍，他部位の手術既往歴，ヘルペス・帯状疱疹，現在の感染症，脂質異常症，骨粗鬆症，不眠・精神疾患，その他全身疾患

　実際の投与は一般的にミネラルコルチコイドの副作用が少ないメチルプレドニゾロンが用いられることが多く，通常成人に対して250～500mLのブドウ糖液または生理食塩水に溶解したソル・メドロール® 1,000mgを1日1回1時間以上かけて静脈注射を行い，3日間を1クールとして行われている[1,2]．病状に応じて1～2クールを1～2週間ごとに行っている．高齢者や体格が小柄な患者の場合には全身状態を考慮したうえでソル・メドロール® 500mgを用いるときもある．

　小児患者の場合は副作用の問題もあるため，ステロイド投与量の調節を含め小児科に依頼し，当科は視機能評価・眼科評価を行っている．B型肝炎ウイルス感染患者の場合にはステロイド療法によるウイルスの再活性化，肝炎の重症化があるため消化器内科にコンサルトの上施行する必要がある[2]．糖尿病患者の場合には内科に血糖コントロールを依頼する[2]．精神疾患を有する患者の場合には，主治医にステロイド使用を行う旨を伝え，使用中の注意点を確認すると同時に，院内での精神科にもコンサルトのうえ，入院中の急変時に対応できる体制をとっている．

3. 後療法の実際

　ステロイドパルス後の後療法については疾患・病態により異なり，プレドニゾロン20～30mg

または体重あたりプレドニゾロン 0.5 mg/kg/日を目安として経口内服としている．ステロイド治療への反応性がよいと考えられる場合にはステロイドパルス終了後プレドニゾロン 20〜30 mg 内服から開始し，1〜2 週間で 5 mg ずつ減量していく．再発性の場合や再発を生じやすい疾患の場合にはステロイドパルス終了後プレドニンプレドニゾロン 0.5 mg/kg/日を目安に経口内服を開始し，1〜2 週間で 5 mg ずつ減量し，20 mg 内服となった段階から，病状を見つつ 2〜3 週間で 1〜5 mg ずつ慎重に減量するようにしている．

4. ステロイドパルス療法および後療法中の併用薬

ステロイドパルス療法を行う場合，後療法の期間含めステロイドが投与される期間が長くなり，結果総投与量も増える．そのため用量依存性の副作用が出現する可能性があり留意が必要である．詳細は成書に譲るが，具体的には高血糖，高血圧，不整脈，不眠を含む精神症状，易感染性，骨粗鬆症，消化性潰瘍などがあげられる[3]．入院中には毎日血糖測定，血圧測定を行い，定期的に血液検査も行う．その他，易感染性対策として ST 合剤，消化性潰瘍対策として胃薬や消化性潰瘍治療薬，骨粗鬆症対策としてビスホスホネート製剤や活性型ビタミン D 製剤などを予防的に用いることが多い．

5. 疾患別の例

a）視神経炎

特発性視神経炎では視力が 0.2〜0.3 以下までに低下する，広範な視野障害を生じるなどの重度な視機能障害を生じた場合にステロイドパルス療法を検討する．ステロイドパルス 1 クール後 3〜4 日で視機能評価を行う．自覚症状の改善および他覚的視機能評価での症状改善を認めた場合にはプレドニゾロンを 1〜2 週間で 5 mg ずつ減量していく．視機能回復が乏しい場合には 2 クール目を行っている．

抗アクアポリン 4 抗体陽性視神経炎ではステロイドパルス療法以外も選択されることが多い[4]．

多発性硬化症が考えられる視神経炎の場合にはステロイドパルス施行前に神経内科へ紹介し，専門的な治療・再発予防を依頼する．

b）眼窩筋炎や甲状腺眼症

両疾患とも眼窩内に炎症をきたし，眼筋を障害することで眼球運動障害，複視を生じる．眼窩筋炎は再発を生じやすいことも知られている[5]．活動性の評価は MRI を用いて行い，活動性が高いと考えられる場合や再発を生じやすいと考えられる場合には，ステロイドパルスを 2 クール行いその後プレドニゾロン 25〜40 mg（体重に応じてプレドニゾロン 0.5 mg/kg/日）の経口内服とし，20 mg までは 1〜2 週間に 5 mg 減量していき，20 mg 内服からは 3〜4 週間で 1〜2.5 mg ずつ減量を行うようにしている．ただし個人差が強いためあくまでも病状をみながらの減量が大前提である．

文献

1) 山本一彦ほか．薬剤ごとの違いがわかるステロイドの使い分け．羊土社，東京，2010
2) 蕪城俊克．眼科におけるステロイド大量全身投与—目的，薬剤選択と投与量，投与前検査，注意すべき症例．眼科 2016; **58**: 285-291
3) 浦部晶夫ほか．今日の治療薬 2016．南江堂，東京，2016
4) 三村　治ほか．抗アクアポリン 4 抗体陽性視神経炎診療ガイドライン．日眼会誌 118 巻 5 号
5) 三村　治．眼窩内炎症の診かたと治療．臨床眼科 2012; **66**: 974-980

第 2 章. 治療編

L. 感染症

1. 角膜潰瘍はどう治療するか？

結論
● まず，患者背景や臨床所見から病原微生物を推測する.
● 塗抹検鏡や培養検査を行い，病原微生物の同定を試みる.
● 推測・同定された病原微生物に応じて薬剤を選択する. 治療効果の判定に際し，薬剤毒性・耐性にも注意する.

1. 感染性角膜炎の治療方針

　感染性角膜炎を引き起こす病原微生物として，細菌，真菌，原虫，ウイルスが知られている. 確定診断のためには病原微生物の同定が必須となるが，種類によって検査法が異なる上に，結果に時間を要する検査もあるため，ある程度は臨床所見から病原微生物を推測しなければならない. ゆえに，治療を速やかに開始するためには，疾患に特徴的な臨床所見を把握することが重要である. 感染性角膜炎の治療は，観察→推測→確認→再考というプロセスが基本となる.

2. 患者背景・臨床所見から病原微生物を推測する

　まず，問診で角膜感染を発症した背景を探る. 特に，外傷やコンタクトレンズ関連などによる健常者への感染なのか，ステロイド使用や糖尿病などの日和見感染であるかは聴取しておきたい. 前者であれば緑膿菌や糸状真菌などの強毒菌，後者であれば酵母状真菌やMRSA（methicillin-resistant *Staphylococcus aureus*）のような耐性菌などの弱毒菌が起炎菌である可能性が考えられる. 次に，臨床所見から病原微生物を推測する. 病原微生物ごとに特徴的な所見を呈するため，把握しておくと初診時や菌が検出されない場合に役に立つ. 詳細は他項に譲るが，肺炎球菌の匍行性角膜潰瘍や角膜菲薄，緑膿菌のスリガラス状混濁や輪状膿瘍，真菌性角膜炎の羽毛状混濁（hyphate ulcer）や角膜裏面沈着物（endothelial plaque），角膜ヘルペス上皮型の樹枝状潰瘍，アカントアメーバの放射状角膜神経炎などがある（図1）.

3. 病原微生物の検出方法

　塗抹検鏡は迅速に結果を得ることが可能であり，早期診断・治療につながるため非常に有用である. 好中球などの炎症細胞を判別するギムザ染色や微生物を同定するグラム染色（図2）を行う. また，特異性が高い検出法として，真菌やアカントアメーバにはファンギフローラY®染色，ヘルペスには抗原抗体反応を用いた蛍光抗体法がある.

　分離培養は菌種を特定できるだけでなく，薬剤感受性も調べることが可能である. しかしながら，起炎菌ではなく眼瞼や結膜などの常在菌を検出している可能性あるため，臨床所見と一致しているか注意しなければならない. また，最近ではウイルス，細菌，真菌やアメーバなどのDNAを検出するpolymerase chain reaction（PCR）法が診断に応用されている.

L. 感染症

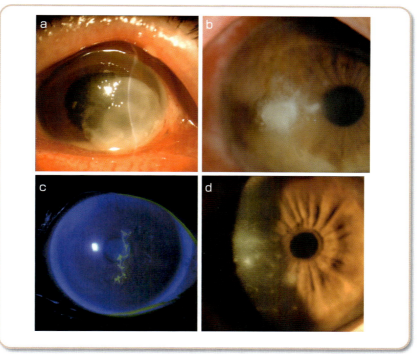

図1 各微生物による角膜炎の前眼部写真
　a：緑膿菌による角膜炎．輪状膿瘍およびスリガラス状の角膜混濁を呈している．前房蓄膿も認める．
　b：糸状真菌フサリウムによる角膜炎．羽毛状の混濁 (hyphate ulcer) を認める．
　c：HSV-1 による上皮型角膜ヘルペス．フルオレセイン染色により，末端が膨らんだ (terminal bulb) 樹枝状病変が観察される．
　d：アカントアメーバ角膜炎．放射状角膜神経炎．角膜知覚神経にそった細胞浸潤を認める．

4. 薬剤の選択

　まず，臨床所見および検鏡結果から適切な薬剤を選択する．一般に，細菌は症状の進行が早く，真菌やアカントアメーバは遅いことが多い．ゆえに，臨床所見から起炎菌を推測できない場合は，細菌をターゲットに広域スペクトルの抗菌薬で治療を開始する (図3)[1]．培養検査により菌種や薬剤感受性が判明したら薬剤の変更を考慮する．角膜浸潤に併せて前房内細胞を認める場合は，虹彩後癒着を予防するため，散瞳薬による瞳孔管理を行う．治療効果を判断する指標として，角膜病変の変化だけでなく，充血の程度，前房内細胞や前房蓄膿の増減も参考となる．最終的に薬物治療の反応が乏しく，炎症が沈静化しない場合は，治療的角膜移植を考慮する．

a) 細菌

　抗菌薬は局所投与が基本であり，重症度に応じて6回/日～1時間ごとで頻回点眼する．グラム陽性菌は，セフェム系およびフルオロキノロン系抗菌薬が有効であることが多く，グラム陰性桿菌はセフェム系抗菌薬の効果が乏しく，フルオロキノロン系およびアミドグリコシド系抗菌薬が有効である (表1)．しかし，MRSA など多剤耐性菌の場合もあるため，薬剤感受性試験の結果が出たら速やかに点眼変更を考慮する．MRSA はバンコマイシン (点眼薬は自家調整を要する) だけでなく，クロラムフェニコールにも感受性を示すことが多い．グラム陽性桿菌であるコリネバクテリウムは，フルオロキノロン系抗菌薬に対する耐性化が近年問題視されており[2]，

第2章. 治療編

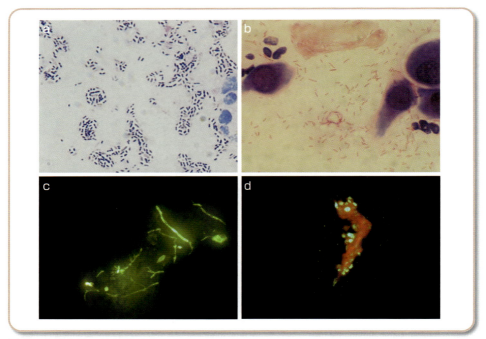

図2　各微生物の塗抹検鏡像
　a：肺炎球菌のグラム染色像．対になった球菌が紫色（グラム陽性）に染色されており，菌の周囲には透明帯（莢膜）が確認できる．
　b：緑膿菌のグラム染色像．棒状の菌が赤色（グラム陰性）に染色されている．
　c：糸状菌のファンギフローラ Y®染色像．黄緑色に染色された糸状の菌が確認できる．
　d：角膜上皮の HSV-1 蛍光抗体法．角膜上皮細胞の核が黄緑色に染色されている．

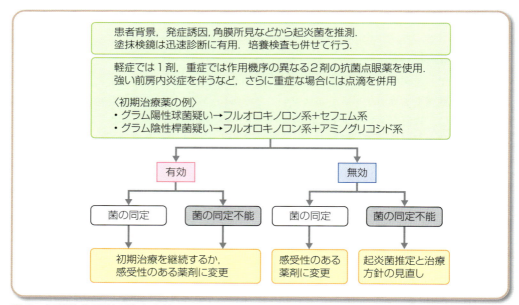

図3　細菌性角膜炎の治療方針
　（日本眼感染症学会感染性角膜炎診療ガイドライン第2版作成委員会．感染性角膜炎診療ガイドライン（第2版）．日眼会誌 2013; 117: 467-509 [1] を参考に作成）

L．感染症

表1 細菌性角膜炎の主な起炎菌の抗菌スペクトラム

	ブドウ球菌	レンサ球菌	緑膿菌
β-ラクタム系	◎	◎	△
フルオロキノロン系	◎	○	○
アミドグリコシド系	○	×	◎
マクロライド系	△	◎	△

◎非常に有効　○有効　△菌株により有効　×無効
（日本眼感染症学会感染性角膜炎診療ガイドライン第2版作成委員会．感染性角膜炎診療ガイドライン（第2版）．日本眼科学会雑誌 2013; 117: 467-509 [1]より一部引用）

安易に使用するべきではない．また，グラム陰性双球菌である淋菌もフルオロキノロン系抗菌薬に対する耐性化が進行しているため，セフェム系抗菌薬（セフトリアキソンなど）が第一選択となる[3]．

b）真菌

　真菌の場合は，抗真菌薬の点眼が基本となる．現在，眼科領域で頻用される抗真菌薬はポリエン系，キャンディン系，アゾール系である．しかし，点眼薬として使用できるのはポリエン系のピマリシンのみであり，他は自家調整を要する．ポリエン系とキャンディン系は殺菌的に作用し，アゾール系は静菌的に作用する．日和見感染の原因となる酵母菌にはアゾール系，キャンディン系，外傷などが原因となる糸状菌にはポリエン系，アゾール系の抗真菌薬が有効である．真菌性角膜炎は細菌性角膜炎に比較すると，治療に対する反応が遅いため，治療効果の判定が困難なことが多い．治療を開始して悪化傾向でなければ，少なくとも1週は薬剤を変更せずに観察し，じっくり治療効果を判定する．また，病巣搔爬も菌量の減少および点眼薬の組織移行を高める効果があるため，積極的に併用すべきである．さらに治療効果が乏しい場合は，角膜実質内に抗真菌薬を直接注射することも考慮してもよい．その際，角膜穿孔や角膜内皮細胞減少のリスクがあるため注意を要する．

c）アカントアメーバ

　アカントアメーバの治療には，三者併用療法が知られている[1]．三者併用療法とは，病巣を含めた角膜搔爬，抗真菌薬の点眼，抗真菌薬の全身投与である．角膜搔爬は，擦過によるアメーバの物理的な除去および薬剤の浸透性を上昇させる目的で行う．特に初期で搔爬可能であれば，実質混濁を残さず治癒させることも可能である．病巣部より大きく搔爬し，週2～3回行って経過に応じて漸減する．点眼は抗真菌薬のほかに，クロルヘキシジンなどのビグアナイド系薬剤がアカントアメーバに対する良好な治療成績が報告されており[4,5]，現在ではアカントアメーバ角膜炎に対する主たる治療薬となっている．また，海外で販売されている抗原虫薬であるプロパミジン・イソチオネートも有効である（ただし，個人輸入が必要）．抗真菌薬の全身投与に関しては，どの程度効果があるかはっきりしないため，補助的なものと考え副作用が出れば中止する．表2に治療法の具体例を示す．

d）角膜ヘルペス

　上皮型の場合は，アシクロビル眼軟膏（5回/日）の投与から開始し，症状に応じて最長3週間を目途に漸減する．混合感染予防に抗菌点眼薬の併用を考慮してもよい．実質型や内皮型の場合は，アシクロビル眼軟膏（2～4回/日）に加えて，ステロイド点眼（リン酸ベタメタゾンナトリウム4回/日など）を併用して免疫反応を抑制する．壊死性角膜炎やぶどう膜炎を伴うなどの重症例ではバラシクロビル塩酸塩の内服（1,000 mg，分2）も考慮する．症状に応じてステロイド点眼をゆっくり漸減していくが，完全に中止するまでは，再発予防のためアシクロビル眼軟膏を

第 2 章. 治療編

表 2　アカントアメーバ角膜炎治療の具体例

・週 2 ～ 3 回の病巣搔爬
・0.02％クロルヘキシジン　毎時
・プロパミジンイソチオネート　毎時
・ニューキノロン系抗菌薬　4 ×
・ピマリシン眼軟膏　眠前 1 ×
・イトラコナゾール 150 ～ 200mg 1 ×
　以上，症状および所見により漸減する

併用する．

5. 治療における注意点

a）コンプライアンス

　治療による反応が見られない場合，まずコンプライアンスを調べる必要がある．点眼していない，点眼回数を間違えるなど，日常診療でしばしば遭遇する．高齢者で注意するのはもちろんだが，若年者でも自己判断で点眼を中止してしまうことがある．

b）薬剤毒性

　感染性角膜炎では，局所に薬剤を頻回投与するため，角膜組織障害をきたすことがある．特にアミドグリコシド系抗菌点眼薬や抗真菌薬，消毒薬，アシクロビル眼軟膏などは角膜障害を起こしやすく，遷延性角膜上皮欠損にいたる症例もある．角膜の細胞浸潤が改善しているにもかかわらず，上皮欠損が治癒しない場合は薬剤毒性の可能性があるため，薬剤の漸減または中止を考慮する．

c）薬剤耐性

　培養検査の薬剤感受性試験で耐性と示されても，点眼薬は高濃度であるため治療効果を示すことがあり，その場合は継続してよい．治療効果が乏しい場合は，最小発育阻止濃度（minimum inhibitory concentration：MIC）の低い薬剤に変更する．

文献

1）日本眼感染症学会感染性角膜炎診療ガイドライン第 2 版作成委員会．感染性角膜炎診療ガイドライン（第 2 版）．日眼会誌 2013; **117**: 467-509

2）Eguchi H et al. High-Level Fluoroquinolone Resistance in Ophthalmic Clinical Isolates Belonging to the Species Corynebacterium macginleyi. J Clin Microbiol 2008; **46**: 527-532

3）Ohnishi M et al. Ceftriaxone-resistant Neisseria gonorrhoeae, Japan. Emerg Infect Dis 2011; **17**: 148-149

4）北川和子ほか．クロルヘキシジン点眼が有効であったアカントアメーバ角膜炎の 1 例．あたらしい眼科 2000; **17**: 838-837

5）坂本麻里ほか．角膜上皮搔爬と 0.02％クロルヘキシジンが奏功したアカントアメーバ角膜炎の 1 例．日本眼科紀要 2004; **55**: 841-844

L．感染症

2．術後眼内炎を見たらどうするか？

結論
● 手術を行うすべての眼科医は眼内炎発症の可能性を念頭に準備をしておく必要がある．
● 進行度を Stage 分類し治療プロトコールを整備しておくと対応しやすい．

　白内障眼内レンズ手術や緑内障濾過手術では術後眼内炎のリスクは常につきまとう．術中の
ヨード剤点眼使用[1] などの新たな対策も取られているが，0にはならないのが実情である．術
者としてはこの様な合併症に遭遇したくないが故に対策についてもなおざりになりがちかもし
れない．しかしながら診断治療の遅れにより失明にいたる重大な事態であるので常日頃から予
防に努めるのはもちろん，いざ発症した場合の戦略も整えておく必要があることは自明である．
　術後に強い炎症が生じた場合に感染性眼内炎，toxic anterior segment syndrome（TASS），ぶ
どう膜炎の発作などが鑑別にあがるが，時間単位で炎症所見や自覚症状が悪化する場合は菌の
検出ができていなくても感染性のものと考えて緊急の治療を行わなければならない．
　ここでは当院で作成した眼内炎治療ガイドラインを中心に眼内炎の治療について述べる．

1．分類
治療方針を左右するので重要である．
a）発症時期による分類
　急性：術後3〜4日まで．
　亜急性（治療は急性と同等に扱う）：術後1週間以降．
　遅発性：術後1ヵ月以降．
b）進行度によるステージ分類
　表1 に示す．

表1　進行度による Stage 分類

	前房細胞	前房蓄膿	フィブリン析出	硝子体混濁
Stage 1	＋＋	－	－	－
Stage 2	＋＋	どちらか，または両方が＋		－
Stage 3	＋＋	＋	＋	＋

2．急性・亜急性眼内炎の治療
a）Stage 1
　可能な場合はこの段階でも入院により管理を行いたい（無理なことも多い）．結膜拭い液を採
取し細菌培養検査に回す．抗生物質の毎時点眼と2時間ごとの診察を行い，症状の悪化が見ら
れたら直ちに Stage 2 の治療に移行する．
b）Stage 2
　抗生物質による前房灌流（10分以上）と硝子体注射を1回だけ行う（使用する抗生剤の半減期
は長いため頻回の注射は不要であり，患者に苦痛を与えるばかりか合併症のリスクを増やすだ

281

けである）．薬剤で灌流を行う前に前房水を採取し検体として提出する．術者や手術器械などの状況で硝子体手術を行うことが困難な場合はここまで治療したうえで速やかに硝子体手術が可能な施設に治療を依頼するべきである．

ここまで行っても改善が見られない場合はStage 3の治療に移るわけであるが，臨床の現場では前房炎症により眼底の透見ができずに硝子体混濁の有無が判定不可能なことも多く，その場合はStage 3として取り扱う．

c）Stage 3

球後麻酔もしくはテノン囊下麻酔の効果を確認してから手術を行う．まず前房水の検体を採取する．虹彩面上にフィブリン膜が張っている場合は前囊セッシなどを用い虹彩を損傷しないよう注意しながら除去する．完全に除去できることが多く，散瞳が得られ眼内の透見が改善する．3ポートを設置したあとにまず無灌流下で慎重に硝子体を切除吸引し1 mL程度の硝子体検体も採取する．その後抗生物質を添加した灌流液で眼圧を保持し慎重に混濁した硝子体を切除する．この手術の目的は起炎菌同定のための検体採取と抗生物質灌流による硝子体腔内洗浄であることを忘れてはならない．強毒菌の場合は網膜がすでに壊死しており非常に脆くなっているため後部硝子体剝離（PVD）を起こそうと硝子体を牽引しただけで容易に裂孔を形成することもある．周辺部に白色の濃厚な混濁を生じている場合は硝子体と網膜のオリエンテーションがつかないこともある．裂孔が形成されるとレーザー光凝固が困難であることが多く，高頻度で増殖性硝子体網膜症にいたり予後不良となる．はっきりと網膜が視認できる範囲内で医原性裂孔をつくらないことを最優先課題として慎重に操作を行う．長時間抗生剤を眼内に灌流させその薬効を得る意味でも操作はゆっくりと行う．医原性裂孔形成のリスクを冒してまで無理にPVDを起こす必要はないと筆者は考えている．起炎菌に対して薬剤が奏効すれば濃厚な白色の混濁が跡形もなく消褪することを経験するので深追いをしないことが肝要である．

3．遅発性眼内炎の治療

炎症がマイルドで急激に悪化しないことも多い．ステロイド点眼により一時的に炎症が沈静化する場合もある．診断に迷った場合は前房水を採取し抗生剤頻回点眼を行いつつ1日2回の診察で経過を見る．悪化傾向の際は基本的には急性・亜急性の場合と同等に取り扱う．

4．眼内レンズの取り扱い

Stage 3にいたり硝子体手術を行った場合の眼内レンズの取り扱いについては議論が分かれるところであるが，当科では基本的に水晶体囊ごと摘出する方針としている．

その理由としては
・IOLや水晶体囊を検体として利用できる
・起炎菌残留のリスクを軽減できる
があげられる．感染が沈静化したことを確認したうえでIOL縫着術を行う．

5．濾過胞の取り扱い

緑内障術後では濾過胞が感染の主座となっていることがほとんどなので濾過胞部分の結膜を切除し検体とする．強膜フラップからの房水漏出がある場合は10-0ナイロンでwater tightに縫合する．硝子体操作が終了後に翼状片手術の要領で切除部位周囲の健常結膜をローテーションして強膜フラップを被覆して終了する．小切開硝子体手術で行う場合は術後他象限に濾過手術を行うことも可能であるが，そのまま眼圧が低値に保たれることも多い．

L. 感染症

6. 使用する抗生物質

- ・点眼　クラビット®，ベストロン®，トブラシン®，0.5％バンコマイシン　毎時点眼
- ・点滴　チェナム®（0.5g）1日2回

①バンコマイシン（0.5g）を50mL生理食塩水で調整（1％液）
②セフタジジム（1g）を50mL生理食塩水で調整（2％液）
- ・前房洗浄および硝子体手術灌流液
  灌流液500mLに対し①②を各々1mL添加して使用
- ・硝子体注射
①②を0.1mLずつ混合し計0.2mL注射

7. 検体の取り扱い

　結膜拭い液，前房水，硝子体液，IOLおよび水晶体嚢を細菌培養検査に回し，起炎菌の同定と薬剤感受性を調べる．当科ではmultiplex PCRを全例に行っている．この検査では細菌や真菌の種類までは同定できないものの，細菌や真菌のDNAが検出されれば内因性ぶどう膜炎は否定できるメリットがある．

8. 手術後の管理

　観血的処置を行ったあとは抗生物質点眼2〜3時間ごととし，ステロイド（0.1％リン酸ベタメサゾンなど）点眼4回，散瞳剤2回程度を使用する．消炎が得られたら漸減していく．チェナム®点滴は術後3日程度行うようにしている．起炎菌が検出され，薬剤感受性が判明したら適宜抗生剤を変更する．菌が検出されなくても炎症が沈静化に向かっているようなら闇雲に治療の変更は行わない．炎症が沈静化しない場合は真菌感染の可能性も考慮し慎重に経過観察を行ったうえで抗真菌薬の投与などを検討する．

文献
1) Shimada H et al. Reduction of anterior chamber contamination rate after cataract surgery by intraoperative irrigation with 0.25% opovidone-iodine. Am J Ophthalmol 2011; **151**: 11-17

第2章. 治療編

M. 小児眼科

結論

● 生後すぐの乳児の視力は 0.01 程度であり,視力は生後よりものを見ることによって発達する.

● 正常な視機能発達ためには,両眼の中心窩に同時に鮮明な像が結像されている必要がある.

● ヒトの視覚の感受性期は生後 2〜3 ヵ月から 8〜10 歳までとされており,2 歳までの感受性が最も高い.

● 小児眼科疾患は加齢性変化が原因のものを除いたすべての疾患が対象となり多岐にわたる.

1. 子どもの弱視治療をどう行うか?[1,2]

　ランドルト環による検査が可能となるのは 3 歳以降であり,視力発達のめやすは 3 歳で 0.5,4 歳で 0.8,5 歳で 1.0 である.発達の速さには個人差があるため,視力評価の際には左右差が重要である.弱視治療の基本は屈折矯正であり,必要に応じて健眼遮閉,あるいは健眼アトロピン点眼や眼鏡への遮閉膜貼付による不完全遮閉を行う(第 2 章-R-2 参照).

a)形態覚遮断弱視(form vision deprivation amblyopia)

　中心窩への視覚刺激が遮断されることによって起こる.原因疾患として,眼瞼腫瘍,不適切な眼帯,角膜混濁,瞳孔閉鎖,小児白内障などがある.先天眼瞼下垂による遮断弱視はまれであるが,下垂眼の屈折異常による弱視に注意しなければならない.形態覚遮断弱視は一度成立してしまうと視力予後は極めて不良であるため,予防が重要である.片眼性のほうが健側より負の抑制がかかるため,両眼性に比べて重篤である.治療は発見次第遮断の原因を除去し,屈折矯正と健眼遮閉を行う.

b)斜視弱視(strabismic amblyopia)

　恒常性の斜視があって固視眼が自然に交代せず一定している場合,斜視弱視の存在を疑う(第 1 章-Ⅱ-K-1 参照).内斜視に起こりやすい.治療は屈折矯正と健眼遮閉である.健眼遮閉は乳幼児の場合 1〜2 時間から開始し,交代固視が得られるまで行う.斜視手術に先立って弱視治療が優先される.

c)微小角斜視弱視(microtropic amblyopia)

　交代遮閉では検出されないほど微小な斜視(10△以下)があり,斜視眼は中心窩からわずかにずれたところでものを見ている(偏心固視).不同視を伴うことが多く,不同視弱視と鑑別が難しい.診断には 4△基底外方試験を行って弱視眼では眼球運動がないことを,非弱視眼では両眼の動きがあるがその後の輻輳運動がないことを確認する.治療は斜視弱視と同じく屈折矯正と健眼遮閉である.ある程度の視力と大まかな立体視は獲得されるが,難治である.

d)不同視弱視(anisometropic amblyopia)

　屈折に左右差があり,屈折異常の強いほうの眼に起こる片眼性の弱視である.遠視性不同視に起こりやすい.治療はシクロペントラートによる調節麻痺下屈折検査をもとに眼鏡を処方し,常用させる.基本的に子どもに対する屈折矯正は遠視・乱視度とも完全矯正とし,不同視弱視の場合,特に健眼の遠視度を減じないことが大切である.子どもの場合軸性の不同視のため,Knapp の法則(純粋な軸性の屈折異常では眼の第 1 焦点上に眼鏡装用すれば網膜像の大きさは変わらない)により大きな不同視でも不等像視について気にしなくてよい.眼鏡装用のみで完治

する例が3割程度存在することが示されているため[3]，まず眼鏡を常用し数ヵ月経過観察を行う．弱視眼の視力向上が認められなければ3時間程度から健眼遮閉を併用する．3歳児健診で発見されることが多く，視力予後は良好である．

e）屈折異常弱視（ametropic amblyopia）

両眼に高度遠視や乱視があるために起こる，両眼性の弱視である．治療はシクロペントラートによる調節麻痺下屈折検査をもとに眼鏡を処方し，常用させる．治療によく反応し良好な矯正視力・立体視が得られる．

2. 子どもの斜視治療をどう行うか？[4]

斜視とは「眼位ずれ」を徴候のひとつとした症候群であり，感覚異常（抑制，弱視，対応異常など）および運動異常（抑制，攣縮など）を伴う[5]．斜位とは潜伏性の眼位ずれであり，種々の異常をきたさない．子どもの斜視における治療目標は正常両眼視機能の獲得・維持・回復であり，年長児の場合頭位異常や眼精疲労・複視の解消も目的となる．

a）まず鑑別すべきもの

①仮性内斜視（偽内斜視）

内眼角贅皮によって内側強膜が隠れ，内斜視に見えるものである．角膜反射や遮閉試験を行うと正位である．内眼角の皮膚を持ち上げフラッシュ撮影にて写真をとると正位であることがわかり，家族にも説明しやすい（図1）．アジア人の乳幼児に多く見られる．

②一過性斜視

生後すぐは視機能が未発達なため一過性の斜視を認めることがある．生後3～4ヵ月でほとんどの斜視は正位化する．そのため斜視の診断を行うには生後4ヵ月程度まで待ったほうがよい．

b）内斜視

子どもの内斜視の治療においてまず行うのは，調節要因の評価である．必ずアトロピンによる調節麻痺下屈折検査を行い，中等度以上の遠視があれば完全屈折矯正眼鏡を常用させ眼位の経過を見る．

①乳児内斜視（infantile esotropia）

乳児内斜視は先天内斜視と同義であるが，出生時に内斜視となっていることはなく，生後6ヵ月までに内斜視が出現する（図2）．乳児内斜視の特徴として，生後6ヵ月未満の発症，30△以上の大斜視角，斜視角は変化しないか増加する，交叉固視による交代固視，中枢神経系の異常がないことがある．随伴症状として，弱視，外転抑制，内転過剰，斜筋異常，交代性上斜位，眼振，頭位異常が合併しやすい．早期発症の調節性内斜視の可能性があるため，アトロピンによる屈折検査は必須である．左右眼の固視状態を診て斜視弱視の治療を行い（第2章-R「斜視・

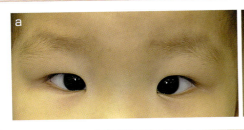

図1 仮性内斜視（偽内斜視）
内眼角贅皮によって内斜視に見えるが（a），皮膚を持ち上げると正位である（b）．

第2章. 治療編

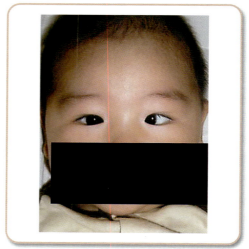

図2　乳児内斜視

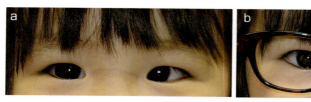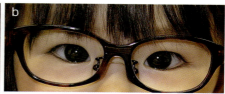

図3　屈折性調節性内斜視
　a：遠視未矯正時は内斜視である.
　b：完全屈曲矯正眼鏡装用によって正位となった.

弱視」参照），両眼視機能獲得のため早期に両内直筋後転術を行う．生後6ヵ月以内の超早期手術により立体視が，生後2歳以内の早期手術により融像が獲得できる可能性があるが，2歳以降の晩期手術では両眼視機能の獲得が困難となる．

　②調節性内斜視（accommodative esotropia）
　遠視や乱視があると明視するために調節が必要であるが，その際に過度の調節性輻輳が働いて内斜視となるものである．

　ⅰ）屈折性調節性内斜視（純調節性内斜視）（refractive accommodative esotropia）：中等度遠視（+2〜+8D）があり，完全屈折矯正眼鏡によって遠見，近見ともに正位または内斜位となる（図3）．2歳前後の発症が多い．アトロピンによる完全屈折矯正により，3ヵ月以内に眼位が正位化する．両眼視機能は調節（1D）あたりの輻輳量である調節性輻輳/調節比（accommodative convergence/accommodation 比：AC/A 比）と眼位不良の期間による[6]．速やかに診断，治療が行われれば両眼視の予後は不良ではない．調節性内斜視の遠視は6〜7歳をピークに増加するため，経過中眼鏡装用にても内斜視が悪化するような場合にはアトロピンを用いて再度検査を行う必要がある．

　ⅱ）非屈折性調節性内斜視（non-refractive accommodative esotropia）：完全矯正眼鏡によって遠見は正位または内斜位であるが，AC/A 比（正常値：4±2△/D）が高いために近見

内斜視角が 10⊿以上大きい．屈折異常は遠視，正視，近視のいずれもありうるが，中等度遠視が多い．治療には遠見屈折度に＋3.0D 前後を負荷した二重焦点眼鏡を用いる．

　ⅲ）部分調節性内斜視（partially accommodative esotropia）：完全屈折矯正眼鏡を装用しても遠見，近見ともに 10⊿以上の内斜視が残存する．屈折性調節性内斜視のうち眼位コントロール不良のもの，あるいは乳児内斜視に調節要因が加わったものの可能性がある．遠見の残存斜視角に対し内直筋後転などの手術治療を行う．

　③後天内斜視（acquired esotropia）
　生後 6 ヵ月以降に発症する内斜視で，調節の関与はほとんどなく，神経学的異常は認められない．突然発症する急性内斜視（acute esortopia），間欠性から徐々に恒常性となる基礎型内斜視（basic esotropia），斜視の日と正位の日が 24〜48 時間おきに認められる周期内斜視（cyclic esotropia），近見反応が異常に亢進する輻輳痙攣（convergence spasm）などがある．近年，3D 映画やスマートフォンの長時間使用によって後天内斜視になるリスクが指摘されている．自然軽快が見られない場合，手術あるいは内直筋へのボツリヌス毒素療法（日本では斜視への外眼筋投与は 12 歳以上で認可されている）が有効である．

c）外斜視
　①間欠性外斜視（intermittent exotropia）
　外斜視と外斜位が混在している斜視である（図 4）．日本では子どもの斜視で最も多い．3〜4歳頃の発症が多く，疲労時や寝起きに外斜視が顕在化しやすい．低年齢の子どもでは自覚症状はないが，年長になると眼精疲労や複視が問題となることがある．一般に斜位のとき立体視は良好であるが，外斜視のときには斜視眼に抑制がかかり両眼視機能が障害されている．手術適応は斜視の頻度が増し恒常性に移行しそうな例や，斜視角が大きく整容面で支障がある例，症状が出てきた例である．手術は外直筋後転術，内直筋短縮術の組み合わせで行う．術後のもどりが少ないことから北米では両外直筋後転術が第一選択とされている[7]．

　②乳児外斜視（infantile exotropia）
　1 歳までに眼位が正位化せず外斜視のままであるものを呼ぶ．発症時期が早いため両眼視機能は強く障害される．手術を行うが，再発することが多く難治である．

d）上下斜視
　子どもの上下斜視では先天上斜筋麻痺，交代性上斜位が多い．どちらも固視眼を変えた場合に斜視角が一定しない，非共同性斜視（incomitant strabismus）である．

　①先天上斜筋麻痺
　上斜筋や上斜筋腱の先天的な低形成や欠損によるもので，子どもの上下斜視の原因として最

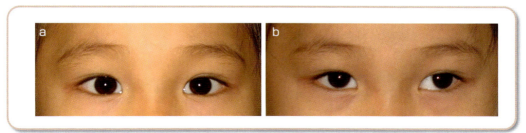

図 4　間欠性外斜視
　a：外斜位の状態．
　b：外斜視の状態．
　外斜視と外斜位が混在している．

第2章. 治療編

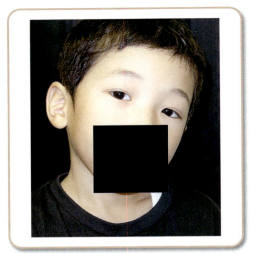

図5　右上斜筋麻痺の代償頭位

も頻度が高い. 患側の上斜視を呈するが, 健側に顔を傾ける代償頭位をとることで両眼視を保っていることが多い（図5）. 診断にはParksの3ステップテスト, ①正面視で患側の上斜視, ②内転時の上転過剰, ③Bielshowsky頭部傾斜試験陽性（患側に顔を傾けると著明な上斜視）を確認する. また, 眼底検査や眼底写真, OCTにて眼球の外方回旋が認められる. 顔面の非対称の原因となるため頭位異常がある場合や, 上下斜視によって両眼視が妨げられる場合に手術を行う. 手術は下斜筋過動を伴う場合下斜筋減弱術が第一選択となる.

②交代性上斜位

片眼を遮閉したときに遮閉眼が上転するもので, 単独で認めることは少なく, ほかの斜視に合併することが多い. 顕性で整容上問題となる場合に手術の対象となるが, 根治は不可能である.

3. その他の子どもで頻度の高い疾患をどう診るか？

a）睫毛内反症

眼瞼前葉（皮膚と眼輪筋）が過剰なために睫毛が角膜方向に押されている状態で, 下眼瞼に多い. アジア人の乳児の約半数に認められる. 成長とともに自然軽快が見込めるが, 10歳を過ぎると2％の有病率から減少しない[8]. 低年齢のうちは睫毛が細く柔らかいため無症状であるが, 乱視の原因となるため視機能の評価を行う. 手術時期は視力障害や角膜上皮障害の程度, 痛みなどの自覚を参考に判断する. 流涙や羞明などの同症状を呈する発達緑内障との鑑別に注意が必要である.

b）先天鼻涙管閉塞

鼻涙管下端の鼻腔開口部が膜状物で閉鎖している状態で, 症状は生後まもなくからの眼脂と流涙である. 新生児の6～20％に認められるが, 生後12ヵ月までに90％程度自然治癒するとされている[9]. 抗菌薬を点眼すると眼脂は減少するが, 耐性菌発生のリスクがあり漫然と処方すべきでない. 自然治癒を期待して一定期間は涙囊マッサージを指導し保存的に見るが, 1歳を過ぎた子どもに対する処置は全身麻酔の対象となるため, 生後6ヵ月以降も改善しなければ重症度や保護者の希望などを総合的に判断してプロービングを行う.

M. 小児眼科

c）心因性視力障害

　視力低下に対し屈折矯正しても視力が出ないが，レンズ打ち消し法で視力が向上したり，立体視検査は答えられたり，視力のわりに不自由そうにしていない様子が見られる場合に疑う．器質疾患の除外は必須である．10歳前後の子どもに両眼性に見られることが多い．弱視との鑑別のためこれまでの視力検査の結果について問診する．子どもに眼鏡願望があり，素通しの眼鏡をかけることで視力が向上することがある．ストレスの除去や時間とともに改善しやすいことを必要に応じて保護者と子どもを分けて説明する．

文献

1）杉山能子．弱視．小児眼科学，東　範行（編），三輪書店，東京，2015: p.107-120
2）鈴木由美．弱視．眼科プラクティス20 小児眼科診療，樋田哲夫（編），文光堂，東京，2008: p.104-109
3）Pediatric Eye Disease Investigator Group: Treatment of anisometropic amblyopia in children with refractive correction. Ophthalmology 2006; **113**: 895-903
4）仁科幸子．斜視．小児眼科学，東　範行（編），三輪書店，東京，2015: p.112-158
5）植村恭夫．斜視の定義，概念，病態，原因，分類．視能矯正の実際，植村恭夫（編），医学書院，東京，1992: p.11-20
6）矢ヶ﨑悌司．内斜視の長期予後．眼科臨床医報 1999; **93**: 734-741
7）Wright KW, Macon MC. Exotropia. Pediatric Ophthalmology and Strabismus, 3rd Ed, Wright KW, Strube YNJ (eds), Oxford University Press, New York, 2012: p.306-316
8）大島　崇．眼瞼の先天異常とその治療―睫毛内反症．眼科 1986; **28**: 813-820
9）Young JD, MacEwen CJ. Managing congenital lacrimal obstruction in general practice. BMJ 1997; **315**: 293-296

第2章. 治療編

N. ロービジョンケア

1. 診断書はどう書く？

結論
● 診断書は法的に決められた文書である.
● 診断書のなかには指定された医師しか書けない診断書と医師ならば誰でも書ける診断書がある.
● 眼科医に関連する指定された医師しか書けない診断書の代表的なものとして，「視覚障害による身体障害者意見書」「視覚障害に対する補装具意見書」「国指定の難病に対する臨床個人調査票」などがある.

1. 診断書（medical certificate）とは

　医師，歯科医師および獣医師のみが発行できる証明書である．薬剤師，看護師，視能訓練士などの医療従事者あるいは一般人が作成すると罰せられる．プライバシーや守秘義務の問題で，患者の家族や知人・友人からの依頼では診断書は作成されることはできない．ただし，患者が子供，認知症，危篤状態などの場合はその限りではない．

a）診断書の使用目的

　主として，診断された結果や診療内容などを証明するためにある．また，逆に一定の疾患に罹患していないことを証明するために用いられることもある．

b）診断書作成に関する法的根拠

　医師法第19条（診療に応ずる義務など）により，「診察もしくは検案をし，又は出産に立ち会った医師は診断書もしくは検案書又は出生時証明書もしくは死産証明書の交付の求があった場合には，正当の事由がなければ，これを拒んではならない」とされている．そのうえで，医師法第20条（無診察治療などの禁止）にて，「医師は，自ら診察しないで治療をし，若しくは診断書若しくは処方箋を交付し，自ら出産に立ち会わないで出生証明書若しくは死産証明書を交付し，又は自ら検案しないで検案書を交付してはならない.」

c）診断書の作成を拒否できる正当な理由の例[1]

　先に，医師は診断書の求があった場合には，それを拒んではいけないことを示したが，以下のような場合は作成を拒否できる正当な理由として，①患者に病名を知らせることが好ましくないとき，②診断書が恐喝や詐欺などの不正使用が考えられるとき，③雇用者や家族などの第三者が請求してきたとき，④医学判断が不可能な時などが考えられている．

d）指定医のみが書ける診断書

　先に診断書は，医師，歯科医師，獣医師のみが書けるものと記したが，診断書のなかには医師でも指定医しか書けない種類の診断書があり，それをまとめたものを表1に記す．

N．ロービジョンケア

表1　指定医のみが書ける診断書

指定医のみ書くことができる
　　身体障害者診断書・意見書（視覚障害者用）
　　補装具交付意見書
　　国指定の難病に対する臨床個人調査票
　　小児慢性特定疾病の医療意見書

医師ならば誰でも書くことができる
　　障害年金受給のための診断書（眼の障害用）
　　都道府県が単独に行っている指定難病に対する個人調査票
　　その他，すべての診断書

2．実際の診断書の書き方

a）視覚障害による身体障害者意見書

①手帳取得のタイミング

　前述したが，基本は患者の自己申告制であり，医師が身体障害者に該当することを伝えなかったからと言って医師の瑕疵とはならない．ただし，患者にはその知識はないことを考慮し，眼科医のみならず，視覚障害に限っていえば視能訓練士からも患者にその情報の糸口を与えることが重要である．時期としては，病状が安定したとき（病状が固定）に行うべきで，手術直後や発症間もないときの申請は不適切である．眼科医の方で勝手に等級が軽いので，その利点が少ないと決めつけるのではなく，等級が軽くても当事者には有用な例も多々あることを理解しておくべきである．その一方，この制度の本来の意図するところは，身体障害者の自立への努力と社会経済活動への参加の促進が目的であることを鑑み，患者の現状と合わせて，その本来の目的から逸脱しないように注意すべきである．

②身体障害者診断書・意見書（視覚障害用）記入の実際

　身体障害者等級（視覚障害）は国によって制定されている（表2）が，その記入用紙は都道府県により異なり，本項では東京都の記入用紙を参考にして解説する．

（1）総括表の記入

ⅰ．障害名

・障害の部位とその部分の機能障害の状態を記載する．

・「視力障害，視野障害，両眼失明，視野狭窄，視野欠損など」

ⅱ．原因となった疾病・障害名

・視覚障害の原因となったいわゆる病名であり，障害の分野別に具体的な疾病名を記載する．保険病名のことではない．

　　「網膜色素変性，白内障，緑内障，糖尿病網膜症，Behçet病」など

・左右で原因が異なる場合は，それが明瞭にわかるように記載する．

　　「右眼網膜剝離，左眼緑内障」など

・外傷，疾病，先天性，その他（　　）に○をつける．

ⅲ．疾病・外傷発生年月日

・疾病・外傷発生年月日が不明確な場合は，申請者から聞き取りした推定年月日を記入するが，不明の場合は不詳と記載する．外傷については，必ず発生日を記載する．

ⅳ．参考となる経過・現症

・診療録に記載された内容のうち，身体障害者として障害認定の参考となる事項を記載する．
　「2010年より緑内障（視神経萎縮）に対し，通院，加療を行うも，次第に視野障害が進行した」

第2章. 治療編

表2　視覚障害の等級

●視力障害の等級

縦軸：他方の眼の視力　横軸：良い方の眼の視力（各セルは視力スコアと等級）

他方の眼の視力 \ 良い方の眼の視力	0〜手動弁	0.01	0.02	0.03	0.04	0.05	0.06	0.07	0.08	0.09	0.1	0.2	0.3	0.4	0.5	0.6
0.1											0.2 (4)					
0.09										0.18 (4)	0.19 (4)					
0.08									0.16 (4)	0.17 (4)	0.18 (4)					
0.07								0.14 (3)	0.15 (4)	0.16 (4)	0.17 (4)					
0.06							0.12 (3)	0.13 (4)	0.14 (4)	0.15 (4)	0.16 (4)					
0.05						0.1 (3)	0.11 (3)	0.12 (3)	0.13 (4)	0.14 (4)	0.15 (4)					
0.04					0.08 (3)	0.09 (3)	0.1 (3)	0.11 (3)	0.12 (4)	0.13 (4)	0.14 (4)					
0.03				0.06 (2)	0.07 (3)	0.08 (3)	0.09 (3)	0.1 (3)	0.11 (4)	0.12 (4)	0.13 (4)					
0.02			0.04 (2)	0.05 (2)	0.06 (3)	0.07 (3)	0.08 (3)	0.09 (3)	0.1 (4)	0.44 (4)	0.12 (4)	0.22 (5)	0.32 (6)	0.42 (6)	0.52 (6)	0.62 (6)
0.01		0.02 (1)	0.03 (2)	0.04 (2)	0.05 (3)	0.06 (3)	0.07 (3)	0.08 (3)	0.09 (4)	0.1 (4)	0.11 (4)	0.21 (5)	0.31 (6)	0.41 (6)	0.51 (6)	0.61 (6)
0〜手動弁	0 (1)	0.01 (1)	0.02 (2)	0.03 (2)	0.04 (2)	0.05 (3)	0.06 (3)	0.07 (3)	0.08 (3)	0.09 (4)	0.1 (4)	0.2 (5)	0.3 (6)	0.4 (6)	0.5 (6)	0.6 (6)

●視野障害の等級

	ゴールドマン型視野計		自動視野計	
	1/4 視標	1/2 視標	両眼開放エスターマンテスト視認点数	10-2 プログラム両眼中心視認点数
2級	周辺視野角度の総和が左右眼それぞれ80°以下	両眼中心視野角度28°以下	70点以下	20点以下
3級		両眼中心視野角度56°以下		40点以下
4級				
5級	両眼による視野が1/2以上欠損	両眼中心視野角度56°以下	100点以下	40点以下

・障害固定又は障害確定（推定）年月日は，必ず記載すること．基本的には記載する障害の状態にいたり，改善が期待できないと判断された日とし，診断書記載日またはそれ以前（極端に診断書記載日とかけ離れた年月日は不可）の日付を記載する．将来の固定推定は不可．

ⅴ．総合所見

・障害認定の前提となる機能障害の状態の固定または永続性の状況を記載する．

　　「緑内障による視野障害を認め，今後改善は期待できない」

・白内障などがあって，治療（手術）未実施のまま認定を申請する場合はその理由を明記する．その理由によって，認定される場合とされない場合がある．

　　認定される場合

N．ロービジョンケア

表3　視力障害，視野障害の指数計算による統合等級
各々の障害等級により指数を求める

障害等級	指数
1 級	18
2 級	11
3 級	7
4 級	4
5 級	2
6 級	1
7 級	0.5

重複する障害の合計指数に応じて，等級を認定する

合計指数	認定等級
18 以上	1 級
11〜17	2 級
7〜10	3 級
4〜6	4 級
2〜3	5 級
1	6 級

・精神遅滞があり，全身麻酔下での白内障手術が必要であるが，全身状態が悪く，全身麻酔の危険視が高いことより，手術が行えない．
・左眼の白内障手術時に駆血性出血を起こし，失明しているため，右眼の白内障手術に対して慎重である．

認定されるか不明の場合

・経済的理由により，白内障手術を受けられない．
・仕事が多忙のため，白内障手術が受けられない．

再認定の取り扱いについて

・原則として，障害の状態が永続的に現在の等級に該当すると考えられる場合は，再認定は不要である．様々な治療や機能回復訓練などにより，障害等級が軽減するなどの変化が酌際される場合には再認定を実施する．再認定は当該身体障害の症状に応じ，障害認定日または再認定実施日から1年以上5年以内の期間に実施する．

vi．その他参考となる合併症状

・複合障害の際の参考になるのでほかの障害があるときは記載する．
　「脳梗塞による下肢の著しい機能障害」
・診断年月日，病院又は診療所の名称，電話番号，所在地，診療担当科名と医師氏名（指定医）は確実に記載し，押印すること．

viii．身体障害者福祉法第15条第3項の意見

・障害の程度は，身体障害者福祉法別表に掲げる障害に「該当する」「該当しない」のどちらかに○印をつける．
・総合等級を書くとともに，視力と視野での各々の級を書く．
・視力障害と視野障害がある場合は，等級別に指数（表3）の合計の指数で認定する．
・基本的には視力，視野が同級であれば，統合等級は1段階あがるが，例外もある．
　例：視力障害5級，視野障害5級→視覚障害統合4級

第 2 章. 治療編

視力障害 3 級，視野障害 2 級→視覚障害統合 1 級

（2）視覚障害の状況および所見

ⅰ．視力

　視力の測定は，万国式視力表またはこれと銅市の原理に基づく視力表により，標準照度を 400 〜800 ルクスとして，視力表から 5 m の距離で指標を判読することによって行う．屈折異常のあるものについては，矯正視力を測定するが，この場合最も適正な常用しうる矯正眼鏡またはコンタクトレンズによって得られた視力とする．ただし，矯正不能または医学的に見て矯正に耐えられないものは裸眼視力による．

　矯正効果がない場合は「矯正不能」だが，なるべく「矯正不能」としない．矯正不能とすると補装具意見書にて矯正眼鏡が認められないことがある．P（パーシャル）はその段階の視力が得られなかったと考え，一段下の視力とする．0.2p ならば 0.1 記載しない)

　光覚弁，手動弁：0，　眼前 50 センチメートル指数弁：0.01 として両眼の視力の和の計算の際は換算する．ただし，この欄に視力の結果を書く際はそのまま記載すべきである．ただし，視力測定値が 0.15 の場合は 0.1 と記載する．

　両眼を同時に使用できない複視は，非優位眼の視力を 0 として扱う．その他の原因により，両眼同時視ができない場合も，現症を明確に詳述することにより，非優位眼の視力を 0 として取り扱うことが可能なことがある．

　乳幼児の場合の視力検査は一般的に 3 歳時以降だが，明らかな無眼球症やその他の方法で推定可能な場合は 3 歳未満でも可能である．

ⅱ．視野，中心視野

　視野はゴールドマン型視野計あるいは自動視野計を用いて測定する．

　ゴールドマン型視野計を用いる場合は，「周辺視野角度（Ⅰ/4 視標による）の総和が左右眼それぞれ 80 度以下のもの」，「両眼による視野の 2 分の 1 以上が欠けているもの」を Ⅰ/4 の視標を用い判定する．「両眼中心視野角度（Ⅰ/2 視標による）」は Ⅰ/2 の視標を用いて中心視野角度を測定した値により判定する．

　自動視野計を用いる場合は，両眼開放視認点数の算定には，両眼開放エスターマンテスト（図 1）で 120 点を測定する．中心視野認数の算には，10-2 プログラム（図 2）で中心 10 度内を 2 度間隔で 68 点測定する．

　ア　ゴールドマン型視野計を用いる場合は，「周辺角度（Ⅰ/4 視標による）の総和が左右眼それぞれ 80 度以下のもの」，「両眼中心視野角度（Ⅰ/2 視標による）」を以下によって判定する．

　（ア）Ⅰ/4 視標による 9 方向の周辺視野角度（上・内下・内・内下・下・外下・外・外上 8 方向の角度）総和が左右眼それぞれ 80 度以下であるかどうかを判定する．8 方向の周辺視野角度は Ⅰ/4 視標が視標できない部分を除いて算出する．

　　　Ⅰ/4 の視標で，周辺にも視野が存在するが中心部の視野と連続しない場合は，中心部の視野みで判定する．

　　　Ⅰ/4 の視標で，中心 10 度以内に視野が存在しない場合は，周辺視野角度の総和が 80 度以下として取り扱う．

　（イ）Ⅰ/2 の視標による 8 方向の中心視野角度の総和を左右眼それぞれ求める．8 方向の中心視野角度は Ⅰ/2 視標が視認できない部分を除いて算出する．さらに，次式により，両眼中心視野角度を計算する（小数点以下は四捨五入し，整数で表す）．

　イ　自動視野計を用いる場合は，両眼開放視認点数及び両眼中心視野視認点数を以下の方法

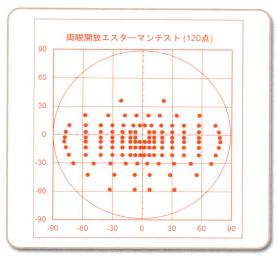

図1 両眼開放エスターマンテスト

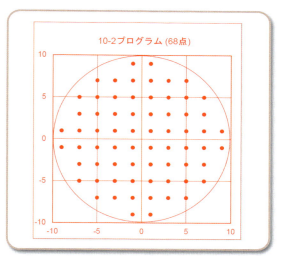

図2 10-2プログラム

で判定する．
（ア）視標サイズによる両眼開放エスターマンテトで両眼開放視認点数が70点以下かどうかを判定する．
（イ）視標サイズによる10-2プログラムで測定を行い，左右眼それぞれ感度が26dB以上の検査点数を数え中心視野視認点数を求める．dBの計算は，背景輝度31.5asbで，視標輝度10,000asbを0dBとしたスケールで算定する．さらに，次式により，両眼中心視野視認点数を計算する（小数点以下は四捨五入し，整数で表す）．

両眼中心視野視認点数＝（3×中心視野視認点数が多い方の眼の中心視野視認点数＋中心視野視認点数が少ない方の眼の中心視野視認点数）/4

ウ 「両眼による視野の2分の1以上が欠けているもの」とは，両眼で一点を注視しつつ測定した視野が，生理的限界の面積の2分の1以上欠損している場合の意味である．
（ア）視野の生理的限界は，左右眼それぞれに上・内上・内・内下60度，下70度，外下80度，外95度，外上75度である．
（イ）ゴールドマン型視野計を用いる場合は，左右眼それぞれに測定したI/4の視標による視野表を重ね合わせることで，両眼による視野の面積を得る．その際，面積は厳密に計算しなくてよい．
（ウ）自動視野計を用いる場合は，両眼開放エスターマンテストで視認点数が100点以下である．

エ なお，ゴールドマン型視野計又は自動視野計を用いた場合の等級判定について，表2のとおり示したので参照されたい．

iii．現症
現症については，外眼，中間透光体および眼底についての病変の有無とその状態を記載する．総括表に記載した原因疾患と矛盾しないように書くことが重要である．

記載例　外眼：正常，異常なし，角膜混濁，外斜視など
　　　　中間透光体：正常，異常なし，水晶体混濁，偽水晶体眼，白内障，緑内障，無水晶体眼など

第2章. 治療編

表4　国指定の難病

視覚系疾患

Usher 症候群（指定難病 303）
黄斑ジストロフィー（指定難病 301）
眼皮膚白皮症（指定難病 164）
中隔視神経形成異常症／ドモルシア症候群（指定難病 134）
網膜色素変性症（指定難病 90）
Laber 遺伝性視神経症（指定難病 302）
前眼部形成異常（指定難病 328）*
無虹彩症（指定難病 329）*

視覚系疾患ではないが，眼科医が記載することがある疾患

重症筋無力症，多発性硬化症／視神経脊髄炎，Behçet 病，
Stevens-Johnson 症候群，Sjögren 症候群，
サルコイドーシスなど

*：平成 29 年 4 月 1 日施行

　　　　眼底：異常なし，視神経萎縮，網脈絡膜萎縮，黄斑変性，糖尿病網膜症など

（3）その他記載時の注意点

　頭部外傷，脳血管障害，視神経炎などは原則として発症後 6 ヵ月以降に身体障害者意見書作成する．また，眼科手術の術直後も記載時としては不適切である．

　知的障害のある場合は，日常の十分な観察と眼科的検査所見から他覚的に判断できる証拠を書く．また，心因性の場合はより慎重に対処し，すぐに意見書を書くのではなく，精神科などに紹介し，その治療を待ってからにする．

b）視覚障害に対する補装具意見書

①補装具意見書への記載

　持参の身体障害者手帳の記載と異なることも有りうる．たとえば，身体障害者手帳は 2 級になっているが，現在の視機能では 3 級相当のこともあり，そのままの所見を書き，それによって身体障害者等級が変更されることはない．

　補装具の個数の解釈は各県で異なり，たとえば，『「眼鏡」という種目のなかには，矯正眼鏡，遮光眼鏡など，それぞれ構造が異なった種類を規定しており，その用途も異なって

いるため，「眼鏡」という種目のなかで複数支給することは可能である．』　と厚労省の補装具支給に係わる Q&A では回答されているが，実際の支給状況は全国で一致していない．原則は一種目一個である．

　①義眼　耐用年数は 2 年である．

　②矯正眼鏡（遠用・近用）

　視力障害により身体障害者に該当している患者が対象となる．眼鏡の耐用年数は 4 年であり，これは生活保護による眼鏡の支給と同じである．使用目的および具体的な効果では「遠用眼鏡装用にて生活の質が向上する」などと記載する．

　③弱視眼鏡（掛けめがね式・焦点調節式）　耐用年数は 4 年であり，ルーペが補装具としても認められるところでは，ここにルーペは焦点調節式弱視眼鏡として申請する．

　④遮光眼鏡も耐用年数は 4 年であり，現在では羞明をきたしており，羞明の軽減に，遮光眼鏡の装用より優先される治療法がなければ，どのような疾患でも認められる．以前は網膜色素変性症，白子症，先天無虹彩，桿体錐体ジストロフィーのみに適応されていた．

c）国指定の難病に対する臨床個人調査票

「難病」とは（1）原因不明，治療方針が未確定かつ後遺症を残す恐れが少なくない疾患（眼科での Stevens-Johnson Synd. は薬剤性がほとんどのため，難病になりにくく，PMDA（Phamaceuticals and Medical Devices Agency）の扱いになる），（2）経過が慢性にわたり，経済的問題のみならず介護などのため家族の負担が重く，精神的にも負担の大きい疾病と規定されている，（3）患者数が人口の 0.1％程度に達しない，（4）診断に関し客観的な指標による一定の基準が定まっていることとなっている．

国指定の難病のうち，視覚系疾患と視覚系疾患でないが眼科医が記載する可能性がある疾患を表4に示す．

d）その他の診断書作成時に陥りやすい間違い

①障害年金診断書の初診日

障害年金を受給できるかどうかにおいて重要である．定義としては「初診日は障害の原因になった疾病につき，はじめて診察を受けた日」となるが，以下の日もそれに代わるもので注意が必要である．「健康診断にて発見され，療養が指示された日」，「転医があった場合は前医の初診日」，「患者が訴える症状に対し，ほかの疾患と診断されていた場合では，自覚症状に基づき診療した日」

②就労に関しての診断書作成

「視機能低下により就労困難」と診断すると職場復帰には視機能改善を条件とされてしまうため，事実上，中途失明者が仕事を失う原因となってしまう．そのような際には，「視覚障害を考慮した環境整備下での就労は可能と思われる」のごとくの記載が望ましい．また，一時的に休業する時にも「術直後につき自宅安静を要する」または「一時的にリハビリテーションを要する」などと，休業が一時的なことを明らかにする．

③生命保険会社の診断書—各保険会社の裁量による

手術日に関して，汎網膜光凝固術，網膜・硝子体術後の光凝固の追加などで，一連の間でコストが発生しなくても 60 日を超えれば請求可能な場合があるので，すべての手術日を記載することが重要である．その一方，両眼同日白内障手術を行うと一眼分しか認められないなど保険会社ごとに規定されている．

文献

1）日本医師会．日医 NEWS 第 1135 号（平成 20 年 12 月 20 日）

2. 補助具について

> **結論**
> - もし自分自身が見えにくくなったらあなたはどうするか？⇒あらゆる治療をしながらロービジョンケアを受け，現在保有する視機能を最大限に活用し前向きに生きたい，そう考えるであろう．
> - ここではロービジョンケアに不可欠な補助具に関して解説する．
> - 補助具には，拡大鏡（ルーペ），単眼鏡，遮光眼鏡，拡大読書器　などがある．
> - 補助具選定の際には患者の立場になって，見え方や見えている視野を意識することが大切である．

1. ロービジョンケアとは

日常生活が不自由な患者の保有する視機能を最大限に活用し，QOL（quality of life），QOV（quality of vision）の向上を目指すケア（図1）．

①問診：いつから，特に困っていること（近方もしくは遠方が見えにくいのか，まぶしいのか）まずは患者のニーズを聞く．
②検査：視機能評価．遠見視力，近見視力，眼鏡の度数（視野は前もって検査をしておく．同日に検査をすると疲れてしまいケアができないことがある）．
③補助具の選定，便利グッズや更生施設の紹介．

からなる．

2. 文字を読むために必要な視力

表1に示す．

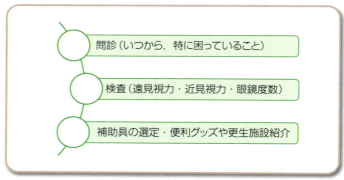

図1　ロービジョンケアの流れ

表1　文字を読むために必要な視力

教科書	：ひらがな 0.1 　漢字 0.2
新聞や一般書籍	：0.5
辞書	：0.5〜0.6

（湖崎　克．新標準近距離視力表，はんだや，東京より許可を得て掲載）

3. 補助具とは

a) 拡大鏡（ルーペ）とは（焦点調節式弱視眼鏡）（図2）

文字や写真を拡大し，より見やすくする補助具である．

手持ち式，卓上式（遠用矯正が必須），眼鏡式や携帯型のものがある．

倍率は，焦点距離25 cmを基準距離とし，4Dを1倍とする．

16Dは　16÷4＝4倍　である．

例

　　通常，新聞や本を読むためには，視力0.5が必要．

　　矯正視力が（0.1），矯正度数が－4のケースでは

　　倍率＝（必要な視力：0.5）/（矯正視力：0.1）＋（矯正度数：－4）/4＝4倍が必要，

　　と計算できる．

b) 拡大読書器（図3～6）

文字や写真を拡大してモニターに映し出す装置．拡大（約1.3～68倍），カラー（図5），白黒，白黒反転（図6）などよりよく見やすくなる機能のほか，モニターをみながら字を書くこともできる．視覚障害者手帳持参者への日常生活用具給付制度対象品である．購入前に販売店の見積書を障害福祉課に提出し，申請を行えば販売価格の一部負担で購入ができる（前年度の所得に応じて負担金が異なる）．卓上型と携帯型がある．

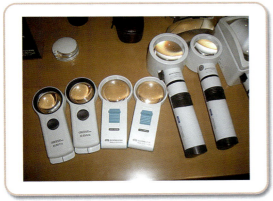

図2　左4個が手持ち式，右2個が卓上式拡大鏡

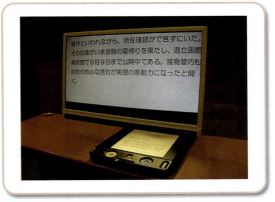

図3　NEITZ社　NVS-X1

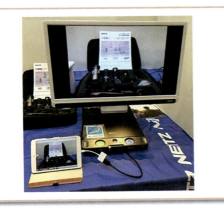

図4　NEITZ社　NVS-X1

　出荷時にオプション（3万円）およびライトニングケーブルを接続することでタブレット端末（iPadやiPad miniなど）やスマートフォン（iPhoneなど）からの映像入出力が可能である）

第2章. 治療編

図5　視力0.01のシミュレーションにての拡大読書器での見え方
カラーでは新聞が読みにくい.

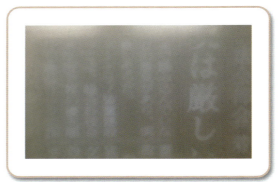

図6　白黒反転することにより文字を読めるようになった

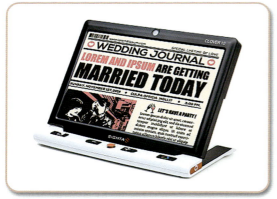

図7　クローバー10（タイムスコーポレーション社提供，680g）

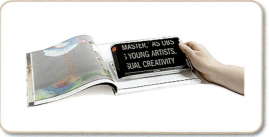

図8　コンパクト6HD（タイムスコーポレーション社提供，270g）

　①卓上型拡大読書器（図3〜6）
　②携帯型拡大読書器（図7，図8）
　軽量でコンパクトな携帯型拡大読書器もある．外出時に便利である．
c）遮光眼鏡（図9，図10）
　まぶしさの原因である500 nm以下の短波長光をカットすることによりコントラスト感度上昇が期待できる（東海光学CCP，HOYAレチネックス，Nikon　ビーダハード5など）．網膜色素変性症のみならず，緑内障などほかの眼疾患の症例にもトライアルすることをお勧めする．
　東海光学の遮光眼鏡トライアルセット．検眼枠に入れて矯正してトライアルができる．
d）単眼鏡（遠用焦点調節式弱視眼鏡）
　双眼鏡の単眼バージョンである．
　遠くの景色や字を見たいとき，たとえば黒板の字，駅での料金表，看板を見たいときに有用である．網膜色素変性症などで，求心性視野狭窄の患者には，単眼鏡の逆使用により，像は小さくなるが，全体の配置を見やすくなるので，便利である．
e）凹レンズ（視野拡大マイナスレンズとして販売されている）（図11）
　単眼鏡の逆使用と同じ原理で全体像を縮小することでより広い範囲がみえるので，求心性視

N. ロービジョンケア

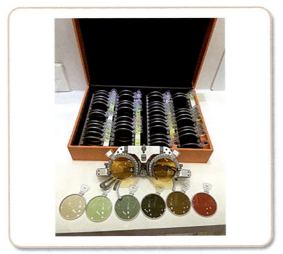

図9　東海光学の遮光眼鏡トライアルセット
検眼枠に入れて矯正してトライアルができる．

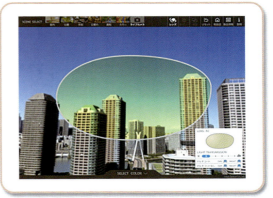

図10　東海光学　CCP 400 AC のシミュレーションアプリでの写真
中央の遮光レンズを通してみた部分のコントラストがよい．
（東海光学より許可を得て掲載）

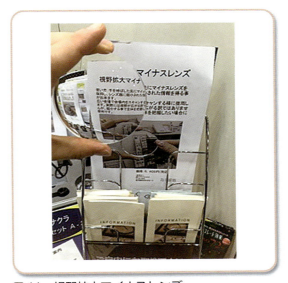

図11　視野拡大マイナスレンズ

野狭窄の患者に有用である（視野が広がるのではない）．
　［トライアルのポイント］
　　　近方―新聞や本を読みたいのか　⇒拡大鏡，拡大読書器
　　　遠方―外出時　看板や駅のホームで見たいのか⇒単眼鏡
　　　黒板の字を読みたいのか⇒単眼鏡
　　　まぶしいのか　白くかすんでみえるか　⇒　遮光眼鏡
　　　をトライアルする．

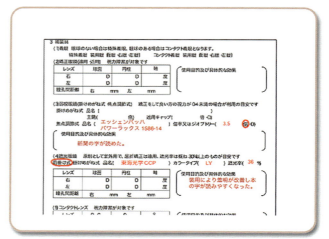

図12　補装具交付意見書記入例

4. 補装具交付意見書作成例（図12）

品番，倍率は各社のホームページなどで間違えのないように記入する．使用目的および具体的な効果に関しては，新聞や本，雑誌の字など具体的に見えたものを記入する．

視力矯正　右(0.2)　左　光覚なし　視覚障害　2級　緑内障

拡大鏡は　エッシェンバッハのパワーラックス　3.5倍（品番：1586-14）で新聞の字が読めた．

羞明あり　前掛け式の遮光眼鏡―東海光学　CCP　LYにて本の字が見やすくなった．

（遮光率は　100－視感透過率　である．視感透過率は　各メーカーのウェブサイトに掲載されている）

5. 東京大学眼科　ロービジョン外来患者のトライアル例と感想

＊60歳代　両(0.02)　緑内障

―＞拡大鏡では字が読めないため，拡大読書器をトライアル施行

拡大読書器で本を読めた．諦めていたことが可能になり，嬉しい．

＊70歳代　右(0.1)　左(0.02)　緑内障

―＞矯正眼鏡（遮光レンズ入り），拡大鏡，拡大読書器トライアル施行

今までは，あなたは目が悪いから眼鏡を変えても改善できませんといわれていたが，新しい眼鏡でより視力がでたので，嬉しい．さらに拡大鏡，拡大読書器，矯正眼鏡（遮光レンズ入り）にて新聞の字を読め，人生が明るくなった．

＊60歳代　右(0.1)　左　手動弁

―＞拡大読書器をトライアル施行．

拡大読書器で字の読み書きできることに感動した．

6. 最後に

眼が見えにくくなって困るときに頼りにされるのは医療従事者です．

読めない―＞読めるへ

できない―＞できることを増やせるように

少しでも患者が希望をもって人生を送れるように最善を尽くそうではないか.

患者にとって医師や医療関係者の発言は重みがある.網膜色素変性症の患者に,(失明する,治療法はない,遺伝する)と,絶望の淵においやるような言葉をかける代わりに,今の見え方の説明をし,保有視機能を最大限に利用するためにロービジョンケアをお勧めしていただくことを切に願う.

文献

1) 佐渡一成,仲泊 聡.これから始めるロービジョン外来ポイントアドバイス,全日本病院出版社,東京,2014

2) 仲泊 聡.平成24年度第1回視覚障害者用補装具適合判定医師研修会資料

3) 湖崎 克.新標準近距離視力表,はんだや,東京

4) 小林めぐみ,加藤 聡.ロービジョンケア.網膜変性疾患診療のすべて,村上 晶,吉村長久(編),医学書院,東京,2016: p.133-144

第2章. 治療編

O. コンタクトレンズ

1. 遠近両用コンタクトレンズの処方

結論

- 様々な遠近両用コンタクトレンズ（CL）が開発されているので，それぞれの患者が必要とする遠方～近方の見え方に応じた CL を選択する．
- 過矯正にしない，両眼視で視力測定する，加入度数の弱いものから処方する．
- 遠近両用 CL は，慣れが必要であること，単焦点 CL ほどはすっきり見えないが，眼鏡なしで遠くから近くまで「そこそこ」見えることに満足してもらうことを，処方前によく説明する．

1. 老視に対する CL 処方

CL 装用者が，加齢に伴い近見障害を訴えた場合には，老視への対応が必要となる．従来，遠用もしくは近用度数の単焦点 CL と CL の上からかける眼鏡の併用，単焦点 CL をやや低矯正に処方，片眼遠用・片眼近用度数の単焦点 CL によるモノビジョン，遠用と近用度数の CL を使い分け[1] などがなされてきた．近年，遠近両用 CL が改良され種類も増えており，老視対応の選択肢のひとつとなっている．

2. 遠近両用 CL の種類と特徴

遠近両用 CL には，ハード CL（HCL）とソフト CL（SCL）があり，形状からセグメント型と同心円型に，光学的機能から交代視型と同時視型に分類される（表1, 図1）．現在国内で販売されている遠近両用 CL は同心円型のみである．同心円型は，二重焦点型と累進屈折型（多焦点型）

表1　遠近両用 CL の分類と特徴

焦点	光学的機能	種類	特徴・適応
二重焦点型	交代視型	HCL	比較的像がクリア． 遠用・近用部の境界で像がジャンプする． 視線の移動が必要． 足元，中間距離が見えにくい． 適応：HCL 装用者．乱視矯正が必要な患者．
累進屈折力型 （多焦点）	同時視型＋ 交代視型	HCL	像がジャンプしない． 像の鮮明度が劣る． 瞳孔径が見え方に影響する． 適応：HCL 装用者．乱視矯正が必要な患者．中間距離も見たい患者．
累進屈折力型 （多焦点）	同時視型	SCL	像がジャンプしない． 視線の移動を必要としない． 像の鮮明度が劣る． 瞳孔径が見え方に影響する． 適応：SCL 装用者．CL 初心者．中間距離も見たい患者．使い捨てがよい患者．

O. コンタクトレンズ

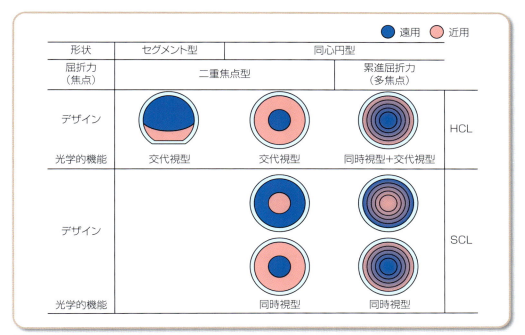

図1 遠近両用 CL のデザイン

に分類される．最近は累進屈折型が SCL では主で，HCL でも増え，度数の移行部分での見え方がスムーズになっている．交代視型（視軸移動型）は，視線を上下に移動して，遠見・近見光学部のどちらかを通して網膜に結像させる．同時視型は遠方から近方までの像が網膜に結像し，必要な像が脳で選択される．遠方像を集中して見ると，近方像は抑制され，近方像を見ようとすると逆となる[1~3]．

SCL では，1日使い捨て型，2週間頻回交換型がある．現時点ではトーリック遠近両用 SCL は販売されておらず，乱視矯正を要する場合は HCL を選択する．

3. 遠近両用 CL に向いている人，向いていない人

老視矯正が必要で，眼鏡を装用したくない患者が，遠近両用 CL 処方の対象となる．遠近両用 CL の見え方の鮮明さは，単焦点 CL あるいは眼鏡に比べ劣っている．高い質的な見え方を求める人，細かい近方作業をする人，長時間近業をする人には向かない場合がある．遠用・近用部の面積と配置といったレンズデザインや，明所・暗所での瞳孔径の変化により，見え方が大きく変化する可能性があり，夜間の運転で問題となることがある[2]．加入度数が限られており，強い老視の場合は満足が得られない場合がある．

4. 遠近両用 CL 処方のコツ

問診で，CL 装用歴，職業，運転，使用目的，見え方の要求度などを聞くことにより，個々の症例が必要としている遠近の視力や距離に応じて CL を選択する．処方前に，単焦点 CL とは見え方が異なること，HCL では視線の方向で見え方が変わること，同時視型では見たい像を脳が選択することに慣れが必要であることを患者に説明しておく．過矯正にならないよう，正しい屈折検査をすることが最も重要である．視力検査は，最終的には両眼視で測定し，両眼視で遠

305

第2章. 治療編

方・中間・近方視で患者の満足が得られる度数を探す．近見加入度数が増えるほど慣れが必要なので，低加入度数から試す．トライアルレンズは複数のタイプを用意し，フィッテイング，患者の見え方の満足度，装用感のよいものを選択する[3]．

老視矯正の目標は，QOV（quality of vision）の向上にある．高齢化によりますます増加する老視世代のCL装用者の要望に応えるひとつの手段として，遠近両用CL処方は，今後さらに重要となると考えられる．

文献

1) 樋口裕彦．特集　完全攻略・多焦点コンタクトレンズ—多焦点ハードコンタクトレンズの処方法．あたらしい眼科 2016; **33**: 1113-1120
2) 植田喜一．遠近両用レンズ．専門医のための眼科診療クオリファイ，大鹿哲郎ほか（編），中山書店，東京，2011: p.133-138
3) 松久充子．特集/最新　コンタクトレンズ処方の実際と注意点—遠近両用コンタクトレンズの処方．MB OCULL 2014; **14**: 61-71

P. 屈折矯正手術

1. PRK, LASIK, SMILE, ICL など屈折矯正手術の特徴と適応

結論
- 屈折矯正手術は，角膜面で矯正を行う角膜屈折矯正手術とレンズ面で矯正を行う有水晶体眼内レンズに大別される．
- PRK，LASIK，SMILE など角膜屈折矯正手術は軽度〜中等度近視が適応となり，ICL など有水晶体眼内レンズでは強度近視が適応となる．
- 現代の屈折矯正手術の安全性・有効性は高く，日常生活における眼鏡やコンタクトレンズから開放される恩恵は少なくない．

1. 屈折矯正手術の種類

　屈折矯正手術は，photorefractive keratectomy（PRK），laser in situ keratomileusis（LASIK），small-incision lenticule extraction（SMILE）など，角膜面において屈折矯正を行う角膜屈折矯正手術と implantable collamer lens（ICL）など眼内レンズ面で矯正を行う有水晶体眼内レンズに大別される．

　2015 年に日本国内主要 42 施設において屈折矯正手術を施行した 15,011 眼を対象とした JSCRS アンケート調査ワーキンググループによる前向き多施設共同研究では，依然レーシック（82%）が最多であり，以下 ICL（9%），SMILE（6%），PRK などサーフェスアブレーション（3%）の順であった（図 1）．これに先駆けて施行された 2014 年の国内 45 施設における 78,248 眼を対象とした後ろ向き多施設共同研究でも，いずれの術式も安全性・有効性が高く，重篤な合併症を認めていない[2]．患者が日常生活において眼鏡やコンタクトレンズから開放される恩恵は，多くの眼科医が考える以上に大きいのも事実である．本項では，上述した 4 つの代表的な屈折矯正手術について適応とその特徴を主体として概説する．

2. 手術適応

a）角膜屈折矯正手術

　エキシマレーザー屈折矯正手術のガイドライン[3]に準じて手術適応を決定する．18 歳以上の患者であり，近視矯正は 6D までの矯正を原則とするが，十分なインフォームドコンセントのもと，10D まで行うことがある．遠視・乱視矯正については 6D までとする．術前に円錐角膜を除外することは当然であるが，残存ベッド厚 250 μm 以上，角膜厚 400 μm 以上となるようにする．なお SMILE は遠視矯正プログラムが開発中であり，現時点では近視・近視性乱視のみが適応となる．

b）有水晶体眼内レンズ

　有水晶体眼内レンズ屈折矯正手術のガイドライン[3]に準じて手術適応を決定する．18 歳以上の患者であり，6D を超える近視とし，15D を超える強度近視には慎重に対応する．前房型（隅角固定・虹彩固定）および後房型（毛様溝固定）レンズに分類されるが，唯一厚生労働省より認

第2章. 治療編

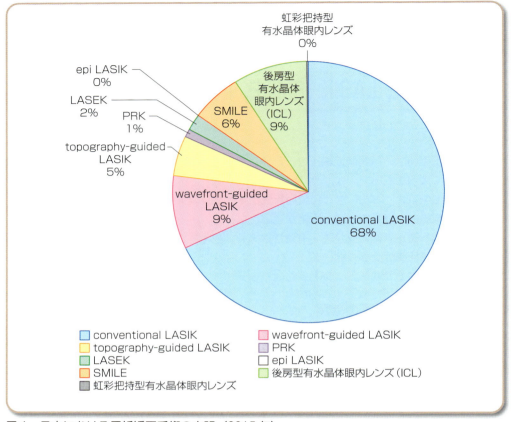

図1　日本における屈折矯正手術の内訳（2015年）
　LASIK（82%）が最多であり，以下ICL（9%），SMILE（6%），PRKなどサーフェスアブレーション（3%）の順であった．

可された後房型レンズであるICL手術は，全体の約96%を占めており，現在の手術の主流となっている[1]．Staar Surgical社は，年齢20～45歳，前房深度3.0 mm以上，6D以上の強度近視，角膜内皮細胞密度は年齢も考慮に入れて2,200～2,800 cells/mm^{2}以上を推奨している．通常角膜屈折矯正手術で問題となる角膜厚の制限を受けない．最近の多施設共同研究では，現時点では適応となっていない軽度・中等度近視[4]だけでなく非進行性・軽度円錐角膜[5]における有用性が報告されており，今後の適応拡大が期待される．

3. 手術の特徴

a）角膜屈折矯正手術

　PRK，LASIK，SMILE手術の特徴を表1に，日本でのエキシマレーザーおよびフェムトセカンドレーザーの使用状況[2]を図2，図3にそれぞれ示す．PRKやLASIKはエキシマレーザーを用いて角膜切除を行うが，フラップ作製の有無に違いがある．PRKは単純に角膜上にレーザーを照射するが，LASIKではフラップを作製してからレーザーを照射する．特に角膜上皮が温存されるLASIKは術後疼痛が少なく，現在の標準術式となっている．国内多施設共同研究では，PRK，LASIK術後3ヵ月における平均裸眼視力はそれぞれ1.32，1.41，矯正視力は1.45，1.51

表1 PRK, LASIK, SMILE の術式比較

	PRK	LASIK	SMILE
エキシマレーザー	要	要	不要
フラップ作製	不要	要	不要
眼球運動による照射ずれ	あり	あり	なし
周辺切除効率低下	あり	あり	なし
角膜含水率変化	なし	あり	なし
眼球回旋補正	あり	あり	なし
術後疼痛	++	±	−〜±
バイオメカニクス低下	±〜+	+	±
ドライアイ	±〜+	+	±
長期予後	あり	あり	なし

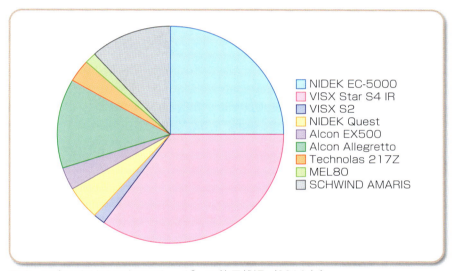

図2 日本におけるエキシマレーザーの使用状況（2014年）

と，いずれの術式も安全性や有効性が高く[1]，アイトラッキング・眼球回旋補正やカスタム照射が可能である．特に不正乱視の治療に関しては，エキシマレーザーによるカスタム照射が効力を発揮する．その一方で問題点としては，切除量に依存して高次収差が増加すること，角膜神経を切断するためにドライアイ症状を生じること（特に LASIK），グレア・ハローといった光学現象を生じることがあり，矯正量が多いと長期的に軽度リグレッションを生じやすい．PRK は LASIK に比較して長期的なリグレッションを生じにくく，屈折安定性に優れることから[6]，近年見直されつつある．

SMILE はフェムトセカンドレーザーのみを用いて，約2〜3mm の切開創からレンチクル（角膜片）を抜去する比較的新しい術式である．エキシマレーザー手術では，アイトラッキングを用いても微細な眼球運動による照射ずれやエキシマレーザーによる周辺切除効率の低下が避けられず，特に LASIK ではフラップ作製後に角膜含水率が変化し続ける．その一方，SMILE は，圧平コーンによって角膜組織を固定した状態で照射を行うため，照射ずれや周辺切除効率の低下が生じず，レーザー照射中の角膜含水率が一定のままである．国内多施設共同研究では，SMILE

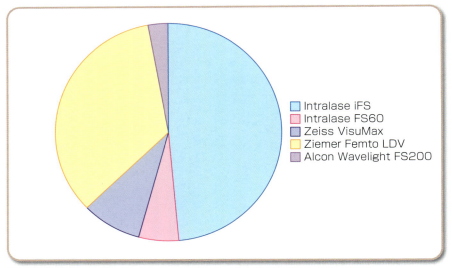

図3 日本におけるフェムトセカンドレーザーの使用状況（2014年）

術後3ヵ月における平均裸眼視力は1.32，矯正視力は，1.48であった[1]．LASIKと違いフラップを作製しないので，ドライアイ症状が生じにくく，バイオメカニクスへの影響も少ないので，長期的なリグレッションが生じにくい．その一方で問題点として，術直後の視力回復が比較的緩徐であり，眼球回旋補正，カスタム照射，遠視矯正に対応していない点があげられる．

b）有水晶体眼内レンズ

国内多施設共同研究では，ICL術後3ヵ月における平均裸眼視力は1.41，矯正視力は1.62と，安全性や有効性が高く[1]，術後視機能の優位性も報告されている．理由としては，第一にLASIKでは角膜中央部の切除により4次収差が増加することやフラップ作製や照射ずれにより3次収差が増加すること，第二にICLではほぼ瞳孔面上で矯正を行うため，網膜像の倍率変化を生じにくいことが指摘されている[7]．個体差を有する角膜創傷治癒反応も受けにくく，予測性・安定性も良好であり，調節力も温存可能である．さらに，高価なレーザー装置も不要であり，内眼手術に習熟した術者であれば手術手技も比較的容易である．当初LASIKなどの角膜屈折矯正手術が適応となりにくい強度近視に対する手術として施行されていたが，瞳孔面における矯正は理論上最も優れた方法であり，軽・中等度近視にまで適応が拡大しつつある．その一方で問題点として，白内障，眼圧上昇（瞳孔ブロックを含む），角膜内皮細胞密度低下，網膜剥離，眼内炎などがあげられる．現在ではレンズ光学中央部に貫通孔を作製した有水晶体眼内レンズ（Hole ICL）が認可され，術前のレーザー虹彩切開が不要となり，術後白内障の発症リスクも大幅に軽減されている．

文献

1) Kamiya K et al; Survey Working Group of the Japanese Society of Cataract and Refractive Surgery: A Multicenter Prospective Cohort Study on Refractive Surgery in 15011 Eyes. Am J Ophthalmol 2017; **175**: 159-168
2) Kamiya K et al; Survey Working Group of the Japanese Society of Cataract and Refractive Surgery. A Multicenter Retrospective Survey of Refractive Surgery in 78248 Eyes. J Refract Surg in press
3) 屈折矯正手術のガイドライン（第6次答申）．日眼会誌 2010; **11**: 692-694

4) Kamiya K et al. Posterior chamber phakic intraocular lens implantation: comparative, multicentre study in 351 eyes with low-to-moderate or high myopia. Br J Ophthalmol 2017 Jun 13. [Epub ahead of print]

5) Kamiya K et al. Three-year follow-up of posterior chamber toric phakic intraocular lens implantation for the correction of high myopic astigmatism in eyes with keratoconus. Br J Ophthalmol 2015; **99**: 177-183

6) Mori Y et al. Comparison of laser in situ ketatomileusis and photorefractive keratectomy for myopia using a mixed-effects model. PLoS One. 2017; **12** (3): e0174810

7) 神谷和孝ほか．眼鏡，laser in situ keratomileusis，有水晶体眼内レンズが空間周波数特性および網膜像倍率に及ぼす影響．日眼会誌 2008; **112**: 519-524

第2章. 治療編

Q. 白内障

1. 屈折乱視を軽減するトーリック眼内レンズの適応と実際

> **結論**
> - 乱視とは眼の屈折力が不均一であり，外界からの光線が眼内または眼外において一点に結像しない状態を示す．眼全体の屈折力は主として角膜・水晶体によって決定されるが，トーリック眼内レンズは，角膜の円柱度数（乱視軸）に対し，レンズの円柱度数が直交する方向に眼内に挿入し，クロスシリンダーの原理を用いて眼全体の乱視を軽減することを目的としている（図1）．
> - 単焦点眼内レンズで，良好な術後成績が得られているなかで，トーリック眼内レンズを導入するには，その適応を理解することが重要である．ここでは，トーリック眼内レンズを使用する際の注意点を説明していく．

1. 問診

白内障手術において，まずは，白内障以外に視力に影響する眼疾患を合併しているか問診で確認する．比較的多い眼科既往疾患として，ドライアイ，緑内障，ぶどう膜炎，糖尿病網膜症，その他眼科手術歴（外傷，緑内障，網膜剝離など）などがあげられる．また，乱視矯正に対しての患者の理解も重要であり，乱視矯正目的で眼鏡やコンタクトレンズの着用歴がない患者に対しては，まず乱視矯正とはどういうものか，そしてどのような利点があるかを説明する必要がある．

2. オートケラトメーター

オートケラトメーターで角膜乱視の度数と軸を測定する．使用可能なトーリック眼内レンズの矯正範囲によるが，日本では1.0～4.0Dの矯正量を持つものが承認されており，これに近い

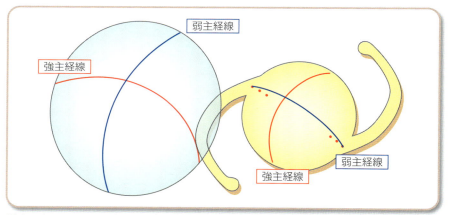

図1　トーリック眼内レンズの乱視軸と角膜乱視軸の位置関係
　　　（Alconより提供，改変）

角膜乱視度数が適応になる．また，裸眼視力の向上を目的とするからには，乱視度数が 1.0D 以上を適応とするのが一般的である．また，直乱視は倒乱視よりも視機能への影響が少ないため，倒乱視がよりよい適応となる．

3. 視力検査

視力検査で注意すべき点は，測定された矯正視力が水晶体の混濁程度と一致しているかである．白内障が軽度なのに矯正視力が不良な例では，白内障以外の疾患を合併していないか精査する．

4. 細隙灯顕微鏡検査

まず，翼状片，角膜瘢痕，角膜裂傷など不正乱視の原因となる角結膜疾患がないかを確認する．次に，前述のように水晶体混濁の程度が視力検査と一致するか確認する．現在のトーリック眼内レンズは囊内固定用のため，水晶体脱臼，亜脱臼は適応とならない．落屑症候群では，散瞳不良やチン小体脆弱を伴うことがあり，外傷性白内障についても，チン小体断裂の危険性を念頭に置かなければならない．また，術後検査においての位置確認のため，散瞳は眼内レンズの光学部マークが見える程度が望ましい．

5. 角膜形状解析

トーリック眼内レンズは，クロスシリンダーの原理で乱視矯正するため，矯正可能なのは正乱視である．よって，角膜形状解析にて不正乱視の有無を確認することは重要である．

6. 眼底検査

水晶体混濁が強い場合，眼底の評価は困難となるが，術後視力に影響するような眼底疾患の合併はできるだけ検査しておくことが望ましい．白内障の年齢層で特に注意すべきは，緑内障，黄斑前膜，黄斑変性などがあげられる．

7. 眼内レンズ度数検査

眼内レンズ度数の計算として，現在推奨されているのは，SRK/T，Holladay，HofferQ，Haigis など第 3 世代以降の計算法である．これらは現在使われている眼軸長測定装置にソフトウェアとして搭載されており，好みの計算式を選択するだけで簡単に眼内レンズ度数を計算できる．トーリック眼内レンズのモデルは，各製品にそれぞれのカリキュレーターが存在し，必要項目（弱主経線，強主経線，レンズ度数，術後惹起乱視，切開位置など）を入力し，決定される（図 2）．

8. 手術

トーリック眼内レンズを挿入する際，眼内レンズが乱視軸からずれた場合，10° のずれで効果は 30% 低下し，30° のズレで 100% 低下するといわれている．よって，トーリック眼内レンズを正確に挿入するために，マーキングが重要になる．

乱視軸は，座位で測定しており，手術時に仰臥位に姿勢変化すると，眼球は内方向に回旋するため，術前に座位にて基準点をマーキングする．様々なマーキング法が存在するが，比較的簡便で，最も多く用いられているマーキング法が 3 点マーキングである（後述）．その他に，2 点マーキング法，6 時マーキング法，前眼部写真法，IOL マスター法，Axis Registration 法，虹彩

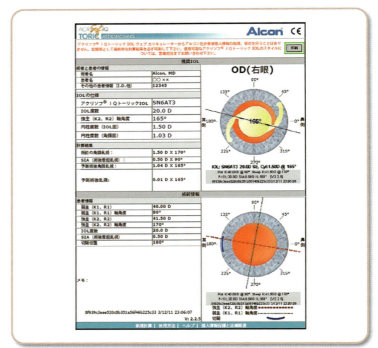

図2　アルコン社のAcrySof® IQ TORIC IOL カリキュレーター
（Alconより提供，改変）

紋理法など様々な方法がある．

　手術の際は，まず術前に，座位にて基準点マーカーを使用し，水平位置（3時と9時方向）の2点，下方（6時方向）をマーキングする（図3a, b）．その後，手術開始時に，臥位にて，基準点マークの位置を確認しながら，トーリック軸マーカーの角度ゲージの0°，180°と90°をそれぞれ水平方向と下方向に合わせる（図3c）．次に，軸マーカーで角膜の強主軸線（図3d）にマーキングする．続いて，型どおり水晶体超音波乳化吸引術を行い，その後の眼内レンズ挿入時に，フック，I/Aチップのいずれかを用いて，眼内レンズの光学部マークを角膜マークに合わせるようにする．眼内レンズ挿入後に粘弾性物質を吸引する際は，眼内レンズが大きく動かないよう注意する必要がある．

9. 実際使用されているトーリック眼内レンズ

　日本で販売されているトーリック眼内レンズはAlcon，HOYA，AMO3社の製品であり，ともにアクリル素材で，ワンピースタイプのレンズとなっている．乱視矯正範囲は，HOYAは1.0〜2.0D，AMOは1.0〜2.5D，Alcon社では1.0〜4.0Dまで矯正可能な製品を製造販売している．一方海外では12Dまで矯正可能なトーリック眼内レンズを生産している．

　以上，トーリック眼内レンズの適応および手術について述べてきた．トーリック眼内レンズを導入する際，経験が少ないうちは適応例のみを対象にしたほうが無難と思われる．慎重適応例と不適応例の判別は経験を積んだうえでなければ難しい判断であり，検査項目に不安な点があれば，単焦点眼内レンズを選択するという柔軟性を持つべきである．

Q. 白内障

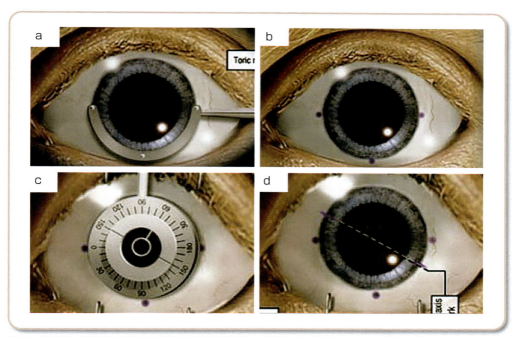

図3 角膜乱視軸が150°の眼における術前および術中の3点マーキングの一例
（Alcon より提供，改変）

文献
1) ビッセン宮島弘子．トーリック眼内レンズ．南山堂，東京，2010
2) 鳥居秀成．【トーリック眼内レンズの現状】さまざまな軸マーキング法と手技．眼科手術 2011; **24**: 277-285
3) 木村英次．トーリック眼内レンズのための2点マーク法．臨床眼科 2012; **66**: 861-864

第2章. 治療編

R. 斜視・弱視

1. 斜視・両眼性複視治療の実際

> **結論**
> ●斜視・複視を生じた原疾患の精査・診断・治療を行い，残存した斜視に対してプリズム眼鏡処方，ボツリヌス毒素注射，斜視手術などを検討していく．

1. 斜視の病態・成因・精査を進めるうえでの注意点

斜視は眼位異常を伴う病態であり両眼視機能異常を生じる．結果，両眼性複視，両眼性複視を避けるための頭位異常・抑制といった症状や，幼児では斜視弱視といった視機能障害を生じうる．

斜視の成因は非常に複雑である．眼球運動の出力系障害で生じる場合や両眼視機能（融像）に影響を及ぼす視覚入力障害による場合，入力情報を処理し出力系へ送る中枢機能の障害で生じる場合，特発性の場合など，複合的かつ多彩な原因により生じる．そのため原因の精査が非常に重要である．

治療戦略を立てる際，治療の目的である複視の消失，視機能・整容面での改善は共通しているが，子どもでは弱視などへの注意が必要であることが多い一方，大人では全身疾患への注意が必要であることが多いなど，差異も存在する．乳幼児を含む子どもが受診した場合は第2章-M「小児眼科」を参照されたい．本項では，子どもの頃から指摘されていた斜視に関して大人が受診した場合，後天発症の斜視・両眼性複視で受診した場合の治療戦略に関して概説する．診察の進め方に関しては本書第1章-I-1も参照されたい．

2. 斜視・複視の治療戦略

a）幼少期からの斜視があり大人になって受診した場合

幼少期からの斜視を指摘され治療・経過観察されてきたものの，疲労時の複視出現，整容目的に受診する場合が多い．

①治療戦略

整容目的での受診であれば斜視角度が大きいことが多いため，正面位での眼位矯正を目的に手術治療を選択することが多い．

複視の消失を希望して受診した場合には，まず保存的治療を行い，不十分な場合には手術治療を検討する．特に若年性の場合には屈折矯正を行い，そのうえで眼位ずれが小さい場合はプリズム眼鏡を外来で簡易的に試してもらい，具合がよければ処方して様子を見ている[1]．この際に，全方向性での複視消失は困難なことも多いため，正面視，下方視での複視消失を主目的としてプリズム眼鏡を処方している．当科では水平斜視に関しては交代プリズム遮蔽検査で10〜15△程度以下であればまずプリズム眼鏡を試している．一方，上下斜視に関しては個人差が非常に大きい．角度が大きくプリズム眼鏡で対応が不可能な場合や眼鏡装用そのものへの抵抗感が強い場合は手術治療を検討する．眼位矯正後に複視を訴える可能性も考えられるため，手術

R. 斜視・弱視

表1 採血検査一覧

血液検査	基本
一般	血算，PLT，血糖，HbA1c，CRP，赤沈
感染症	HBV，HCV，TPHA
肝機能	GOT，GPT，γ-GTP，TP，Alb
腎機能	BUN，Cre
自己抗体	抗核抗体，RF，SS-A，SS-B，C-ANCA，P-ANCA，TsAb，TRAb，TgAb，TPOAb
甲状腺眼症	freeT3，freeT4，TSH
重症筋無力症	抗 AchR 抗体，抗 MuSK 抗体
Fisher 症候群	抗 GQ1b 抗体
リンパ腫	末梢血液像，LDH，sIL-2R，β_2 ミクログロブリン
IgG4 関連眼疾患	IgG4
真菌感染	β-D-グルカン

前にはプリズム順応検査，網膜対応検査などを十分に行い，手術適応を決める必要がある．当科における術式選択であるが，遠方視，近方視での斜視角度を勘案し決定している．頻度の多い外斜視を例にとると，開散過多型の場合には外直筋後転を，輻輳不全型の場合には内直筋前転を選択することが多い．斜視角度が大きい場合（60△以上など）には片眼の前後転術を選択することが多い．

b）後天発症した斜視・両眼性複視で受診した場合

両眼性複視を訴え受診することが多い．

①治療戦略（総論）

原則として斜視・複視を生じた原疾患の精査・診断・治療を行う．そのうえで残存した斜視に対してプリズム眼鏡処方，効果が不十分な場合にはボツリヌス毒素注射，斜視手術などの侵襲的治療を検討していく．

精査を進めるうえで当科では血圧測定，採血検査（表1 参照），必要に応じて MRI，MRA の撮影検査を行っている．中枢性の病変が疑われる場合には頭部 MRI を，甲状腺眼症や眼窩筋炎など眼筋障害が疑われる場合には眼窩拡大 MRI を撮影する．

②治療戦略（各論）

a）動眼神経麻痺，滑車神経麻痺，外転神経麻痺の場合は第2章-K-1 を参照されたい．

b）高血圧，糖尿病などによる虚血の要素から眼筋麻痺を生じたと考えられる場合には内科にコントロールを依頼すると同時に定期的な経過観察を行い，半年を経過しても改善しない場合はプリズム眼鏡の装用，手術を検討する[2]．

c）急性期の甲状腺眼症ではステロイド治療を行い，正面視での複視が残存した場合プリズム眼鏡での対応を試みる．手術を行う場合，消炎後半年は経過したのちに検討する[3]．

d）眼窩窮屈病の場合は角度も小さいためプリズム眼鏡での矯正を原則としているが角度が大きい場合は内直筋後転術を検討する[4]．

e）眼筋型重症筋無力症の場合にはメスチノン，ステロイドを用いた内服薬を第一選択としている．症状が落ち着いており大角度である場合には手術を検討する．第2章-K-3 も参照されたい．

f）近年増加傾向にあると考えられるスマートホンなどを長期間見ることにより生じる急性内斜視ではボツリヌス毒素による治療も試みられている[5,6]．

第 2 章. 治療編

g）固定内斜視の場合には MRI 撮影後，上直筋と外直筋縫合術（横山法）を行う[7]。

文献

1) 牧野伸二．斜視のプリズム・光学的治療．眼科 2016; **58**: 239-244
2) 木村亜紀子．麻痺性斜視の治療法．臨床眼科 2015; **69**: 1583-1587
3) 木村亜紀子．甲状腺眼症の治療「斜視手術」の巻．臨床眼科 2013; **67**: 1452-1457
4) 若倉雅登．軽症甲状腺眼症，眼窩窮屈病，高次脳機能障害，神経薬物副作用について．臨床眼科 2013; **67**: 1458-1463
5) 三村　治．斜視のボツリヌス毒素療法．眼科 2016; **58**: 267-277
6) 後関利明．急性内斜視（ボツリヌス毒素療法）．斜視診療のストラテジー，佐藤美保（編），三輪書店，東京，2017: p.52-55
7) 横山　連．固定内斜視．専門医のための眼科診療クオリファイ—弱視・斜視診療のスタンダード，中山書店，東京，2014: p.278-283

R. 斜視・弱視

2. 弱視治療の実際

結論
● 弱視は早期発見が重要である．児の成長に合わせた視力検査と，調節麻痺薬を用いた精密屈折検査を行う．
● 弱視治療は，屈折矯正を基本とし，眼鏡の終日装用が必須である．経過により遮蔽訓練を検討する．
● 弱視治療終了後も定期的な経過観察は必要である．

1. 弱視は早期発見が重要

　弱視は治療開始の年齢が治療予後に大きくかかわってくる．3歳を過ぎれば，据え置きのオートレフラクトメーターでの屈折検査および絵視力表もしくはランドルト環での視力検査ができる子どもは多い．充血やかゆみなどが主訴での来院でも，視力検査と屈折検査を行えば弱視の早期発見につながることもあるので可能な限り施行する．

2. 検査の進め方

　乳児の場合は，片眼ずつ遮蔽し，固視・追視が両眼とも安定して良好かどうかの確認と，遮蔽した際の嫌悪反射の有無を観察する．可能であれば，検影法や手持ちのオートレフラクトメーターでおおよその屈折と，縞視力を用いておおよその視力を測定し，左右眼で違いがないかも確認する．先天白内障や眼瞼下垂など，形態覚遮断弱視の原因になりうるものの有無と，乳児内斜視や眼振，高度な不同視の有無で，早期に精査や治療が必要かどうかを判断する．

　検眼鏡的に問題がなく，眼位・眼球運動も問題がなければ，児の成長を待ちながら屈折の精査と視力・両眼視の発達を確認していけばよい．

a）視力検査

　児の成長に合わせて，絵視力表を用いる，検査距離を変えるなどの工夫をしながら検査を行う．ランドルト環では就学時前は字ひとつで測定する．はじめての視力検査だけで判断せずに，自宅で練習してもらうなどし，何度か確認が必要である．視力検査が上手にできない児でも，オートレフラクトメーターが測定できるのであれば，他覚的に屈折の評価をすることができるので，以降の通院指示の判断材料となる．精密屈折検査で軽度の屈折異常しか検出されなかった場合は，児の成長を待ち，3〜6ヵ月後の再検査などの指示で就学前には矯正視力（1.2）を確認する．

b）精密屈折検査

　調節麻痺薬の点眼は必須である．内斜視がある場合はアトロピン®を，内斜視がない，もしくは内斜視があっても呼吸器循環器疾患などのリスクもある場合はサイプレジン®を選択する．

　サイプレジン®は，5分おきに2〜3回点眼し45分以上経過すれば検査可能になるので，当日中に行うことができる．アトロピンでは，2歳未満では0.25％，2歳以上5歳未満は0.5％，5歳以上は1％を用い，1日2回5〜7日間の点眼が必要である．保護者には，散瞳によるまぶしさと調節麻痺による見えにくさが続くことをしっかり説明しておく．特にアトロピン点眼指示時には，発熱，発赤，口渇や動悸の副作用が起こりうることと，点眼後に目頭をしばらく押さえるようにすることを記載した文書をわたしておくとよい．

319

第2章. 治療編

3. 治療と訓練の進め方

筆者は，裸眼・矯正視力の値にかかわらず発達期の年齢であれば，サイプレジン®下での精密屈折検査で球面＋3.00D以上，または円柱−2.00D以上，または不同視差が2.00D以上が検出された場合は，弱視になる可能性があることを保護者に説明し，眼鏡装用を勧めている．軽度の近視は弱視にはなりにくいが，中等度〜高度の近視あるいは近視性の不同視がある場合は，経過次第では弱視治療が必要になることもある．

また，強い睫毛内反などで測定値がばらつき安定しない場合は，前眼部の治療を優先する場合もある．

a）眼鏡処方

処方度数はサイプレジン®下での完全屈折矯正値を基本とする．遠視では0.50D程度低矯正にすると遠方視力も良好に保たれることが多いので，就学後の児では検討してもよい．間欠性外斜視や外斜位がある場合は眼位を確認し，正位を保てる程度の矯正にする必要がある．内斜視がある場合は，アトロピン下での完全屈折矯正値で処方する．斜視がある場合でも弱視治療が優先される．

眼鏡は常用が必須であり，就寝中と入浴中以外は常時装用するよう指示する．眼鏡の上からのぞいているようでは効果がないためフィッティングにも注意が必要である．屈折に変化があればレンズを変える必要があることも説明し，年に一度は調節麻痺薬を用いた精密屈折検査で変化の有無を確認しておく．

b）遮蔽訓練

弱視眼がはっきりしている場合は，健眼の遮蔽訓練が必須であるが，まずは眼鏡の常用ができていることを確認する．第一選択はアイパッチでの完全遮蔽訓練である．保護者に遮蔽訓練の必要性に関して十分な説明を行い，そのうえで遮蔽眼および1日何時間遮蔽を行うかの指示と，近方作業をいっしょに行うとより効果があることを説明する．アイパッチを嫌がったり，情緒不安がある場合は，弱視治療用眼鏡箔®を用いたり，アトロピンペナリゼーションでの不完全遮蔽訓練を検討する．両眼の屈折異常弱視の場合でも，まずは眼鏡の常用のみで経過観察するが，矯正視力に左右差が出てきたときは遮蔽訓練を検討する．

遮蔽の時間は，筆者はまず2時間の指示から開始し，月に1度程度の経過観察で，訓練の様子の聞き取りと治療経過から，時間の増減を適宜している．弱視眼の矯正視力が低いほど，また年齢が高いほど長時間の遮蔽が必要になってくることが多い．また，遮蔽弱視を避けるため，2歳以下は遮蔽時間を30分までとし，健眼視力の低下が見られた場合は直ちに中止している．

4. 治療後の経過観察

治療が終了したあとも，弱視の再発はありうる．治療終了後2年は定期的な経過観察が必要である[1]．発達期を過ぎ，遠視が軽くなり，裸眼視力も良好であれば眼鏡が不要になる場合もあるが，近視へのシフトや不同視差が増加しまう場合もある．屈折に変化がないか，眼鏡に問題がないか，半年に一度は確認しておきたい．

文献
1) 佐藤美保. 弱視治療に関する他施設研究. 専門医のための眼科診療クオリファイ9─子どもの眼と疾患. 仁科幸子（編）, 中山書店, 東京, 2012: p.62-66

索 引

欧文

A

ametropic amblyopia　285
anisometropic amblyopia　284
anterior lamellar keratoplasty（ALK）　182
appositional closure　48

B

Behçet 病ぶどう膜炎　84
Boston KPro　184
branch retinal vein occlusion（BRVO）　224

C

C/D 比　28
central retinal vein occlusion（CRVO）　224
CPEO　11
CSC　21

D

dacryocystorhinostomy（DCR）　255
deep anterior lamellar keratoplasty（DALK）　72
dellen　161
Demodex　17, 63, 175
descemet's membrane endothelial keratoplasty
　（DMEK）　72, 182
descemet's stripping automated endothelial kerato-
　plasty（DSAEK）　72, 182
DM/DD 比　29

E

encroaching bleb　160
Endophthalimitis Vitrectomy Study（EVS）　55

F

fluorescein angiography（FA）　97
form vision deprivation amblyopia　284
Fuchs 角膜内皮ジストロフィー　73
Fuchs 虹彩異色性虹彩毛様体炎　77

G

ghost vessels　70
Goldmann レンズ　47

H

Horner 症候群　11
HTLV-Ⅰ関連ぶどう膜炎　93
Humphrey 視野計　42

I

IC3D（The International Committee for Classifica-
　tion of Corneal Dystrophies）分類　73
implantable collamer lens（ICL）　307
indocyanine green angiography（IA）　97
iridotrabecular contact　26
iris bombé　197

K

Keith-Wagner 分類　94
keratic precipitate（KP）　76
Koeppe レンズ　47

L

lamellar macular hole（LMH）　216
laser in situ keratomileusis（LASIK）　307
Lid wiper epitheliopathy　13

M

MEWDS　84
MGD　13, 63
microtropic amblyopia　284
Mooren 潰瘍　60

O

Octopus 視野計　42
OCT アンギオグラフィー　100
OOKP　184
open-angle glaucoma（OAG）　132
optical coherence tomography（OCT）　36

P

penetrating keratoplasty（PKP）　72
peripapillary intrachoroidal cavitation（PICC）　38
peripheral anterior synechia（PAS）　27, 48
photocoagulation（PC）　239
photorefractive keratectomy（PRK）　307
phototherapeutic keratectomy（PTK）　72

索　引

pigment dispersion syndrome　77
plateau iris　51
plateau iris glaucoma　51
posterior vitreous detachment（PVD）　18
primary angle closure（PAC）　51, 137
primary angle closure glaucoma（PACG）　51, 137
primary angle closure suspect（PACS）　51, 137
prostaglandin-associated periorbitopathy（PAP）　152
pseudoexfoliation syndrome（PE）　77

R
R/D 比　28
red-glass テスト　7
relative afferent pupillary defect（RAPD）　52, 120
retinal nerve fiber layer（RNFL）　36
retinal vein occlusion（RVO）　224
ROCK 阻害薬　153

S
Scheie 分類　48, 94
Schnyder 角膜ジストロフィー　73
Schwalbe 線　48
Schwartz 症候群　77
Seidel 試験　159
Shaffer 分類　49
SITA-standard　42
small-incision lenticule extraction（SMILE）　307
Stevens-Johnson 症候群　17
strabismic amblyopia　284
superior segmental optic hypoplasia（SSOH）　35
Swan-Jacob レンズ　47
synchysis scintillans　77

T
tear film oriented therapy（TFOT）　166

V
van Herick 分類　136
vasoproliferative tumor of ocular fundus（VPTOF）　262
vitreomacular traction syndrome（VMTS）　211, 216

W
Weiss ring　18
Wong-Mitchell 分類　95

和文

あ
アカントアメーバ角膜炎　60, 65, 280
α_2 刺激薬　153
アレルギー性結膜炎　17, 170

い
インドシアニングリーン蛍光眼底造影　97

え
円錐角膜　14, 178

お
黄斑円孔　21, 209
黄斑下血腫　213
黄斑上膜　21, 209, 216
黄斑浮腫　200
オートケラトメーター　312

か
外眼筋炎　9
開瞼器使用後　11
外斜視　287
外傷性散瞳　5
外転神経麻痺　269
開放隅角緑内障　132
海綿静脈洞症候群　3
角膜移植後　15
角膜潰瘍　276
角膜屈折矯正手術　307
角膜クロスリンキング　178
角膜後面沈着物　76
角膜混濁　5, 69
角膜ジストロフィー　73
角膜疾患　69, 176
角膜上皮障害　5
角膜内皮移植術　72, 177, 182
角膜内皮細胞　176
角膜パーツ移植　180
角膜病変　3
滑車神経麻痺　268
花粉症　170
顆粒状角膜ジストロフィー　73
加齢黄斑変性　228
眼窩腫瘍　265

眼窩先端部症候群　3
眼窩蜂窩織炎　3
眼球陥凹　11
眼球突出　11
眼瞼炎　174
眼瞼縁炎　62, 174
眼瞼下垂　272
眼瞼痙攣　3, 5, 11, 13, 122
眼瞼色素性腫瘍　67
眼瞼脂腺癌　67
眼瞼腫瘍　66, 264
眼瞼内反　17
眼瞼皮膚炎　61, 174
眼瞼皮膚弛緩　11
眼瞼ミオキニア　122
眼脂のない充血　58
眼腫瘍　112, 261
間接型隅角検査　47
感染性角膜炎　60
感染性ぶどう膜炎　89, 191
杆体ジストロフィー　23
眼トキソカラ症　93
眼トキソプラズマ症　85, 93
眼内悪性リンパ腫　81, 84, 262
眼内腫瘍　261
眼内隆起性病変　112
顔面痙攣　11

き

器質的癒着　48
機能的閉塞　48
窮屈病　9
球状角膜　15
急性網膜壊死　85, 93
狭隅角眼　136
強度正乱視　15
強膜炎　58
強膜岬　48
強膜バックリング手術　208
偽落屑症候群　77
筋強直性ジストロフィー　11
近視性牽引性黄斑症　211, 216
近視性新生血管黄斑症　21

く

隅角結節　50
隅角検査法　47

隅角新生血管　50
屈折異常　5
屈折異常弱視　285
屈折矯正手術　307

け

蛍光眼底検査　97
ゲイズトラック　44
形態覚遮断弱視　284
結核性ぶどう膜炎　93
結膜下出血　214
結膜弛緩症　13
結膜腫瘍　262
結膜上皮腫瘍　67
結膜病変　3
ケラテクタジア　15
挙筋腱膜伸展解離　11
原発開放隅角緑内障　27
原発閉塞隅角症　26, 51, 137
原発閉塞隅角症疑い　51, 137
原発閉塞隅角緑内障　26, 51, 137

こ

高眼圧　26
交感神経麻痺　11
高血圧眼底　21, 94
膠原病関連周辺部潰瘍　60
虹彩炎　3, 5
虹彩線維柱帯接触　26
虹彩前癒着　27
格子状角膜ジストロフィー　71, 73
後天性涙道閉塞　104
後発白内障　52
後部強膜炎　3
後部硝子体剝離　18
コレステロール結晶　77
コンタクトレンズ　304
コンタクトレンズ関連角膜症　17
コンタクトレンズ長期装用　11

さ

細菌性眼内炎　90
サイトメガロウイルス虹彩炎　91
サイトメガロウイルス網膜炎　85, 93
霰粒腫　3
サルコイドーシスぶどう膜炎　84
三叉神経痛　3

索 引

し

視覚障害の等級　292
色素散布症候群　77
視交叉　121
歯根部利用人工角膜　184
視神経炎　3, 120
視神経症　120
視神経乳頭小窩　38
視神経乳頭低形成　35
失明　40
弱視　284, 316, 319
視野クラスター領域　45
斜視　5, 117, 124, 285, 316
視野測定モード　42
視野の一部が欠けて見える　22
重症筋無力症　11, 272
周辺虹彩切開術　139
周辺虹彩前癒着　50
術後眼内炎　281
術後嚢胞様黄斑浮腫　53
春季カタル　17, 172
上眼瞼下垂　54
上強膜炎　58
上下斜視　287
硝子体黄斑牽引症候群　211, 216
硝子体混濁　80
硝子体手術　220, 242
硝子体出血　19
硝子体閃輝性融解　77
小児眼科　124, 284
蒸発亢進型ドライアイ　13
上部視神経乳頭低形成　35
睫毛内反症　288
睫毛乱生　17
真菌性眼内炎　85, 93
人工角膜　184
滲出型加齢黄斑変性　21, 231
深層前部角膜移植術　72
診断書　290
水晶体因子　51, 137
水晶体再建術　139

す

錐体ジストロフィー　23
水痘・帯状疱疹ウイルス　62
水疱性角膜症　53

ステロイドパルス療法　274

せ

正常眼圧　26
正乱視　14
線維柱帯　48
前眼部 OCT　64
前眼部疾患　58, 166
全層角膜移植術　72
選択的層状角膜移植　180
先天性鼻涙管閉塞　17
先天鼻涙管閉塞　288
前嚢収縮　52
前部層状角膜移植　182
前房内細胞　76

そ

早期緑内障　1414
層状黄斑円孔　216
増殖糖尿病網膜症　99
続発緑内障　26

た

タバコダスト　18
多発性一過性白点症候群　84
単眼性複視　9
炭酸脱水酵素阻害薬　153
単神経障害　267

ち

遅発性術後眼内炎　53
中間透光体混濁　23
中心性漿液性脈絡膜網膜症　21
中枢性羞明　5
調節痙攣　7
調節衰弱　7
調節麻痺　7
治療的表層角膜切除術　72

て

転移性脈絡膜腫瘍　261
点眼　127, 146
低眼圧黄斑症　21

と

動眼神経麻痺　3, 5, 11, 267
瞳孔緊張症　5

瞳孔ブロック　137
疼痛性障害　3
糖尿病黄斑浮腫　21, 238
糖尿病網膜症　234, 242
動脈炎性虚血性視神経症　3
動脈硬化　94
導涙障害　104
トーリック眼内レンズ　312
特発性眼窩炎症　3
特発性新生血管黄斑症　21
ドライアイ　13, 166
トリアムシノロン硝子体注射　241
トリアムシノロンテノン嚢下注射　241

な
内頸動脈硬化　23
内斜視　285

に
ニキビダニ　63, 175
乳頭陥凹　28
乳頭グリア環　18
乳頭周囲脈絡膜分離　38
乳頭低形成　35

ね
猫ひっかき病　93

の
脳圧亢進　23

は
梅毒性ぶどう膜炎　93
白内障　5, 52, 312
白内障術後眼内炎　55
麦粒腫　3
反射性流涙　104

ひ
光干渉断層計　36
非感染性ぶどう膜炎　187
微小角斜視弱視　284
飛蚊症　18, 203
表層角膜移植　182
鼻涙管閉塞症　107

ふ
不正乱視　14
不同視弱視　284
ぶどう膜炎　3, 5, 19, 21, 83, 89, 200
ぶどう膜疾患　76, 187
プラトー虹彩　51, 137
プラトー虹彩緑内障　51
フリクテン　58
フルオレセイン蛍光眼底造影　97
プロービング　245
プロスタグランジン関連薬　146, 151

へ
β遮断薬　153
ペルーシド角膜変性症　15
ヘルペス性眼瞼炎　17
ヘルペス性虹彩炎　91
ベンザルコニウム塩化物　156
片頭痛　5
片側顔面痙攣　123

ほ
補助具　298

ま
マイボーム腺炎　17, 62
マイボーム腺機能不全　13, 17, 63
まぶしくて困る　4
瞼が下がってきた　10
慢性進行性外眼筋麻痺症候群　11

み
脈絡膜腫瘍　21

め
眼が痛い　2
眼が乾いて困る　12
眼が疲れる　6
目やにがひどい　16

も
網膜芽細胞腫　262
網膜色素上皮剝離　21
網膜疾患　94
網膜硝子体牽引症候群　21
網膜静脈分枝閉塞症　21, 224

索 引

網膜静脈閉塞症　224
網膜神経線維層　36
網膜中心静脈閉塞症　21, 98, 224
網膜動脈分枝閉塞症　98
網膜剝離　19, 21, 203
網膜光凝固術　239
網膜裂孔　19
網脈絡膜疾患　5
毛様体帯　48
目標眼圧　132
ものが二重に見える　8
ものが歪んで見える　20

や

薬剤毒性角膜障害　13

よ

翼状片　58

ら

乱視が強い　14

り

流行性角結膜炎　17

流涙症　103
緑内障　23, 26, 132

る

涙液異常　5
涙液減少型ドライアイ　13
涙液輸送障害　104
涙管チューブ挿入術　252
涙管ブジー　245
涙管プロービング　245
涙器疾患　103, 245
涙道内視鏡検査　249
涙囊炎　17, 109
涙囊鼻腔吻合術　255

れ

レーザー隅角形成術　139
レーザー虹彩切開術　77, 139

ろ

ロービジョンケア　290
濾過胞　159

ここが知りたい&今さら聞けないに答える 眼科疾患診断・治療マニュアル

2018 年 10 月 20 日　発行	編集者　相原　一
	発行者　小立鉦彦
	発行所　株式会社 南 江 堂
	〒113-8410 東京都文京区本郷三丁目 42 番 6 号
	☎(出版)03-3811-7236　(営業)03-3811-7239
	ホームページ http://www.nankodo.co.jp/
	印刷・製本 真興社
	装丁 アートライン

Diagnosis and Treatment Manual for Ophthalmic Diseases
© Nankodo Co., Ltd., 2018

定価はカバーに表示してあります.
落丁・乱丁の場合はお取り替えいたします.
ご意見・お問い合わせはホームページまでお寄せください.

Printed and Bound in Japan
ISBN978-4-524-24171-2

本書の無断複写を禁じます.
JCOPY 〈(社) 出版者著作権管理機構 委託出版物〉
本書の無断複写は,著作権法上での例外を除き禁じられています.複写される場合は,そのつど事前に,
(社) 出版者著作権管理機構 (TEL 03-3513-6969,FAX 03-3513-6979,e-mail: info@jcopy.or.jp) の
許諾を得てください.

本書をスキャン,デジタルデータ化するなどの複製を無許諾で行う行為は,著作権法上での限られた例外
(「私的使用のための複製」など) を除き禁じられています.大学,病院,企業などにおいて,内部的に業
務上使用する目的で上記の行為を行うことは私的使用には該当せず違法です.また私的使用のためであっ
ても,代行業者等の第三者に依頼して上記の行為を行うことは違法です.